DE LA

MALADIE CHARBONNEUSE

DE L'HOMME

CAUSES, VARIÉTÉS, DIAGNOSTIC, TRAITEMENT

OUVRAGE APPUYÉ SUR UNE ENQUÊTE MÉDICO-ADMINISTRATIVE
CONCERNANT LA MALADIE OBSERVÉE CHEZ L'HOMME ET CHEZ LES ANIMAUX
ET COMPRENANT HUIT DÉPARTEMENTS

AVEC CARTE ET PIÈCES JUSTIFICATIVES

PAR

J.-J. GUIPON

Docteur en médecine de la Faculté de Paris; Médecin en chef des Hôpitaux de Laon;
Vice-président du Conseil central d'hygiène publique et de salubrité; Médecin des épidémies;
Lauréat du Val-de-Grâce et de l'Académie impériale de médecine;
Membre titulaire ou correspondant des Sociétés de médecine
de l'Aisne, de Strasbourg, Metz, Reims,
Etc., etc.

Non fingendum, sed inveniendum
quid natura faciat. — Bacon.

PARIS
J.-B. BAILLIÈRE ET FILS,
LIBRAIRES DE L'ACADÉMIE IMPÉRIALE DE MÉDECINE,
Rue Hautefeuille, 19.

LONDRES,	MADRID,	NEW-YORK,
Hippolyte Baillière,	C. Bailly-Baillière,	Ch. Baillière,
219, Regent-Street.	Pl. del Principe Alfonso, 8.	440, Broadway.

1867

DE LA

MALADIE CHARBONNEUSE

DE L'HOMME

PUBLICATIONS ET TRAVAUX PRINCIPAUX DU MÊME AUTEUR.

Du traitement de la fièvre typhoïde (Paris, *thèse inaugurale*). — 1852.

Observation d'*impetigo granulata* du cuir chevelu (teigne granulée), guéri par le vésicatoire, la teinture d'iode iodurée, l'épilation partielle (*Recueil des mémoires de médecine, de chirurgie et de pharmacie militaires*, t. XII, 2e série, p. 346). — 1853.

Observations tendant à démontrer que d'une cause semblable peuvent résulter les effets morbides les plus opposés (*ibid.*, t. XVI, p. 179). — 1855.

Observation d'hydrophobie rabique après 130 jours d'incubation; autopsie : lésions ordinaires de l'asphyxie; réflexions (*ibid.*, t. XVII, p. 181). — 1856.

Rapport général à l'Académie impériale de médecine sur les maladies épidémiques de l'arrondissement de Laon (*récompensé par la médaille d'argent*). — 1858.

Même travail. — 1859.

Idem (*rappel de médaille d'argent*). — 1860.

Idem (*2e rappel de médaille d'argent*). — 1861.

Mémoire à l'Académie impériale de médecine sur les eaux de source, etc. — 1861.

Mémoire sur l'alimentation dans la fièvre typhoïde adressé à la Société médicale des hôpitaux de Paris (*récompensé par une mention honorable*). — 1861.

Rapport général à l'Académie impériale de médecine sur les maladies épidémiques de l'arrondissement de Laon (*récompensé par la médaille d'or*). — 1862.

Rapport sur l'organisation de la médecine gratuite; in-8 de III-78 p. — 1862.

Rapport sur les sociétés ouvrières de secours mutuels; in-8 de 16 p. — 1862.

Présentation à l'Académie impériale de médecine d'une observation d'enroulement du cordon avec constriction autour des cuisses d'un fœtus de 4 mois, ayant vraisemblablement causé l'avortement et pouvant élucider la question des amputations spontanées; avec la pièce anatomique (*Bulletin de l'Académie de médecine*, séance du 22 avril). — 1862.

Rapport général à l'Académie impériale de médecine sur les maladies épidémiques de l'arrondissement de Laon (*rappel de médaille d'or*). — 1863.

Mémoire présenté à l'Institut (Académie des sciences) et à l'Académie de médecine sur les effets combinés de la consanguinité, de la syphilis et de l'alcoolisme, observés dans une même famille (*Bulletin de l'Académie de médecine*, séance du 8 septembre 1863; et Rapport de M. Vernois, *Bulletin de l'Académie*, t. XXVIII, p. 942). — 1863.

Traité de la dyspepsie, fondé sur l'étude physiologique et clinique (*couronné par l'Académie impériale de médecine*); in-8 de XII-456 p. — 1864.

Observation de névrose pneumo-cardiaque (angine de poitrine) (*Bulletin médical du nord de la France*, p. 205). — 1864.

Observation d'hémorrhagie dentaire spontanée ayant résisté à l'application répétée du perchlorure de fer *intùs et extrà*, jugée par la compression digitale de la carotide primitive (*Bulletin médical du nord de la France*, p. 581). — 1864.

Rapport général à l'Académie de médecine sur les maladies charbonneuses dans le département de l'Aisne (*2e rappel de médaille d'or*). — 1865.

Rapport d'ensemble sur les maladies épidémiques du département de l'Aisne (*récompensé par une médaille d'argent* par le Comité supérieur d'hygiène publique et de salubrité). — 1865.

Observation de guérison spontanée d'une hernie étranglée (*Bulletin général de thérapeutique médicale et chirurgicale*, t. LXVIII, p. 313). — 1865.

Mémoire adressé à l'Académie de médecine sur les kystes séreux du cerveau, avec amincissement du crâne, etc. (*Bulletin de l'Académie de médecine*, séance du 27 mars). — 1866.

Rapport général sur les maladies épidémiques. — 1866.

Observation de stomatite argentique survenue dans le cours du traitement d'une paralysie par le nitrate d'argent (*Bulletin général de thérapeutique*, t. LXXI, p. 86). — 1866.

Rapport d'ensemble sur les maladies épidémiques du département de l'Aisne, lu au Conseil central d'hygiène et présenté à l'Académie de médecine. — 1867.

Paris. — Typographie de J. BEST, rue Saint-Maur-Saint-Germain, 15.

DE LA

MALADIE CHARBONNEUSE

DE L'HOMME

CAUSES, VARIÉTÉS, DIAGNOSTIC, TRAITEMENT

OUVRAGE APPUYÉ SUR UNE ENQUÊTE MÉDICO-ADMINISTRATIVE
CONCERNANT LA MALADIE OBSERVÉE CHEZ L'HOMME ET CHEZ LES ANIMAUX
ET COMPRENANT HUIT DÉPARTEMENTS

AVEC CARTE ET PIÈCES JUSTIFICATIVES

PAR

J.-J. GUIPON

Docteur en médecine de la Faculté de Paris; Médecin en chef des Hôpitaux de Laon;
Vice-président du Conseil central d'hygiène publique et de salubrité; Médecin des épidémies;
Lauréat du Val-de-Grâce et de l'Académie impériale de médecine;
Membre titulaire ou correspondant des Sociétés de médecine
de l'Aisne, de Strasbourg, Metz, Reims;
Etc., etc.

Non fingendum, sed inveniendum
quid natura faciat. — BACON.

PARIS
J.-B. BAILLIÈRE ET FILS,
LIBRAIRES DE L'ACADÉMIE IMPÉRIALE DE MÉDECINE,
Rue Hautefeuille, 19.

LONDRES,
HIPPOLYTE BAILLIÈRE,
219, Regent-Street.

MADRID,
C. BAILLY-BAILLIÈRE,
Pl. del Principe Alfonso, 18.

NEW-YORK,
CH. BAILLIÈRE,
440, Broadway.

1867

AVERTISSEMENT

La pensée de ce travail m'a été inspirée par le nombre croissant des cas de charbon dans cette contrée comme en beaucoup d'autres points de la France, par les questions importantes que soulève ce sujet et qu'a mises en relief la mémorable discussion de l'Académie impériale de médecine (1), enfin par le désir également vif de servir, pour mon humble part, les intérêts de la science et ceux de la santé publique, si souvent inséparables les uns des autres.

Deux manières principales s'offraient à moi pour le mener à bien : rassembler les faits qui m'appartiennent, en y joignant ceux que voudraient bien me communiquer les plus autorisés d'entre mes confrères, et en tirer des conclusions, comme cela se pratique dans les mémoires sérieusement élaborés, dont l'expérience est la base et le soutien ; ou bien procéder plus largement, en provoquant une enquête générale qui permît à toutes les opinions de

1. Voyez Gallard : *La pustule maligne peut-elle se développer spontanément dans l'espèce humaine?* mémoire lu à l'Académie de médecine le 19 janvier 1864 (*Bulletin de l'Académie de médecine*, 1863-1864, t. XXIX, p. 346); le rapport de M. Gosselin sur ce mémoire (*ibid.*, p. 956), et la discussion à laquelle ce rapport a donné lieu (*ibid.*, p. 988).

se produire, à tous les faits de s'énoncer. C'est à ce dernier parti que je me suis arrêté. Sans aucun doute, il devait rencontrer dans son exécution des difficultés de plus d'une sorte; ses résultats, pour être expressifs et valables, demandaient à être mûrement étudiés et prudemment analysés ou interprétés. Rien ne s'opposait, d'ailleurs, à ce que les données soit de mon observation personnelle, soit de celle de médecins expérimentés, y rentrassent pour y apporter leur contingent de lumières et de preuves. Tous les éléments d'une enquête sérieuse et féconde se trouveraient ainsi réunis.

J'ai hâte de déclarer que ce but n'eût pu vraisemblablement être atteint si je n'avais obtenu de l'administration départementale le concours le plus bienveillant.

Cette enquête privée et générale a duré près de trois ans. Étendue non-seulement à la totalité du département de l'*Aisne,* mais encore, d'une manière plus sommaire toutefois, aux sept départements qui l'avoisinent, du *Nord,* des *Ardennes,* de la *Marne,* de *Seine-et-Marne,* de l'*Oise,* de la *Somme* et du *Pas-de-Calais,* elle a porté sur l'endémo-épizootie tout entière, c'est-à-dire sur la maladie charbonneuse observée chez l'homme et chez les animaux. Un questionnaire a été envoyé à toutes les communes où le charbon est endémique, ainsi qu'à quelques praticiens jouissant d'une certaine notoriété.

Il comprenait, outre le cadre destiné aux divers détails statistiques concernant les individus atteints, une série de vingt questions distinctes sur la topographie, l'hygiène, le régime des bestiaux, l'étiologie, le mode de communication de la maladie, les moyens de la prévenir, de la guérir, les mesures prises après la mort des animaux, la date de l'invasion du charbon dans la commune, sur les cas spontanés ou prétendus tels.

Ne voulant pas m'abandonner aveuglément à la confiance en des réponses exprimées cependant, pour la plupart, avec autant d'indépendance que d'intelligence, je les ai contrôlées par des informations particulières qui m'ont permis de pénétrer l'esprit de ces mêmes réponses, et de les corriger dans ce qu'elles pouvaient présenter d'excessif ou d'incomplet.

Si j'insiste sur ces différentes circonstances, c'est afin de montrer quel est mon point de départ, quels sont les matériaux mis en œuvre dans ce travail, à quel crédit enfin je puis légitimement prétendre auprès des juges les plus graves et les plus compétents.

Est-il besoin, après cet exposé de voies et moyens, de dire que le côté dogmatique de la question, sans être négligé, devra néanmoins le céder de beaucoup au côté pratique, et que ce sera avant tout l'étude des causes, des symptômes et du traitement, sur laquelle j'arrêterai mon attention?

Disons encore que l'enquête ayant été dirigée principalement en vue de l'endémo-épizootie de 1863, la majeure partie des communes où la maladie s'était montrée antérieurement se sont crues exemptées de fournir des renseignements. Quelques autres, par des motifs que nous aurons à apprécier, ont gardé la même attitude, bien qu'elles aient eu à souffrir du fléau dans le cours de 1865 au moins autant, sinon plus, que dans les années précédentes. Malgré ces lacunes inévitables dans toutes les investigations officielles, mais qu'il ne nous sera pas difficile de combler à l'aide des ressources que nous possédons, il nous reste le chiffre assez imposant de 85 réponses pour le seul département de l'Aisne, que j'ai dépouillées avec un soin minutieux, et qui sont ainsi réparties :

Arrondissement	de Laon.	39
—	de Vervins	18
—	de Château-Thierry	14
—	de Soissons	9
—	de Saint-Quentin	5
	Total.	85

Ces documents fournis par environ le dixième des communes d'un vaste département, dont l'esprit et les traditions diffèrent très-sensiblement d'un point à un autre, ont une portée qui n'échappera à personne.

Si j'ajoute que les autres départements consultés ont adressé 45 rapports, dont plusieurs très-étendus, résumant l'enquête locale la plus sérieuse et la mieux dirigée, comme par exemple dans Seine-et-Marne, où M. le préfet a eu l'excellente idée d'interroger en même temps les conseils et les commissions cantonales d'hygiène, les médecins des épidémies et les vétérinaires chargés des épizooties, on ne doutera pas que je n'aie eu à ma disposition des moyens d'information aussi variés que lumineux, fournis par l'élite de praticiens qui, sans concert préalable et dans le seul intérêt de la vérité, ont exprimé toute leur pensée, sincèrement et avec une entière indépendance.

Qu'il me soit permis de remercier ici, après MM. les préfets, les honorables et zélés médecins des différents départements qui ont répondu avec tant d'empressement et de savoir aux questions qui leur ont été posées, et dont quelques-uns ont bien voulu nous faire parvenir des mémoires importants que nous avons consultés avec fruit, et à l'aide desquels notre opinion a pu être fixée sur plus d'un point douteux. Parmi eux, nous nous plaisons à citer particulièrement MM. les docteurs Vicherat de Nemours, Raphaël de Provins, Dufour de Coulommiers, Goupil de Fontainebleau, Toussaint de Mézières, Boursier de Senlis, Rossignol de Montereau, Joly de Clermont-sur-Oise, Colson de Beauvais, Missa de Nanteuil.

Nous sommes heureux d'avoir à remplir le même devoir de reconnaissance envers MM. Pommeret de Lille, Loyer de Fontainebleau, Gayot-Dufresnay de Châlons-sur-Marne, médecins-vétérinaires, membres des Conseils d'hygiène, qui n'ont pas hésité à faire profiter l'enquête de leur expérience spéciale et de leur science aussi solide que modeste (voir, à la fin de l'ouvrage, P. justific. nº 1).

Ajoutons quelques mots sur le plan adopté dans la composition de ce travail et qui nous a permis de lui conserver, sans nuire à la clarté de l'exposition, le double caractère d'une grande enquête comprenant une foule de détails pratiques, statistiques, administratifs, et d'une monographie qui, sans rester étrangère aux considérations générales, a pour base et pour but essentiel l'observation et le progrès de nos connaissances les plus utiles au traitement et à la prophylaxie d'une des plus redoutables maladies de l'espèce humaine.

Les différentes questions relatives à la recherche des causes, tant chez l'homme que chez les animaux, à l'étude des symptômes, des variétés et de la nature de la maladie, des lésions anatomiques, du diagnostic, du pronostic, du traitement, etc., sont distribuées en divers chapitres où ont été mis à contribution les documents fournis par l'enquête, les meilleurs travaux publiés sur la matière, et enfin les opinions émises dans l'important débat de l'Académie, en 1864, par les plus expérimentés d'entre les médecins et vétérinaires de notre temps.

Nous y avons joint deux appendices, auxquels des renvois permettent de se reporter facilement : le premier formant une collection d'*observations* relatives à la fois aux cas les plus communs et les plus rares, aux principaux modes de traitement, aux points à élucider, et pouvant servir de guide au praticien, sans que nous ayons cherché à les multiplier plus qu'il ne convenait; le second, sous le titre de *Pièces justificatives*, consacré presque uniquement aux tableaux récapitulatifs et statistiques, à la police et à la jurisprudence sanitaires.

On reconnaîtra ainsi, nous en avons l'espoir, que nous n'avons rien négligé pour donner un exposé fidèle de l'état actuel de la question dans ces contrées et de la science en général, comme pour avancer l'étude des problèmes trop nombreux qu'elle comporte encore, et auxquels, par un concours assez rare, doivent s'intéresser aussi bien l'administrateur que le médecin, l'agriculteur quel'économiste.

DE LA

MALADIE CHARBONNEUSE

DE L'HOMME

CHAPITRE PREMIER

Définition. — Historique ou invasion et propagation des endémo-épizooties charbonneuses.

Le charbon est une maladie contagieuse, de nature gangréneuse, déprimante ou asthénique, constituée par un virus propre, distinct des virus connus, naissant chez certains animaux, et communiquée de ceux-ci à l'homme, revêtant plusieurs formes, d'une terminaison généralement mortelle quand elle est abandonnée à elle-même.

Sa dénomination, qu'il serait difficile et peu utile de remplacer par une autre, repose sur une antique erreur de diagnostic, sur la confusion commise par la plupart des auteurs primitifs entre le charbon proprement dit et l'anthrax. Elle s'explique par la chaleur cuisante dont s'accompagne cette dernière affection, bien plus que par la coloration noire, comme le pensent encore quelques médecins, coloration assez rare dans l'anthrax, et qui, dans le charbon, est trop peu prédominante pour qu'il soit permis d'appuyer sur ce signe seul la caractéristique et le nom de la maladie.

La confusion descriptive ou nosographique a suivi, par une conséquence naturelle, la confusion d'origine, et nous a valu les désignations, si fâcheusement conservées jusqu'à nos jours, de charbon ou anthrax bénin (anthrax simple ou proprement dit, pouvant néanmoins être grave dans des circonstances données), et de charbon ou anthrax malin (charbon véritable). Qu'on parcoure nos ouvrages classiques, et l'on se convaincra que leurs auteurs sont loin de s'être affranchis toujours de cette source d'erreurs, tant il est vrai que les fausses compréhensions sont les plus difficiles à dissiper et peuvent avoir les plus durables effets.

A en croire quelques observateurs, les épizooties charbonneuses, et par suite la pustule maligne de l'homme, ont fait leur invasion brusquement dans le pays et sont comme tombées du ciel. Suivant d'autres, au sentiment desquels nous nous rangeons, la maladie a existé de tout temps ou au moins de temps immémorial, mais à l'état isolé et sporadique, et ne s'est développée dans nos contrées du nord que vers la fin du dix-huitième siècle ou dans le premier quart du dix-neuvième, sous l'empire de circonstances bien connues, que nous examinerons soigneusement.

Ce que je puis affirmer, c'est que des agriculteurs âgés, des médecins en exercice depuis quarante ans ou ayant succédé à des pères médecins, m'ont déclaré que la maladie ne leur avait jamais été étrangère, que ce n'est que comme épizootie qu'elle est d'origine récente. L'enzootie et conséquemment l'endémie charbonneuse sont donc de tous les temps, de même que plusieurs maladies de notre époque, telles que la fièvre typhoïde, le typhus, le choléra, qui ont passé pour nouvelles du jour où elles ont sévi avec intensité et revêtu le caractère épidémique, mais dont la trace se retrouve sans peine dans les plus anciens livres de médecine.

Interrogeons les témoignages qui nous sont fournis, et nous verrons qu'appréciés dans leur ensemble ils sont loin de présenter cette contradiction que l'observateur, cantonné dans un cercle restreint et dépourvu d'une notion suffisante des conditions antérieures et actuelles, serait tenté de leur reprocher.

En réponse à la question ainsi posée : Depuis combien d'années connaît-on la maladie du charbon dans le pays? parmi les cinquante fonctionnaires du département de l'Aisne, dont les renseignements ont assez de précision pour entrer en ligne de compte,

17	indiquent la date de	....	1 à 5 ans.
6	— —	....	6 à 10
3	— —	....	11 à 15
4	— —	....	16 à 20
4	— —	....	21 à 25
4	— —	....	26 à 30
2	— —	....	36 à 40
1	— —	....	61 à 65
9	un temps immémorial. (Voir, à la fin de l'ouvrage, Pièce justificative n° 2.)		

Une première remarque à faire sur ce relevé, c'est que les réponses des communes peuvent être rangées, quant à l'importance de leur nombre, dans l'ordre suivant : pour une époque récente, 17 sur 50; pour l'époque la plus reculée, 9 sur 50; pour les cinq périodes quinquennales de 6 à 30, ensemble, 21 sur 50. Les époques subséquentes ne sont pas inscrites, si ce n'est pour des chiffres insignifiants.

Une seconde remarque, c'est que l'arrondissement de Laon présente relativement le plus de communes récemment envahies, et l'arrondissement de Château-Thierry le plus d'anciennes invasions; dans l'arrondissement de Saint-Quentin et dans la partie de celui de Laon qui y confine, on note aussi quelques dates anciennes.

D'où cette conclusion qu'aux extrémités sud et nord du département, formées de parties des anciennes provinces de

Champagne et de Picardie, la maladie est connue depuis très-longtemps, et qu'au centre du département, dans le pays laonnais proprement dit, elle offre une origine plus nouvelle, mais en même temps une marche plus progressive.

Une autre remarque qui est de nature à atténuer la portée de la conclusion précédente sans la détruire entièrement, c'est que, parfois, une même commune est placée par le maire dans les catégories de date récente et par le médecin du pays dans la catégorie de date ancienne : comment expliquer cette divergence entre des administrateurs intelligents et des praticiens instruits et pleins d'expérience? Par ceci, que les premiers, n'ayant ni les mêmes raisons ni les mêmes moyens pour apprécier et vérifier les dates, se sont arrêtés à leurs souvenirs, à leurs impressions, et ont fixé leur réponse à l'époque où la maladie a pris le plus d'intensité, tandis que les seconds, s'étant trouvés dans des conditions propres à ne leur rien laisser ignorer de l'origine et de la marche de la maladie, se sont prononcés d'après une observation personnelle ou d'après les renseignements de leurs devanciers. Aussi, tout en respectant les résultats de cette consciencieuse enquête, devrons-nous moins les accepter de confiance que les interpréter et en faire ressortir la juste valeur.

De ce qui précède on peut encore tirer la conclusion qu'il faut établir une très-grande distinction entre l'invasion ancienne ou date indéterminée de l'apparition de la maladie et ses progrès récents, qui ont assez frappé les yeux de tous pour faire croire à sa nouveauté.

Quant aux départements circonvoisins, les renseignements abondent et sont, à plus d'un égard, en concordance avec ceux de la région dont nous venons de nous occuper. Il faut qu'on nous permette, vu l'importance du sujet, d'entrer dans quelques détails un peu arides, mais instructifs, fournis par l'enquête.

Voici, pour le département du Nord, la réponse du Conseil central d'hygiène, par l'organe de son rapporteur, M. Pommeret : « Le département du Nord ne semble pas connaître la terrible affection désignée sous le nom de *charbon,* et conséquemment la pustule maligne ne s'y rencontre pas non plus; j'exerce la médecine vétérinaire à Lille depuis 1823 : ma clientèle nombreuse et très-étendue ne m'a jamais fait remarquer un seul cas de charbon proprement dit. Toutes nos publications médicales sont également muettes sur cette maladie, et l'on peut affirmer qu'elle n'existe pas dans le département du Nord. »

Le Pas-de-Calais ne serait guère moins heureux : « Depuis près de 28 ans que j'exerce la médecine à Arras, écrit M. le docteur Ledieu, directeur de l'École préparatoire de médecine, je n'ai été appelé que cinq fois à traiter cette redoutable maladie » ; or, le plus ancien de ces cas de charbon ne remonte qu'à 1854 : d'où l'on doit inférer que la maladie ne s'est manifestée dans ce département ou tout au moins autour du chef-lieu que depuis environ 12 ans.

Pour la Somme, réponse à peu près semblable : « De l'avis du Conseil central, disent MM. les docteurs Tavernier et Févez, signataires de la note, il ne s'est rencontré dans la Somme que quelques cas de pustule maligne, et il n'y a pas lieu de tirer de cette rare apparition aucune conséquence de nature à éclairer les questions posées par M. le préfet de l'Aisne. »

A l'est, dans les Ardennes, fréquence déjà grande, réponse très-explicite : « Invasion depuis 40 ans dans l'arrondissement de Vouziers, depuis 25 ans dans celui de Rethel. »

En un mot, ajoute le rapporteur, M. le docteur Toussaint, la maladie charbonneuse est rare dans le nord du département et assez fréquente dans le sud, où l'on trouve la prédominance de l'élément agricole et des conditions semblables à celles du département de l'Aisne.

A l'ouest, dans l'Oise, la maladie tend à devenir plus fréquente qu'elle n'était; mais son invasion paraît remonter à une date assez récente. Tandis que la pustule maligne a été observée dans chaque commune du canton de Nanteuil-la-Fosse (docteur Missa, qui s'appuie sur une expérience de 43 ans), et de même pour une circonscription voisine, le canton de Senlis (docteur Boursier), elle est déjà moins commune dans l'arrondissement de Compiègne que dans celui de Senlis, qui est essentiellement agricole et nourrit beaucoup plus de troupeaux; le docteur Colson (de Noyon) l'y a néanmoins toujours observée depuis 40 ans; mais, vers 1857, elle se montra si fréquemment dans sa pratique particulière et à l'hôpital, que c'était comme une endémie charbonneuse : depuis cinq à six ans elle a subi une grande diminution. Elle est tellement rare dans l'arrondissement de Clermont, au dire du docteur Joly, médecin des épidémies, qui invoque une observation de 30 ans et une information étendue, qu'il a été impossible d'en réunir un seul cas authentique. Non moins rare est-elle dans l'arrondissement de Beauvais : ainsi, M. Dubos, vétérinaire chargé des épizooties, n'a vu le sang de rate que deux fois, la première en 1853, la deuxième en 1860. Ce serait donc depuis 12 ans aussi que l'invasion de la maladie a pris un peu d'importance dans cet arrondissement. Cependant, il est résulté de recherches faites par le même praticien jusqu'à l'année 1796 que quelques cas ont été consignés dans les archives du département dès 1810. Autour de Beauvais, d'après le rapport du docteur Colson, six localités ont été atteintes successivement depuis une douzaine d'années.

Dans Seine-et-Marne, qui se trouve au sud-ouest, les affections charbonneuses ont régné depuis plus longtemps, sur une plus large échelle, et ont prêté matière à de nombreuses observations. Cette circonstance cesse de surprendre si l'on prend garde que ce département confine à la Beauce, que le canton de Nemours, par exemple, où il se manifeste assez de cas de pustule maligne pour que le docteur Vicherat en ait opéré à lui seul 300 cas en 21 ans, n'est qu'une arrière-partie du Gâtinais, entre la Brie, la Sologne et la Beauce, dont il donne la plupart des produits. C'est l'arrondissement de Fontainebleau, dont dépend Nemours, qui a eu le plus d'épizooties, ou, si l'on veut, qui présente l'endémo-épizootie à un plus haut degré (36 communes); après, sinon avant lui, vient celui de Provins, ensuite l'arrondissement de Coulommiers (24 communes au moins); enfin, celui de Meaux. Du côté de Melun, au contraire, la maladie est peu répandue (1).

Pour la Marne, M. Gayot-Dufresnay, médecin vétérinaire, rapporte que la maladie sévit principalement dans les arrondissements de Châlons, Vitry-le-Français, Épernay, avec prédominance marquée dans le dernier, qui est limitrophe de Seine-et-Marne et de l'Aisne, mais qu'elle n'y a pas pris un développement inquiétant, quoique l'année 1864 ait à peu près le double des cas de l'année précédente. Elle est presque inconnue dans les arrondissements de Reims et de Sainte-Menehould.

En somme, l'affection carbonculeuse a une origine des plus anciennes; je n'exagérerai pas en disant qu'elle est contemporaine des premiers âges de la médecine, puisque Hippocrate, mais surtout Celse, Galien et Paul d'Égine (2), en parlent positivement, et

1. Voir plus loin la carte indicative.

2. Ayant moins en vue l'historique général de la maladie que celui de son apparition dans cette partie de la France, nous avons dû nous borner à ces simples indications. A ceux qui en désireraient de plus complètes, il nous suffira de dire que les différents auteurs qui ont touché à cette question n'ont, jusqu'au siècle dernier, rien ajouté à la description si nette donnée par Celse au premier siècle de notre ère, heureux encore quand ils n'ont pas gâté, par leurs commentaires, l'œuvre de celui qu'on a justement appelé l'Hippocrate latin.

nous n'avons pas de raison de croire qu'il en ait été autrement dans ces contrées, dès qu'ont existé toutefois les conditions génératrices de la maladie. Cependant, si son apparition d'une manière isolée, sporadique, se perd dans la nuit des temps, il n'en est plus de même de ses caractères endémo-épizootiques, que l'enquête a parfaitement déterminés, en les faisant remonter au siècle dernier environ pour les parties de Seine-et-Marne limitrophes de la Beauce, de 40 à 50 ans pour une portion de l'Oise, de 1820 à 1830 pour l'Aisne (arrondissement de Laon) et pour le côté des Ardennes qui en est le plus rapproché; quant à la Somme, où les épizooties sont assez fréquentes, la pustule maligne s'y est montrée isolément depuis une douzaine d'années; de même dans le Pas-de-Calais; dans le Nord, elle serait tout à fait inconnue ([1]).

En conséquence, nous pouvons admettre comme démontré que la maladie a gagné la contrée, d'une manière à peu près régulière, en procédant du midi au nord.

Pour le département de l'Aisne, les renseignements ont une précision que des recherches de cette nature présentent rarement, et cela grâce à d'honorables cultivateurs, qui, après avoir supporté les premières et souvent les plus rudes atteintes du fléau, sont heureux de faire profiter la science et le pays d'une expérience chèrement acquise. Voici ce que j'ai écrit sous la dictée même de l'un d'entre eux :

« On ignore d'où la maladie nous est venue; seulement après son apparition on a su qu'elle sévissait dans la Beauce; c'était en 1826 : on la prit d'abord pour une espèce d'apoplexie; ce n'est que quelques années plus tard qu'on l'a connue sous son vrai nom. Elle a sévi longtemps dans la ferme de mon père, que j'occupe aujourd'hui, sans se propager au dehors; elle ne nous a jamais quittés complétement, tandis que d'autres cul-

1. Voir plus loin la carte indicative.

tivateurs, après l'avoir soufferte, en ont été délivrés ensuite. Elle n'a pas eu toujours la même intensité. Les années les plus cruelles nous ont fait perdre jusqu'à 50 pour 100 de nos troupeaux. » (1)

Une fois implantée dans une commune pour laquelle elle affecte souvent une fatale préférence, la maladie rayonne peu à peu et s'étend de tous côtés; mais c'est à son berceau qu'elle exerce toujours ses plus grands ravages. Aussi, sur les 39 communes de l'arrondissement de Laon qui ont fourni des documents à l'enquête, 24 ou les trois cinquièmes se rattachent à une circonscription qui se mesure à peine par quelques lieues carrées (voir canton de Crécy-sur-Serre, sur la carte ci-après).

L'apparition du charbon chez l'homme, tout en étant plus fréquente là où l'épizootie est plus active, n'a pas cependant suivi rigoureusement les mêmes phases que cette dernière. Si l'on jette les yeux sur les états qui nous ont été soumis, on trouve qu'en 1863 l'arrondissement de Saint-Quentin a eu 5 communes seulement atteintes par l'épizootie d'une manière plus ou moins marquée, et, parmi ces communes, 2 où il s'est présenté des cas de charbon chez l'homme; dans l'arrondissement de Vervins, 19 communes frappées par l'épizootie et une seule offrant le charbon chez l'homme; dans l'arrondissement de Laon, 39 communes à épizootie, dont 26 avec propagation à l'homme; dans l'arrondissement de Soissons, 9 communes à foyer épizootique, dont 8 avec coexistence du charbon humain;

1. Les renseignements nous manquent pour indiquer avec quelque certitude les pertes supportées par l'agriculture avant l'enquête; en ce qui concerne 1862 et 1863, nous avons des chiffres officiels (P. justific. nº 3), lesquels, quoique vraisemblablement au-dessous de la réalité, nous permettent d'estimer à environ 111 000 francs la perte pour la première année, et à 130 500 francs pour la seconde : c'est encore loin, sans doute, de ce qui se passe en Beauce, mais cette situation est déjà assez sérieuse.

enfin, dans l'arrondissement de Château-Thierry, 14 communes atteintes, dont 7 avec participation de l'homme. En résumé, dans les cinq arrondissements envahis, les rapports de l'endémie à l'épizootie varient assez pour que cette proportion soit :

Dans l'arrondissement de Vervins	::	1 : 19		
— de Saint-Quentin	::	2 : 5		
— de Laon	::	26 : 39	ou	:: 2 : 3
— de Château-Thierry	::	7 : 14	ou	:: 1 : 2
— de Soissons	::	8 : 9 (1)		

En d'autres termes, la maladie est presque uniquement épizootique dans l'arrondissement de Vervins et endémo-épizootique dans les autres parties du département, notamment dans le Soissonnais. En ne s'arrêtant qu'aux rapports proportionnels que je viens d'établir, pièces en main, on peut même dire que le caractère endémique ou la fréquence relative des cas de charbon chez l'homme a été d'autant plus grande qu'on s'avance davantage vers la partie méridionale du département. Dans Seine-et-Marne, le docteur Raphaël, de Provins, pense qu'il y a toujours proportion entre le nombre de pustules malignes et le nombre de localités atteintes, et non d'animaux atteints : vraie peut-être dans cette contrée, cette proposition est en complète opposition avec ce qui s'observe plus au nord, notamment dans le Vervinois.

Au reste, des renseignements particuliers, tout à fait dignes de foi, m'ont appris que dans le département de la Somme, comme dans le Vervinois, on n'a observé que quelques cas chez l'homme, à côté d'un développement plus ou moins marqué de l'épizootie. Dans l'arrondissement de Laon, il en a été de même au début.

Quant aux autres départements compris dans l'enquête, tout

1. Voir P. justific. nos 3 et 4.

en admettant généralement un rapport non douteux entre les épizooties et les cas de pustule maligne, nous devons dire qu'ils se prononcent contre l'idée du rapport absolu, quelques praticiens, tels que le docteur Colson de Beauvais, ayant même vu plusieurs épizooties rurales sans propagation chez l'homme. La communication est probable, dit sagement le docteur Boursier, mais non forcée, puisqu'elle dépend de circonstances accidentelles, du manque de précaution, etc. Nous aurons, d'ailleurs, à revenir sur cette question à l'article du pronostic.

Si nous rapprochons ces réflexions de ce que nous apprend l'histoire des affections charbonneuses en France, lesquelles, comme on le sait, ont, au siècle dernier, désolé successivement le Languedoc et plusieurs provinces du midi, la Bourgogne, la Franche-Comté, et, depuis, la Lorraine, la Champagne, l'Orléanais dont dépend la Beauce [1], etc., en quittant et en reprenant tour à tour plusieurs de ces contrées, nous aurons la satisfaction de penser que notre pays ne fait peut-être que subir une loi encore mystérieuse et générale, que ses conditions topographiques n'y sont sans doute pour rien, que sa situation plus septentrionale a pu retarder la marche envahissante du fléau, et que si la maladie s'est ralentie d'elle-même dans les pays où elle est apparue tout d'abord, c'est-à-dire à l'est et au midi, à plus forte raison nous est-il permis d'espérer les mêmes effets et de plus heureux dans la latitude où nous nous trouvons, espoir qui semble d'autant plus fondé que dans nos endémo-épizooties les plus cruelles on a noté, ainsi qu'on le verra plus loin, une différence des plus sensibles d'atteintes et de mortalité entre les saisons chaudes et les saisons froides.

Mais ce sont là des questions trop sérieuses pour qu'il nous

1. Avant 1843, au dire de M. Bourgeois (*Traité pratique de la pustule maligne*, p. 166), nul auteur n'avait encore cité ce pays comme pouvant donner lieu à la maladie.

suffise de les avoir posées; nous accorderons, au contraire, à leur examen tous les développements et la réflexion qu'elles comportent, et malheureusement, il faut le confesser, les résultats de notre étude ne confirmeront pas en tout point ces prévisions et ces espérances.

Les mêmes progrès se seraient-ils fait sentir dans d'autres contrées de l'Europe, en Bavière, par exemple, où, d'après M. Boudin, sur une population de 4 520 721 habitants, et sur un total de 814 754 décès relevés dans une période de sept années, de 1844 à 1850, le charbon figure :

Pour 9 102 dans le sexe masculin,
— 8 555 dans le sexe féminin.

En tout, 17 657, soit 2.1 pour 100 du chiffre des décès (1).

Nous n'oserions le penser, car à l'étranger et en Allemagne surtout, différentes affections sont comprises sous le nom de charbon sans lui appartenir réellement. En Italie, la maladie n'est pas moins fréquente que dans l'Allemagne centrale. Dans les régions septentrionales et surtout polaires, ou dans les pays tropicaux, elle est à peu près inconnue. Mais il ne faut pas oublier que son importation, au moins isolément, peut s'effectuer en tous lieux au moyen des substances animales, qui ont le fâcheux privilége de conserver longtemps le virus charbonneux.

Après cet exposé de considérations historiques et statistiques, nous croyons utile, pour apporter dans notre étude toute la précision désirable, de donner sous forme de carte indicative l'invasion et l'intensité de la maladie dans chacun des départements qui ont concouru à l'enquête, ce qui achèvera de faire ressortir l'exactitude des détails précédents en les résumant.

On trouvera aussi, à la fin de ce travail, le tableau général

1. *Traité de géographie et de statistique médicales*, t. II, p. 255.

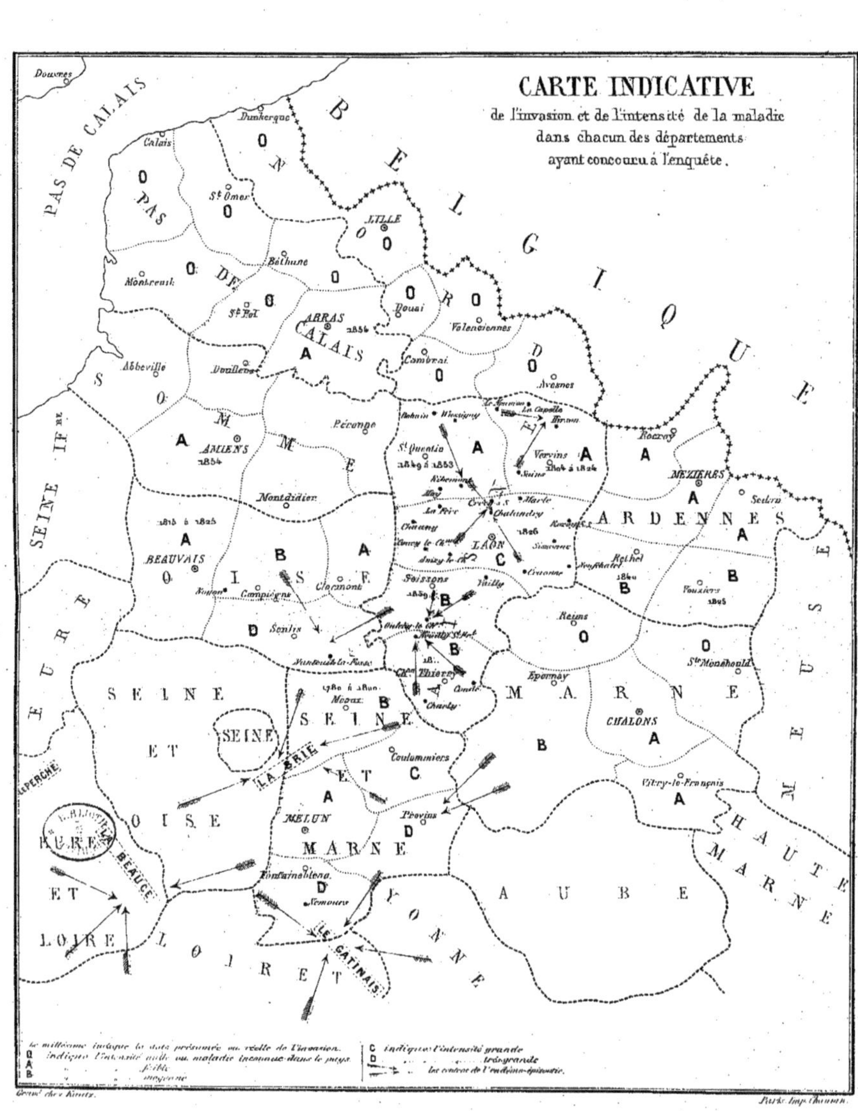

CARTE INDICATIVE
de l'invasion et de l'intensité de la maladie
dans chacun des départements
ayant concouru à l'enquête.
BELGIQUE
PAS DE CALAIS
NORD
PAS DE CALAIS
SOMME
SEINE INF^{RE}
OISE
AISNE
ARDENNES
MARNE
MEUSE
HAUTE MARNE
AUBE
YONNE
LOIRET
SEINE ET MARNE
SEINE ET OISE
SEINE
EURE
EURE ET LOIRE
LA BRIE
BEAUCE
LE GATINAIS
PERCHE
Douvres
Dunkerque
Calais
St Omer
LILLE
Béthune
Montreuil
St Pol
ARRAS
Douai
Valenciennes
Cambrai
Avesnes
Abbeville
Doullens
AMIENS
Péronne
St Quentin
Montdidier
BEAUVAIS
Clermont
Compiègne
Senlis
LAON
Vervins
Rocroy
MÉZIÈRES
Sedan
Rethel
Vouziers
Soissons
Reims
Ste Menehould
Epernay
CHALONS
Vitry-le-François
Meaux
Coulommiers
Provins
MELUN
Fontainebleau
Nemours
Le millésime indique la date présumée ou réelle de l'invasion.
O indique l'intensité nulle ou maladie inconnue dans le pays.
A ... faible
B ... moyenne
C indique l'intensité grande
D ... très grande
les centres de l'endémo-épizootie.
Grav^é chez Kautz.
Paris Imp. Chaumon.

de l'endémo-épizootie dans le département de l'Aisne en 1862 et 1863 dressé par l'administration, ainsi que le tableau nominatif des individus atteints, que j'ai relevé tant sur les documents envoyés par MM. les maires que sur les notes qui m'ont été communiquées par d'honorables médecins ou d'autres personnes dignes de confiance (P. justificat. nos 3 et 4).

CHAPITRE II

Étiologie.

Ce côté important de toute question pathologique, utile quand on l'appuie sur des recherches sérieuses et positives, qui n'éclaire pas moins la pratique que la théorie, arrêtera longuement notre attention. Les différents points qu'il comporte seront examinés successivement chez les animaux, source et centre d'irradiation de la maladie, et chez l'homme, objet principal de cette étude. Nous passerons en revue d'abord les causes éloignées ou prédisposantes, puis les causes directes ou déterminantes. Nous nous trouverons de la sorte amené à parler de la contagion et de la question si controversée de la spontanéité. Ajoutons, pour ne plus le redire, que les matériaux rassemblés par l'enquête médico-administrative seront la base même de notre exposition comme de nos raisonnements, ce qui ne nous empêchera pas d'emprunter, à titre de complément, aux écrits des auteurs les plus compétents sur la matière les renseignements et les preuves qui nous feront défaut ou qui appuieront nos opinions. Nous comblerons de cette manière une grande lacune, dont se plaint justement un éminent vétérinaire, M. Magne, en accusant « notre indifférence à rechercher les causes du charbon et de la pustule maligne... Si nous étions convaincus qu'elles peuvent provenir du sol, des plantes, de l'air, de l'eau, etc., ne serions-nous pas, nous praticiens, un peu plus investigateurs, et les cultivateurs ne seraient-ils pas, de leur côté, plus attentifs à éviter les diverses causes qui peuvent faciliter, sinon produire, le développement dit spontané des maladies? » [1]

I. — CAUSES ÉLOIGNÉES OU PRÉDISPOSANTES.

Les causes prédisposantes des affections charbonneuses ont été peu étudiées jusqu'ici, ou ne l'ont été que d'une manière vague et incidente. Dans son traité, M. Raimbert n'en fait nulle mention; M. Bourgeois le premier leur accorde une attention sérieuse. Or, si la science est muette ou incertaine à cet égard, la pratique n'est guère plus avancée, car dans les pièces nombreuses qui sont passées sous nos yeux et dont nous donnerons un résumé fidèle, pas plus que dans nos investigations privées près des hommes les plus expérimentés, nous n'avons recueilli autre chose que des réponses nettes et tranchées sur plusieurs points, obscures ou négatives sur quelques autres.

La contradiction, le doute, l'erreur même, peuvent servir à l'établissement de la vérité: aussi, sans nous flatter de la posséder entièrement, pensons-nous être en droit d'émettre une opinion motivée sur une question qui nous paraît assez importante pour être étudiée comme elle le mérite.

Nous n'envisagerons pas seulement cette partie de l'étiologie au point de vue du charbon humain, mais encore au point de vue de celui des animaux, source directe du mal qui nous afflige et qu'on ne saurait négliger sans se priver d'un des plus précieux moyens d'information et peut-être de guérison.

1. *Bulletin de l'Académie de médecine*, t. XXIX, p. 1119 et 1120.

1° CAUSES PRÉDISPOSANTES CHEZ LES ANIMAUX.

Sol. — La constitution du sol de la zone plus particulièrement soumise à nos recherches est très-variée. La partie centrale, comprenant des portions plus ou moins considérables des départements de la Somme, de l'Aisne, de l'Oise, de Seine-et-Marne, de la Marne, est de beaucoup la plus étendue; elle est principalement formée de terrains tertiaires inférieurs (gypse, calcaire grossier, argile plastique), découpée et traversée du sud-ouest à l'est et nord-est par des bandes tantôt étroites, tantôt assez étendues, d'alluvions et de tourbe, principalement dans les bassins des cours d'eau. Cette région, à peu près circulaire, est concentrique à une zone qui, sous forme de croissant, l'entoure dans sa moitié orientale et va, en s'amincissant, se perdre vers le nord; elle comprend de faibles parties du Pas-de-Calais et du Nord, des parties plus considérables de l'Aisne, des Ardennes, de la Marne, et très-peu de Seine-et-Marne; elle est constituée par le terrain crétacé supérieur (craie blanche et craie marneuse); elle est traversée aussi par des bandes d'alluvion et de tourbe qui ne sont que le prolongement de celles que nous avons signalées dans la précédente région. Plus à l'est se rencontre une troisième zone de même apparence, mais plus étroite et se prolongeant davantage au nord et au midi, comprise dans l'Aisne, les Ardennes et la Marne, formant à la précédente une sorte de bordure où domine le terrain crétacé inférieur (grès vert supérieur et inférieur) avec irradiations transversales plus prononcées d'alluvion et de tourbe. Au nord-est de ces trois zones géologiques se trouve une vaste couche de terrain tertiaire, comprenant une grande partie des Ardennes, et allant se confondre à l'est avec la couche de même ordre qui appartient au bassin du Rhin;

elle est séparée de la Belgique, au nord, par une zone assez étendue de terrain houiller et carbonifère. Enfin, au nord-ouest, on remarque un appendice assez considérable de terrain tertiaire moyen et supérieur, découpé par un réseau nombreux et compliqué de terrain crétacé supérieur, bordé de terrain tertiaire moyen avec une zone circulaire et restreinte de terrain jurassique à sa partie la plus septentrionale; cette portion de la région comprend presque uniquement le Pas-de-Calais et la Somme (1).

Ces indications sommaires prouvent donc que ce qui domine de toutes parts c'est l'élément crétacé, puis l'argileux; enfin, les alluvions et la tourbe.

Telles sont les constatations positives et pour ainsi dire officielles qui devront nous servir de point de départ dans le cours de notre exposition. A côté de cette géologie savante et d'ensemble, il y a, si je puis dire, une géologie pratique et de détail à laquelle il ne faut pas sans doute trop concéder, mais qu'il serait imprudent de dédaigner. C'est, du moins, ce que nous avons pensé : aussi, dans l'enquête, une part convenable a-t-elle été faite à ces recherches.

Le département de l'Aisne, qui appartient en totalité aux trois premières zones que nous avons admises, a une constitution géologique surtout calcaire et argileuse (2); les alluvions et la tourbe ne se montrent, comme d'ordinaire, que dans le voisinage des cours d'eau ou dans les parties jadis baignées par des rivières aujourd'hui disparues ou déviées de leur trajet primitif. Or, ces caractères géologiques ont été accusés

1. *Carte géologique de la France,* par MM. Dufrénoy et Élie de Beaumont; 1841.

2. Le gypse qui figure dans les éléments de la première zone n'est autre chose que du sulfate de chaux, et l'argile, qui est composée principalement de silice et d'alumine, contient souvent aussi du carbonate de chaux.

d'une manière prédominante dans la plupart des communes envahies par le charbon, mais non dans le même ordre que celui énoncé plus haut. Voici, en effet, l'ordre de fréquence des terrains suivant l'opinion le plus clairement exprimée :

Argileux	dans 22	communes.
Argileux et sablonneux	11	—
Sablonneux pur	7	—
Sablonneux et calcaire	4	—
Argileux et marécageux [1]	4	—
Marécageux	5	—
Argileux et calcaire	2	—
Marécageux et sablonneux	3	—
Argileux, sablonneux et calcaire . .	2	—
Calcaire et marécageux	1	—

Après ce tableau récapitulatif où l'élément argileux, soit unique, soit combiné, est répété 41 fois, l'élément sablonneux 27 fois, le marécageux 12 fois, tandis que le calcaire ne l'est que 9 fois, et après la connaissance des qualités géologiques générales du sol, y a-t-il lieu de voir autre chose qu'un rapport de coïncidence entre la maladie et les conditions du sol, et ne serons-nous pas autorisé, du moins, à ne pas admettre comme fait démontré que les sols calcaires prédisposent surtout les troupeaux à contracter la maladie, ainsi que M. Magne l'exprimait naguère devant l'Académie [2], propriété que d'autres écrivains, notamment MM. Renault et Raynal, attribuent également aux émanations méphitiques des marais, à l'ingestion d'eaux rares et bourbeuses [3]? Peut-être, là où ces opinions se sont produites, n'y a-t-il eu aussi qu'un rap-

1. Les marais, comme on sait, sont surtout tourbeux et le plus ordinairement constitués par un sol argileux ou argilo-siliceux.

2. *Bulletin de l'Académie de médecine,* t. XXIX, p. 1103.

3. *Gazette médicale* de Paris, 1864, p. 48.

port de coïncidence entre l'élément prédominant dans le pays et les affections charbonneuses. Néanmoins, nous devons reconnaître que l'opinion de M. Magne ne s'appuie pas seulement sur des données théoriques, mais encore sur des recherches sérieuses, sur des études géologiques répétées en différentes contrées, auxquelles nos propres investigations ne peuvent qu'ajouter un nouveau poids.

Relativement à l'enquête extérieure, les uns pensent que les terrains calcaires recouvrant l'argile sont ceux où l'on a rencontré le plus souvent la maladie (arrondissement de Fontainebleau), et les autres que les terrains primitifs, le granit, le basalte, le trachyte, et par suite les montagnes, en seraient préservés, tandis que les terrains d'alluvion et de transport jouiraient du privilége opposé. C'est donc une étude à poursuivre, et la prudence veut que l'on se tienne, jusqu'à plus ample informé, sur la réserve, en déclarant, non que les conditions géologiques sont indifférentes au développement de la maladie, ce qui serait trancher la question dans un autre sens, mais que les diverses enquêtes faites jusqu'ici sont encore trop peu nombreuses et trop peu concluantes pour autoriser une conclusion vraiment scientifique, et nous appuierons la manière de voir de M. Magne en disant que ce sont moins les notions géologiques générales que les études détaillées de chaque pays qu'il faut entreprendre pour être dûment édifié sur ce point, et ainsi l'on s'expliquera pourquoi souvent une colline, un simple ruisseau, une forêt, tracent une ligne de démarcation absolue entre des contrées envahies par le charbon et d'autres qui s'en trouvent préservées (1).

Si la composition chimique du sol ne peut pas encore être admise comme exerçant une influence bien démontrée, il n'en serait pas de même de ses transformations superficielles par les nou-

1. *Op. cit.*, p. 1104 et suiv.

veaux modes de culture : suivant le docteur Goupil, médecin des épidémies à Fontainebleau, les grandes cultures, où les engrais les plus riches sont prodigués, sont celles qui présentent à peu près tous les cas de maladies charbonneuses. En effet, on comprend que, dans les fortes chaleurs, les émanations qui sortent d'un sol imprégné de matières animales à différents degrés de fermentation puissent agir immédiatement sur le sang et le rendre impropre à la vie. Cette opinion, qui a au moins le mérite de l'originalité, est partagée par plusieurs auteurs, et a été sanctionnée jusqu'à un certain point par l'expérience : en Sologne, où l'on ne connaissait guère que la cachexie aqueuse des bestiaux, depuis que quelques cultivateurs se sont avisés de marner leurs terres, le sang de rate est devenu plus fréquent par suite de la richesse plus grande des fourrages (1).

Quant à la configuration des terrains, à leur élévation, à leur pente, à leur enfoncement sous forme de vallée, etc., l'enquête dans l'Aisne donne les résultats suivants :

Colline	30	communes.
Vallée	19	—
Plaine	12	—
Colline et vallée	8	—
Versant de colline	2	—
Plateau	2	—
Boisement	18	—

Irons-nous, sur la foi de ces chiffres, qui, par parenthèse, sont en complet désaccord avec l'opinion émise dans Seine-et-Marne et ailleurs, prétendre que les lieux escarpés, la plus ou moins grande élévation du terrain, les contrées boisées, prédisposent aux affections charbonneuses, ce qui paraît avoir été constaté aussi dans la Beauce (2), contrairement au sentiment

1. Bourgeois, *Traité pratique de la pustule maligne*, p. 169.
2. *Ibid.*, p. 145.

exprimé par plusieurs observateurs qui ont cru trouver dans les vallées étroites, dans les lieux bas, humides, la cause éloignée de ces mêmes affections? Non : nous nous reporterons seulement à la configuration générale du sol dans nos contrées, et nous dirons que sa surface étant à peu près dans toutes ses parties très-accidentée, composée de soulèvements de terrains, de collines et par suite d'enfoncements et de vallées, il était naturel que l'enquête signalât fréquemment ces conditions topographiques. Cela est si vrai que sur 73 communes où l'on a noté soigneusement cette circonstance, 13 seulement sont rangées dans les catégories des plaines ou des plateaux, soit le sixième de l'ensemble, ce qui représente assez bien, si je ne me trompe, la proportion générale des plaines ou lieux plats aux lieux plus ou moins élevés du pays. Voilà ce qu'il faudrait se garder d'oublier quand on observe sur un théâtre limité, afin d'éviter des généralisations et des conclusions qui égarent l'esprit, et qui, à les bien considérer, ne sont pas plus fondées pour le pays qu'elles concernent que d'une manière absolue. Ce n'est pas sans une grande sagesse que Baglivi avertit ses lecteurs que les maladies décrites par lui, les principes qu'il en déduit, sont le fruit de son observation dans le pays romain : il ne voulait pas, en effet, ériger en lois générales ce qui pouvait n'être que particulier, les lois, dans les sciences naturelles, ne pouvant être le résultat de l'observation d'un seul homme ou d'une seule contrée, mais de l'observation multipliée, variée dans l'espace et le temps. Imitons tous cette réserve qui, malheureusement, n'est guère l'apanage que des vrais savants et des penseurs.

Comme conclusion de ces recherches, disons que les résultats de l'enquête nous portent à confirmer l'opinion que ni la composition, ni la configuration du sol ne sauraient entrer par elles-mêmes dans l'étude des causes de la maladie charbonneuse; mais qu'elles doivent y figurer, ainsi que nous le verrons, par l'influence qu'elles exercent sur la nature et la qualité des aliments donnés aux bestiaux; que les contradictions des différents auteurs sur cette matière sont le fait d'une observation incomplète; enfin, que la science ne pourra profiter de toutes ces recherches que lorsqu'elles auront été plus répétées et conduites avec plus d'ensemble et d'unité.

Si nous ne faisons pas de mention spéciale de la sécheresse ou de l'humidité, du voisinage des cours d'eau, etc., c'est que, d'une part, ces conditions sont comprises implicitement dans les précédentes, et que, d'un autre côté, elles nous offriraient un degré moindre encore de certitude.

Nourriture. — La cause prédisposante la plus accréditée est la nourriture. La plupart des vétérinaires et des cultivateurs s'accordent à cet égard.

Là où la maladie ne fait que d'apparaître, on accuse tout : le froid et le chaud, le sec et l'humide, les circonstances les plus bizarres; dans les pays où elle sévit de longue date, où l'agriculture a le plus à en souffrir, où elle s'est appliquée à la connaître, à la combattre, on n'hésite plus à dire que la nourriture forte, échauffante, artificielle, donnée avec continuité, telle que les jarrots, les trèfles, surtout en graines, les féveroles, la pulpe de betterave associée aux tourteaux, sont de toutes les causes éloignées ou occasionnelles la plus positive et celle qu'on retrouve le plus ordinairement dans l'histoire de chaque épizootie ou enzootie charbonneuse. On admet, au contraire, que les fourrages humides, peu riches en principes nutritifs, amènent l'épuisement, l'appauvrissement, la *pourriture,* la *cachexie* des bestiaux, surtout des moutons, circonstance bonne à mettre à profit dans certaines épizooties, comme nous le verrons plus tard. Ainsi, dans la partie nord du Laonnais, dans les localités nombreuses où le sous-sol est sec, marneux, les fourrages sont excellents et nutritifs; on y remarque aussi le plus d'affections charbonneuses; dans la partie sud, dans la vallée de l'Ailette par exemple, où le sous-sol est humide, argileux, on ne les observe qu'à la suite de l'importation; mais, en revanche, les maladies cachectiques y sont très-communes, et d'autant plus que l'année est plus chargée de pluie. On le voit, ces données, toutes pratiques, sont en opposition formelle avec l'opinion de quelques savants, qui pensent que des fourrages gâtés par l'humidité et couverts de cryptogames suffisent pour donner lieu à la naissance du charbon (1). L'observation est si avancée sur ce point qu'on tend à croire, nous en avons le témoignage verbal et écrit, que la nourriture excessive, trop succulente, ne produit jamais plus sûrement la maladie que lorsqu'elle succède à un régime contraire; que les pâturages de mai jouissent d'une fâcheuse supériorité à cet égard, parce que les animaux y font le plus de sang; que, pour la même raison, les fourrages très-mûrs, en graines, comme le trèfle, lorsqu'ils sont consommés sur pied, possèdent une influence analogue, voire même plus prononcée; qu'enfin les chevaux, qui ne viennent que bien après les moutons et les vaches pour la prédisposition à contracter la maladie, en ont une très-grande quand on force leur nourriture, surtout en

1. Cette opinion est très-explicitement soutenue dans le *Compendium de chirurgie*, qui a dû s'inspirer sur ce point de l'ouvrage de Chabert : « Les maladies charbonneuses des animaux domestiques se développent sous l'influence d'une mauvaise nourriture : on les observe chez ceux qui se désaltèrent avec l'eau bourbeuse et croupissante des mares, ou avec de l'eau de puits chargée de marne, de glaise et de sélénite; chez ceux aussi qui font usage de fourrages vasés, mal récoltés, submergés, rouillés, infectés par la présence d'un grand nombre d'insectes et surtout de sauterelles putréfiés, récoltés dans des pâturages marécageux, desséchés par un soleil brûlant, ou dans des prairies qui abondent en renoncules, lèches, queues-de-cheval, etc., etc. (t. I, p. 261). » Autant d'hypothèses devenues banales dans quelques pays, comme l'enquête nous l'a prouvé, et qui sont contredites par l'expérience et la raison.

grains. Cette croyance est aussi celle de plusieurs praticiens des Ardennes, qui accusent nettement l'accroissement des prairies artificielles d'avoir développé le charbon dans leur pays.

Ces données ont un autre point d'appui que, en notre qualité de médecin, nous ne pouvons qu'apprécier beaucoup : c'est celui du traitement; or, nous verrons plus tard que cette condition ne leur fait pas défaut. Force est donc d'admettre cette circonstance étiologique comme un fait démontré non-seulement dans telle ou telle contrée, mais d'une manière générale, car on l'a notée à peu près partout; aussi le docteur Goupil s'écrie-t-il avec une énergique conviction : « On commet une faute de lèse-médecine quand on abuse des facultés digestives des animaux, soit pour les engraisser dans le moins de temps possible pour les besoins de la boucherie, soit pour leur faire produire le plus de lait possible; on introduit ainsi dans le sang des substances qui peuvent, à un moment donné, développer des ferments qui frappent de mort les globules du sang. »

M. Magne, à la suite de l'enquête à laquelle il s'est livré, n'est-il pas arrivé aussi à cette conclusion : que c'est moins l'ancienneté que la composition chimique des terrains, et par celle-ci la différence dans les qualités des fourrages, qui favorisent l'explosion des affections charbonneuses? « Il suffit, dit le savant académicien, d'avoir remarqué l'inégalité qui existe dans la composition et la fertilité des terres dans les départements de Seine-et-Marne, de Seine-et-Oise, d'Eure-et-Loir, de la Sarthe, pour comprendre pourquoi le sang de rate et la fièvre charbonneuse se montrent d'une manière si irrégulière et si inégale dans ces départements. A côté de terres argilo-calcaires très-fertiles, se trouvent des grès et des sables siliceux stériles, et des sols argilo-ferrugineux très-peu fertiles... Il suffit de transformer par le chaulage, le marnage, les fumures abondantes, un sol où les affections charbonneuses sont très-rares ou inconnues, pour le rendre susceptible de les produire. » [1] C'est le complément de la pensée reproduite plus haut (p. 19). M. Magne s'appuie, du reste, sur des preuves concluantes, et qui ressemblent trop à ce qui se passe dans nos campagnes pour que nous croyions nécessaire de les reproduire.

Habitation. — On se trouve ici en présence des opinions les plus divergentes, qu'il s'agit de soumettre à l'examen d'une sage et impartiale critique.

En premier lieu, si l'on considère les témoignages de l'enquête officielle, rien n'est plus satisfaisant que la tenue des bestiaux, que les soins qui leur sont accordés, que leur hygiène en un mot. La réponse de 72 communes se traduit en effet par les chiffres les plus significatifs : *Très-bien,* 8 ; *bien,* 57 ; *assez bien,* 7 ; *passablement,* 1 ; *mal,* 1. Mais, sans mettre le moins du monde en doute la bonne foi des rédacteurs des tableaux d'enquête, la plupart cultivateurs et maires, ne faut-il pas se demander si, en général, ils ont bien senti la portée de leurs réponses ; si beaucoup n'ont pas cherché à atténuer cette sorte de blâme sur la manière de faire de leurs administrés ; si, enfin, ces deux qualités si belles et si rares, la lumière et l'indépendance, ne leur ont pas, même à leur insu, fait plus ou moins défaut? Mes recherches privées, l'expérience déjà grande que m'a donnée en ces sortes de matières la pratique des épidémies, où j'ai constaté tant de fois l'incurie de la plupart des plus petits comme des plus grands cultivateurs, l'oubli ou l'ignorance des principes d'hygiène les plus élémentaires, puis l'opinion d'hommes compétents, éclairés, de cultivateurs intelligents et distingués, comme notre pays en possède heureusement, tout me porte à n'accorder à ce genre de renseignements qu'une valeur relative assez faible.

En second lieu, quelques hommes ébranlés par les revers

1. *Bulletin de l'Académie de médecine,* t. XXIX, p. 1107 et 1108.

constants de l'agriculture, convaincus de l'impuissance de l'art sur les ravages de la maladie, gagnés au doute, par suite des prétentions et des échecs des différents systèmes tour à tour en faveur, tant sur les causes que sur le traitement, et n'ayant, pour redresser leur jugement, ni une connaissance suffisante des notions médicales, ni la lumière que procure l'observation attentive, patiente, raisonnée, des faits et des lois pathologiques si variables dans leur inflexible unité, se refusent à croire que les animaux puissent, une épizootie charbonneuse étant donnée, être influencés par une hygiène plus ou moins défectueuse, comme si les principes d'existence de tous les êtres vivants, à des nuances près, ne reposaient pas tous sur la même base, comme si l'expérience ne démontrait pas que les épizooties aussi bien que les épidémies se peuvent créer, pour ainsi dire, à volonté, au moyen des circonstances trop peu appréciées de nourriture, de chaleur, d'air, d'habitation, de fatigue. Le vice de ce raisonnement, auquel les médecins n'échappent pas toujours dans l'étude des épidémies, procède de la confusion commise par beaucoup d'esprits entre la cause première de la maladie épizootique ou épidémique et son développement, sa propagation.

Évidemment, il est difficile d'admettre que les affections réellement spécifiques, telles que le charbon, la morve, la variole, etc., puissent prendre naissance dans des milieux malsains, et par le fait seul de leur insalubrité. Non, cette cause première, mystérieuse, ce *quid divinum*, réside ailleurs; elle appartient, j'incline à le croire, à l'essence même de la nature vivante, ou n'apparaît que dans des conditions restées inconnues jusqu'à nos jours, mais qu'il nous sera peut-être permis de découvrir avec le perfectionnement de nos connaissances et de notre propre observation. Dès que la maladie est déclarée, produite, qui oserait soutenir sérieusement que la nourriture, l'air ambiant, l'exercice plus ou moins régulier des fonctions, en un mot, que la matière de l'hygiène soit indifférente quant à son développement? Cela n'est pas vrai pour la pathologie humaine; cela ne saurait l'être davantage pour la pathologie des animaux. Nous n'aurions pas, pour confirmer notre jugement, la haute autorité de l'histoire et l'expérience de chaque jour, que nous trouverions un appui décisif en même temps qu'une réfutation irrécusable dans le moyen prophylactique par excellence du charbon de la race ovine, sur lequel nous aurons à nous expliquer plus tard : je veux parler du déplacement, dont personne ne révoque en doute la puissante influence. Or, je le demande, le déplacement, le changement d'air, de milieu, n'est-il pas, comme la plupart des prophylactiques, un moyen hygiénique? Et si l'hygiène convient pour prévenir, pour enrayer, pour détruire, ne fût-ce que temporairement, la maladie charbonneuse, c'est que l'absence ou l'application irrégulière, incomplète, des règles de l'hygiène, sont pour quelque chose dans son apparition, dans son développement et sa gravité. Qui osera récuser l'importance de ce témoignage tout expérimental?

Cependant, il s'est produit d'autres opinions plus absolues et plus dangereuses encore pour la pratique et les intérêts de l'agriculture, en raison même de la précision et de l'autorité plus spécieuse que réelle qui les accompagnent. Quoique moins répandues et n'appartenant guère qu'à quelques cultivateurs d'élite, à ceux auxquels une expérience mal dirigée et des revers persévérants ont fait perdre confiance, je tiens à les combattre, au risque de paraître m'arrêter avec trop de complaisance sur un sujet que beaucoup trouveront indifférent et que moi je considère comme capital, comme contenant peut-être en germe la clef de ce grand problème d'économie rurale qui se complique d'une grave question humanitaire, puisque le charbon ne menace pas moins les populations dans leur existence que dans leur fortune.

On a dit : Non-seulement le charbon ne sévit pas spécialement sur les grands troupeaux, sur les bestiaux mal nourris, mal soignés, mal logés, mais, dans les pays où il règne à l'état épizootique, il ne respecte pas davantage les animaux des petits particuliers, animaux isolés, bien soignés, bien nourris, largement pourvus d'air, etc. Pareille objection a été mise en avant dans le choléra, on la renouvelle à propos de toutes les épidémies générales ou partielles : elle n'est fondée dans aucun cas. En effet, du jour où une maladie quelconque a pris un caractère épidémique un peu prononcé, la solidarité commune est mise en jeu : les miasmes ou les principes morbides quels qu'ils soient quittent leur foyer et vont surprendre ceux qui s'en croyaient le plus à l'abri ; il suffit qu'on se trouve dans leur sphère de rayonnement pour qu'on en soit atteint. Non-seulement les individus isolés pourront être frappés, mais après quelque temps, et en vertu de l'identité d'existence et de conditions, les pays limitrophes et ainsi, de proche en proche, une contrée tout entière sont envahis à certaines exceptions près qu'on a de la peine à s'expliquer, mais qui n'infirment en rien la vérité de ces remarques.

Voici maintenant une allégation qui m'a jeté d'abord, je l'avoue, dans l'embarras, parce qu'elle renversait toutes les idées reçues, et il me fallait y croire pourtant, car elle venait d'un homme aussi digne de foi qu'expérimenté : « Plus les écuries sont étroites et mal aérées, moins il y a de pertes, à tel point que quand les moutons en parc meurent beaucoup, un des moyens de ramener la mortalité aux *conditions ordinaires* est de les faire rentrer dans les bergeries et de bien fermer celles-ci. » Pensant que cette réduction de la mortalité était due au dégagement de l'ammoniaque, le même cultivateur, sur le conseil d'un journal d'agriculture, fit prendre de l'ammoniaque à ses bestiaux comme agent préventif : il n'en obtint aucun résultat appréciable. Mais ce fait singulier n'en demeure pas moins; comment l'expliquer?

Il s'agit avant tout de le bien préciser : un troupeau est envahi par le sang de rate, on le parque; il est largement atteint, il est décimé, on le fait rentrer à la ferme, on le loge dans les écuries, on ferme celles-ci soigneusement : la mortalité diminue, et à côté des vides de la veille qui étaient considérables, le propriétaire se trouve soulagé de ces pertes relativement faibles; mais, qu'on le note bien, la mortalité n'est que modérée, elle n'est pas arrêtée. Voilà la question telle qu'elle est au fond et comme il faut la résoudre. En y apportant un peu de réflexion et de bon sens, la réponse sera également facile et satisfaisante.

Pour cela, il suffit de comparer les conditions d'existence des troupeaux dans le parcage et dans les bergeries.

Le parcage a lieu le plus habituellement dans les saisons de transition, à alternatives fréquentes de chaud et de froid, comme en automne et à la fin de l'hiver, souvent même après la chute des toisons, lorsque le cultivateur veut fumer vite et abondamment ses terres; les troupeaux ont passé leur journée soit dans des prairies artificielles, soit dans les bergeries où on leur a servi leur nourriture journalière; puis, le soir venu, on les enferme dans les parcs, où ils restent couchés sur le sol froid et souvent détrempé par la pluie, par la rosée, exposés au vent et à toutes les intempéries; on les change de place plusieurs fois, mais sans qu'ils se meuvent beaucoup. Dans ces conditions, ils doivent avoir moins de force pour réagir contre le principe morbide; la maladie a plus de prise sur eux, et comme on sait qu'en temps d'épidémie ou d'épizootie tous les troubles de la santé se convertissent facilement, presque forcément, au caractère morbide régnant, à telles enseignes qu'un coup de bâton, que la dent d'un chien, les plus simples accidents traumatiques déterminent sur le mouton l'invasion charbonneuse, rien de plus naturel que de voir les cas de maladie augmenter rapidement et prendre des proportions effrayantes. Le plus souvent on pousse en même temps la nourriture, afin d'avoir plus de chair et plus d'engrais, nouvel appoint donné aux causes morbifiques, comme nous l'avons établi précédemment.

Ainsi traités, les troupeaux quittent-ils les champs, les parcs, pour recevoir avec une nourriture moins substantielle l'abri de l'écurie; s'applique-t-on même à les garantir mieux en fermant toutes les issues par où l'air froid extérieur peut pénétrer, évidemment encore, il doit y avoir une chance de moins pour que l'animal soit atteint et une chance de plus pour qu'il réagisse contre les miasmes et les principes délétères dont il est entouré de toutes parts. La maladie se modérera et l'on devra retomber dans des conditions plus normales, sinon tout à fait bonnes. Je crois avoir réfuté suffisamment cette objection et ce faux raisonnement pour ne pas m'y appesantir davantage.

Température et saison. — Bien que l'on ait constaté des cas nombreux de sang de rate en hiver et que l'enquête nous apporte l'exemple, dû à M. le docteur Colson de Beauvais, d'une épizootie qui, ayant commencé à la fin d'un hiver, a duré quatorze mois, c'est-à-dire jusqu'en plein hiver de l'année suivante, sans se propager à l'homme hors des mois les plus chauds, il n'en est pas moins démontré que la température élevée favorise le développement de la maladie. Aussi dans les saisons chaudes, en été, les pertes sont-elles plus grandes (1); elles augmentent encore dans les temps orageux, ce qui tendrait à prouver que l'électricité ajoute son influence à celle de la chaleur : d'où l'on

1. Je veux parler des pertes absolues et non relatives; on verra plus tard pourquoi je fais cette différence.

est fondé à conclure que la réunion de la chaleur et de l'électricité est la condition météorologique la plus propre à favoriser les progrès des épizooties charbonneuses. M. Loyer, vétérinaire de l'arrondissement de Fontainebleau, admet deux périodes annuelles propices au charbon des bestiaux, la première allant de février à la fin de mai, la seconde d'août à la fin d'octobre. Nous avons tenu à reproduire cette opinion d'un habile praticien, afin qu'elle puisse être vérifiée par d'autres. De même, le froid, et par conséquent l'hiver, ralentissent son développement sans l'arrêter complétement. En 1855, un cultivateur qui avait subi une perte de 50 pour 100 pendant la saison chaude précédente, perdit encore, en février et mars, 168 moutons sur 5 à 600, soit environ 30 pour 100, les bêtes étant nourries au sec et à la bergerie.

En général, la maladie diminue sous l'influence de la température humide. Dans les communes où elle sévissait avec intensité avant 1860, elle baissa manifestement, pour cette raison, de 1860 à 1863; l'influence de l'humidité ayant cessé depuis, elle a repris sa précédente activité.

Il paraît, du reste, en avoir été de même dans les départements consultés, car les années n'ont pas été également chargées. Celles qu'on nous signale comme l'ayant été le plus sont 1863 surtout, puis 1864; après ces deux périodes viennent, pour un chiffre sensiblement le même, d'abord 1859, 1861 et 1865; ensuite 1858, 1860 et 1862. Cette remarque, dont la justesse est confirmée par les observations faites dans la Beauce, démontre qu'Énaux et Chaussier, et d'autres après eux, se sont trompés en attribuant aux années froides et pluvieuses une influence sur le développement des maladies charbonneuses.

Quelques observateurs accusent spécialement l'insolation directe et prolongée pendant les chaleurs et sans aucun abri; ils voudraient qu'on pût, à cette époque, faire émigrer les troupeaux dans des prairies à cours d'eau. M. Bouley admet si bien l'influence pathogénique de l'insolation directe par laquelle les bestiaux perdent tant d'eau de leur sang par la transpiration cutanée et la respiration exagérée, qu'il pense que la crase sanguine doit se modifier profondément chez eux, et que si on ajoute l'action des effluves dégagés d'un sol saturé de matières organiques, on aura peut-être une explication suffisante des maladies *de sang* qui déciment les troupeaux de la Beauce (1). M. Bourgeois, dans une page très-animée et très-vraie, ajoute à ces circonstances la mauvaise qualité de la boisson des bestiaux parqués dans les champs, qui provient généralement des mares bourbeuses, de puits ou de cours d'eau trop éloignés pour qu'un pareil breuvage puisse les désaltérer (2).

Quant à l'origine de chaque espèce de charbon, je doute qu'on vérifie jamais l'opinion de Chabert, qui croyait « avoir remarqué que le charbon essentiel est plus particulièrement causé par l'abus des boissons chargées de parties hétérogènes; le charbon symptomatique, par les plantes âcres et aquatiques; enfin, la fièvre charbonneuse, par la vicissitude des saisons et notamment par les fortes chaleurs et l'excès de sécheresse. » (3) C'est là, en effet, de l'hypothèse et de la pure théorie.

Agglomération. — On a déjà vu précédemment que les idées sur l'agglomération des bestiaux ne sont pas, à beaucoup près, conformes aux enseignements de l'hygiène et de l'expérience. De ce que, en temps d'épizootie, les petits propriétaires n'ayant qu'une chèvre, qu'une vache, qu'un cheval, ne sont pas plus ménagés que le riche possesseur de nombreux troupeaux, on en a conclu qu'il était absolument indifférent, pour les progrès

1. *Bulletin de l'Académie de médecine*, t. XXIX, p. 1043.
2. *Traité pratique de la pustule maligne*, p. 152.
3. *Compendium de chirurgie*, t. I, p. 261.

et les caractères de la maladie charbonneuse, que les animaux soumis à son influence fussent réunis en grand nombre ou isolés, c'est-à-dire, par une conséquence forcée, que l'encombrement et la dissémination sont de même valeur; or, il n'y a qu'à énoncer cette doctrine pour en faire ressortir l'erreur et les dangers.

Fidèle à la marche que nous avons déjà suivie et aux nécessités de cette discussion, précisons-en nettement les termes : L'agglomération plus ou moins grande des bestiaux suffit-elle à engendrer le charbon? Non, pas plus qu'aucune autre maladie spécifique; mais l'agglomération, la maladie une fois produite, ne peut qu'aider puissamment à son développement, à sa force, par la répétition des cas, par la condensation des miasmes, des principes de communication morbide.

Eh quoi! tous les jours nous voyons les affections faiblement contagieuses le devenir considérablement quand plusieurs individus atteints sont réunis, ou bien une affection très-contagieuse se communiquer rapidement quand le malade est entouré de sujets pourvus des mêmes conditions d'âge, de nourriture, etc., et l'on voudrait que les troupeaux, si faciles à influencer, en général, en mal et en bien, sur lesquels plane incessamment l'imminence morbide, échappassent à cette loi de l'hygiène que j'appellerais volontiers loi de bon sens! Mais, nous l'avons déjà fait pressentir, si les individus isolés sont si facilement atteints, n'est-ce pas justement parce que l'on a constitué dans leur voisinage des foyers de contagion où les principes de propagation se condensent, se retrempent, se renforcent sans cesse?

On va peut-être m'arrêter et me dire : Nous admettons les effets fâcheux de l'agglomération excessive; mais il faudrait prouver qu'elle existe.

La réponse m'est aisée; je la prends dans les faits aussi bien que dans le raisonnement. Il ne faut pas avoir visité beaucoup de fermes pour se convaincre, d'une part, du grand nombre de bestiaux qui y sont entretenus, nourris, logés, et, d'autre part, du resserrement des locaux, des écuries destinées à les recevoir. Les anciennes fermes ont été construites pour tant de bestiaux, on leur en fait contenir le double, le triple; on n'y touche plus, parce qu'on ne veut pas ou qu'on ne peut pas s'étendre et que le bon cultivateur tient moins aux murailles qu'à de beaux champs ensemencés et chargés de récoltes. Les nouvelles fermes s'édifient, en général, sur le modèle des anciennes, ou si l'on y fait un peu de luxe et d'amélioration, c'est pour le logement du maître, ce que je ne blâme pas, bien au contraire; mais il ne faudrait pas oublier que les animaux ont besoin d'air et d'espace tout comme nous.

La plus simple réflexion nous apprend en outre que, de même qu'il a fallu augmenter les moyens de nourriture, créer le plus possible de prairies artificielles pour entretenir ces nombreux troupeaux, de même aussi il a été nécessaire d'avoir des bergeries et des écuries bien remplies pour donner des engrais suffisants à ces terres dont on exige tant. Oui, il ne faut pas craindre de le répéter avec tant d'hommes expérimentés : les conditions de stabulation sont mauvaises, les animaux sont trop entassés, les fumiers séjournent trop dans les écuries.

Il y a là, certainement, plus de la faute du temps que des hommes; c'est le fait du progrès de l'agriculture, soit; mais encore conviendrait-il de ne pas enfreindre les lois de l'hygiène, qui sont les lois mêmes de notre conservation. Un progrès en appelle un autre, c'est l'obligation et la gloire de la vraie civilisation; que l'agriculture s'instruise un peu plus, qu'elle raisonne et médite sur ses revers, sur ses épreuves, au lieu de les accepter fatalement ou de les combattre par des moyens illusoires, et, j'en suis sûr, elle recueillera les fruits de ses efforts réfléchis, comme elle en recueille de ses âpres et admirables travaux.

Station prolongée dans le même lieu. — Nous ne nous arrêterons pas longuement sur ce sujet, où l'entente sera facile si nous sommes parvenu à faire comprendre et accepter les points qui précèdent. D'ailleurs, l'expérience a prononcé, le déplacement n'est pas moins profitable en cas d'épizootie que d'épidémie : donc l'immobilité des troupeaux sur le même territoire est une condition de plus de développement, d'entretien de la maladie, et doit être rangée parmi ses causes prédisposantes. Que cette circonstance ne soit que secondaire, je l'accorde; mais elle est réelle, et soustraire son appoint à l'influence régnante n'est pas chose qu'on doive dédaigner.

Fatigue excessive. — Il paraît établi, d'après les observations de médecins et de vétérinaires de différents pays, que le virus charbonneux peut se développer spontanément chez les animaux à la suite de toute fatigue excessive, telle que travail, course ou marche forcée, circonstance mise à profit dans la Beauce, d'après M. Bourgeois, pour augmenter la quantité de suint, c'est-à-dire le poids de la laine, et même comme moyen de chasse par certains bergers, le gibier se laissant prendre plus facilement dans les filets à la vue des troupeaux qui ne l'effrayent point [1]. On a expliqué différemment les faits cités à l'appui de cette opinion, en supposant que la fatigue chez les bêtes surmenées favorise simplement les manifestations du virus qui existait chez elles à l'état latent. C'est aussi notre manière de voir; mais la première interprétation fût-elle vraie, elle ne serait nullement en contradiction avec ce que nous savons des maladies virulentes de l'homme ou des animaux. La fatigue excessive a donc sa place légitime parmi les causes prédisposantes au même titre que la stabulation prolongée et les diverses

1. *Op. cit.*, p. 154.

conditions hygiéniques que nous avons passées en revue.

Mais il s'est produit une autre hypothèse qui remonte jusqu'à Énaux et Chaussier, et que le savant rapporteur de l'Académie, M. Gosselin, n'est pas éloigné d'accepter, en vertu de laquelle les animaux simplement surmenés, c'est-à-dire courbaturés, auraient, par cela même, le pouvoir de donner la pustule maligne à l'homme, soit par inoculation, soit par infection, sans être atteints en aucune manière du charbon (1). Cette théorie nous semble dénuée de fondement rationnel et de sanction expérimentale, et si elle pouvait être admise, elle nous conduirait, dans l'étude des maladies virulentes, à des conséquences qui ne feraient pas honneur à la science contemporaine. Elle n'est guère plus soutenable que l'opinion, encore accréditée près des masses et d'un certain nombre de médecins, qui attribue aux débris cadavériques d'animaux morts de toute autre chose que du charbon le pouvoir d'engendrer la pustule maligne (2).

Race ou espèce. — L'influence de la race ne serait pour rien dans l'apparition et le développement de la maladie; tel est du moins le sentiment des hommes compétents. Les moutons mérinos s'étant trouvés les premiers frappés, on a pensé que le changement de race arrêterait les pertes; on a adopté des races plus rustiques, plus indigènes : les flamands, les picards, les anglais, les métis; ce fut sans avantage aucun.

C'est pour mémoire plutôt que pour en tirer une conséquence positive que nous dirons que non-seulement les animaux domestiques, mais encore tous les animaux herbivores et carnivores, même à l'état sauvage, peuvent, suivant plusieurs auteurs, contracter les maladies charbonneuses et les communiquer à l'homme. Ainsi, Thomassin prétend avoir traité une pustule maligne chez un individu qui avait dépouillé un loup trouvé mort

1. *Bulletin de l'Académie de médecine*, t. XXIX, p. 965.
2. *Ibid.*, p. 971.

dans un fossé, fait doublement douteux, soit dit en passant, parce que l'espèce canine à laquelle appartient le loup est à peu près réfractaire au charbon, et parce que l'état de décomposition cadavérique, même à la suite du charbon, ainsi que nous le démontrerons, donne bien plutôt lieu à l'infection putride. Il n'y a pas jusqu'à l'humble lièvre qui n'ait été accusé de pareil méfait (1). Nous avouons que notre crédulité est loin d'aller jusque-là, et que nous pensons fort qu'on passe ordinairement dans ces sortes de suppositions à côté de la cause vraie pour en rechercher ou en accepter une forcée et imaginaire. Ainsi, quand des peaux de lièvre et de lapin sont soupçonnées d'avoir communiqué le charbon, cherche-t-on à savoir si elles n'ont pas été en contact, dans les fermes, chez les marchands, avec des peaux de moutons morts du sang de rate, et n'ont pas servi de la sorte tout simplement de moyens de transmission comme des objets inertes?

Ce qui n'est guère contestable, c'est que la maladie présente plus d'activité et partant plus d'intensité chez les moutons et même chez les bêtes à cornes, que chez les solipèdes. Quant à la facilité de communication, les différentes expériences tentées portent à faire admettre l'ordre suivant : espèce ovine, espèce bovine, enfin le cheval; c'est ce qui ressort avec toute évidence de notre tableau sur le développement de la maladie dans les différentes espèces animales, où nous voyons figurer :

	En 1862.	En 1863.
L'espèce ovine, pour	1259	1304
— bovine, pour	104	107
— chevaline, pour	12	14

(P. justific. nº 3.)

Circonstances bizarres. — Quand l'esprit de l'homme n'est pas en possession de la vérité ou ne se trouve pas, du moins,

1. Bourgeois, *op. cit.*, p. 139.

sur la voie qui y conduit, il tombe dans une confiance aveugle et il n'est sorte de préjugés et d'aberrations qu'il n'accepte ou ne subisse. Livré à l'erreur, son jugement s'égare de plus en plus, et s'il cherche à se défendre ou à s'éclairer, c'est le plus souvent pour commettre de nouvelles méprises. Heureux quand ses actes ne suivent pas de près les écarts de son imagination! Dans cet article, que nous abrégerons beaucoup, nous voulons nous contenter de quelques exemples tirés de l'enquête même, afin de montrer les dangers de cette ignorance qui se croit savante.

Sans parler des piqûres de divers insectes venimeux qui rentrent davantage dans l'étude des causes déterminantes, et que, par ce motif, nous apprécierons en leur lieu, voici les circonstances plus ou moins fondées ou bizarres qu'on invoque de bonne foi : l'abondance de lait après la parturition ; les coups de tête donnés par les agneaux en tetant ou la simple pression des mamelles par les jeunes agneaux; la trop grande abondance de renoncules dans les pâturages; la présence de petits chiens ou de chats en putréfaction dans les étangs où les vaches vont paître les grandes herbes, etc., etc.

Heureusement, ces préjugés et d'autres croyances plus ou moins superstitieuses ne se rencontrent guère que dans les localités les plus isolées, et la plupart des cultivateurs éclairés se contentent de reconnaître leur insuffisance à l'endroit de l'étiologie de la maladie, étiologie, il faut le reconnaître, qu'il est souvent difficile, dans quelques épizooties comme dans certaines épidémies, d'établir d'une manière tout à fait satisfaisante; mais là, pas plus qu'ailleurs, l'exception ne saurait infirmer la règle, et puis, ce qui échappe à un premier observateur peut fort bien se révéler après des recherches plus attentives et plus compétentes. Bien des fois, en effet, dans le cours de notre mission comme médecin des épidémies, nous avons acquis la conviction qu'il ne faut que rarement s'en tenir aux premiers renseignements recueillis, très-peu d'hommes ayant le don ou l'habitude d'analyser les diverses circonstances étiologiques pouvant se combiner de tant de manières entre elles.

2° CAUSES ÉLOIGNÉES OU PRÉDISPOSANTES CHEZ L'HOMME.

La première de toutes est incontestablement l'existence, dans le pays, des affections charbonneuses : aussi, tout en paraissant nous être occupé précédemment de la recherche de ces mêmes causes au point de vue des animaux, n'avons-nous, en réalité, fait qu'une œuvre utile à la pathologie humaine en nous efforçant de pénétrer jusqu'à l'origine de la maladie, qui ne nous arrive qu'après être passée par les animaux dont nous sommes entourés. Il nous faut noter à présent ce que la pratique et la science nous apprennent de l'influence, sur l'homme, de l'âge, du sexe, de la constitution, de l'hygiène privée, de la profession, de la saison.

Age. — Il n'y a qu'une période de la vie, suivant nous, qui puisse raisonnablement être accusée de prédisposer à l'affection charbonneuse : c'est celle de la plus grande activité. Non qu'il faille y voir une prédisposition intrinsèque, physiologique, mais une prédisposition que j'appellerai de coïncidence, par le fait des rapports plus grands entre les individus et les animaux malades ou leurs dépouilles.

Sur les 67 cas de notre tableau récapitulatif (P. justif. n° 4) où l'âge a été inscrit, nous en avons relevé :

2	. . . .	de	1	à	10 ans.
8	. . . .		11		20
11	. . . .		21		30
9	. . . .		31		40
19	. . . .		41		50
11	. . . .		51		60
6	. . . .		61		70
1	. . . .		71		80

Les limites extrêmes ont été 4 ans et 74 ans; la période décennale la plus représentée est celle de 41 à 50, et les quatre périodes de 21 à 60 offrent environ les trois quarts des cas (50 sur 67); or, c'est bien l'âge des travailleurs les plus assidus à la campagne, celui des ouvriers, des domestiques de ferme, des bergers et des cultivateurs, ainsi que des personnes ayant le plus de contact avec les bestiaux vivants ou morts. Voilà ce que nous apprend l'enquête, et je ne pense pas qu'on tienne à lui en demander davantage à cet égard.

Sexe. — Dans des circonstances semblables, l'un et l'autre sexe nous paraissent avoir une aptitude égale à l'invasion du charbon. A première vue, cependant, notre tableau conduit à un sentiment opposé, car sur les 75 cas où le sexe a été noté, l'homme compte pour 54 ou plus des deux tiers, et la femme pour 21 seulement; mais la raison de cette différence si marquée doit être cherchée dans la proportion plus grande d'hommes exposés à la contagion par suite de leurs rapports directs ou indirects avec les bestiaux; en sorte que, s'il est vrai de dire que le sexe masculin constitue une prédisposition, il ne faut pas manquer d'ajouter que c'est parce qu'il y a plus d'hommes soumis aux chances de la maladie. Cette remarque n'en subsiste pas moins; mais elle a une tout autre portée que si on la présentait d'une manière absolue. C'est ainsi qu'il faudrait pouvoir toujours interpréter les statistiques médicales.

Constitution. — Nos recherches sont insuffisantes relativement à l'influence de la constitution, et l'enquête est restée muette à ce sujet. Sans craindre de nous avancer trop, nous croyons cependant être dans le vrai en appliquant au charbon les données générales de l'épidémiologie et de l'observation médicale, par lesquelles nous apprenons que, bien qu'en principe tous les genres de constitution soient propres à contracter les maladies contagieuses et virulentes, les individus faibles, délicats, appauvris, ne laissent pas d'offrir une aptitude morbide plus prononcée.

Hygiène privée. — Les vices de régime exerçant l'influence la plus décisive sur les forces, le développement et l'entretien de l'homme, au point de transformer, par leur accumulation et leur persistance, les conditions de santé les plus florissantes en un état tout opposé, nous sommes en droit d'appliquer à l'hygiène privée les mêmes réflexions qu'à la constitution.

Profession. — Nos renseignements sont ici des plus précis : sur les 71 cas où la profession a été indiquée, celle

De manouvrier ou de domestique de ferme compte pour . .	22
De berger, pour	20
De personnes employées accidentellement dans les fermes, pour	14
De cultivateurs, pour	7
De personnes vivant plus ou moins loin des fermes, pour . .	8

Sur 72 malades soignés par lui, le docteur Raphaël classe chaque profession dans l'ordre de fréquence suivant :

Cultivateurs	20 fois.
Journaliers de la campagne	17
Enfants de la campagne, dont un de 7 à 9 mois . . .	8
Marchands de peaux et de chiffons	6
Habitants de Provins	5
Bergers	3
Femmes de bergers	3
Épiciers	2
Tondeurs, corroyeurs, bouchers, femme d'un garde-chasse, charron, domestique de ferme, Parisien habitant près de sa ferme.	7

Ces tableaux prouvent donc que la grande majorité des individus atteints ont appartenu au personnel des fermes, ou y ont été employés passagèrement. Quant aux autres, leurs rapports avec les animaux malades ou leurs dépouilles sont plus difficiles à établir; mais, pour la plupart encore, ces rapports restent probables, c'est-à-dire qu'il est permis de penser qu'ils ont pu exister (1).

L'enquête extérieure nous apporte de toutes parts les mêmes témoignages en faveur des différentes professions qui exposent au contact avec les animaux malades et avec leurs dépouilles. Le docteur Rossignol, de Montereau (Seine-et-Marne), résume parfaitement cette question : « Le peu de précautions, dit cet honorable médecin, dans les manipulations des dépouilles cadavériques; l'incurie de beaucoup de fermiers, qui laissent traîner dans les cours des exploitations, abandonnés à la voracité des chiens et des volailles, les cadavres des moutons morts du sang de rate; le peu de sévérité qu'on apporte à faire exécuter les lois et règlements sur les maladies contagieuses, et enfin la liberté trop grande accordée au commerce de la boucherie, ce qui fait que maints animaux de l'espèce bovine, maints moutons atteints de sang de rate, sont envoyés à la vente à la criée ou débités dans la boucherie de la localité. Aussi les bouchers sont-ils souvent victimes de cette trop grande liberté, et il n'est pas rare d'en voir quelques-uns succomber des suites d'une attaque de pustule maligne. »

La contre-épreuve de ces assertions nous est fournie aussi par l'enquête : la pustule maligne qui était assez commune dans

1. Voici la condition sociale des personnes non comprises dans mon tableau : *épicier, festonneuse, peintre, maçon, fileuse, élagueur, cerclier, juge de paix*. Et encore conviendra-t-on qu'il n'est pas impossible qu'elles aient fréquenté soit les fermes, soit les localités envahies par la maladie, une seule visite pouvant la déterminer, comme nous le verrons plus loin; mais nous n'avons voulu nous prononcer, dans cette matière délicate, qu'autant que l'enquête ou nos renseignements particuliers nous permettaient de le faire.

le canton de Crécy (arrondissement de Meaux) il y a vingt ou vingt-cinq ans, alors qu'il existait à Crécy un certain nombre de mégisseries, de tanneries et de lavoirs de laines, s'observe très-rarement depuis la disparition de la plupart de ces industries, et cela remonte déjà à un assez grand nombre d'années pour ne pas douter de la corrélation qui existe entre ces diverses circonstances. Pareille observation a été faite à Lizy-sur-Ourcq. La portée de cette remarque n'a pas échappé à M. Bourgeois, qui pense que la fréquence de la pustule maligne dans la Beauce n'est pas due seulement au grand nombre de maladies charbonneuses des bestiaux, « mais *surtout* à ce que le commerce emploie et travaille les débris des animaux morts du sang dans une très-grande partie du pays beauceron. » (1)

Enfin, la transmission du virus peut se faire d'une manière médiate par les rapports avec des personnes ayant soigné des animaux malades ou manipulé leurs dépouilles. Les auteurs citent les exemples les plus curieux de ce mode de contagion, et nous en avons nous-même noté quelques-uns.

Saison. — Nous avons démontré que l'époque des chaleurs est celle où les maladies charbonneuses sévissent avec le plus d'intensité; c'est aussi le temps où l'homme est le plus prédisposé à en être atteint : on pouvait le penser *à priori,* et l'enquête confirme pleinement cette vue inductive. En effet, sur 72 cas où l'époque de l'invasion est marquée, nous trouvons que la maladie a été rare ou exceptionnelle dans les mois froids, qu'elle a eu plus de fréquence au printemps, qu'elle a augmenté rapidement de juin à août, où elle est arrivée en quelque sorte à son apogée, enfin qu'elle a diminué non moins rapidement en septembre et octobre. Nous mettrons du reste tout à l'heure notre tableau en regard de celui du docteur Raphaël de Provins, afin de donner plus de valeur aux

1. *Op. cit.,* p. 148.

déductions à en tirer. Une observation qui emporte avec elle un sérieux enseignement, c'est que si l'influence de la température et de la saison est manifeste aussi dans la marche de l'épizootie, elle ne l'est pas autant que dans la production de la pustule maligne de l'homme. La même épizootie en hiver et en été ne produirait donc pas le même nombre de pustules malignes. D'où cette conclusion qui corrobore des idées déjà émises, c'est que le virus charbonneux a besoin d'une température élevée pour acquérir sa plus grande force contagieuse.

De la part de nos confrères des départements voisins, accord complet sur ce point d'étiologie : tous accusent les chaleurs, les mois les plus chauds de l'année, par conséquent, comme favorisant l'extension de la maladie charbonneuse chez l'homme. Si la généralité des rapporteurs se contentent d'indiquer l'été, il en est qui précisent davantage, et notent les uns la période de juin à octobre, d'août à octobre, les autres les mois d'août et septembre; quelques-uns vont jusqu'à donner une sorte d'échelle que nous tenons à indiquer pour montrer l'uniformité des résultats de la statistique entre les observations des autres départements et du nôtre. Ainsi, M. le rapporteur de l'arrondissement de Coulommiers inscrit l'influence des saisons dans cet ordre : *été, printemps, automne.* M. le docteur Raphaël admet une période *maxima* représentée par les trois mois de juillet, août, septembre, et une période *minima* comprise en mars, avril et mai. Ce distingué confrère ne s'est pas contenté de cela, il a bien voulu dresser un tableau de tous les cas observés par lui depuis huit ans (de 1857 à 1864), et qu'il m'est d'autant plus précieux de posséder, qu'il concorde pour le nombre total, et en grande partie pour les relevés mensuels, avec celui que j'ai pu établir moi-même au moyen des documents mis à ma disposition et recueillis dans le département de l'Aisne. Voici ces deux tableaux, dont nous additionnons les chiffres des mois correspondants pour nous appuyer sur eux ensuite :

RELEVÉ *des cas de pustule maligne dans chaque mois de l'année.*

ENQUÊTE DU DÉPARTEMENT DE L'AISNE. 72 cas.		TABLEAU du docteur RAPHAEL (Seine-et-Marne) 74 cas.	ADDITION des précédentes colonnes.
Janvier	0	3	3
Février	1	3	4
Mars	1	2	3
Avril	2	2	4
Mai	2	1	3
Juin	10	1	11
Juillet	11	13	24
Août	26	17	43
Septembre	11	19	30
Octobre	5	6	11
Novembre	1	4	5
Décembre	2	3	5
TOTAUX	72	74	146

Ce qui ressort avec la dernière évidence de ces chiffres, c'est que la fréquence de la pustule maligne est hors de comparaison dans les mois de juillet, août et septembre, avec ceux du commencement et de la fin de l'année, puisqu'il y a 97 cas pour cette période, ou les deux tiers environ de la totalité; en y ajoutant le contingent de juin et octobre, qui est le même pour ces deux mois, on arrive au chiffre considérable de 119 cas pour les cinq mois cités, ou plus des quatre cinquièmes du tout, tandis qu'il n'en reste que 27 pour les sept autres mois, soit une moyenne de 4 environ pour chacun d'eux, ce qui ne s'éloigne que très-peu du résultat réel.

Cependant, en classant les mois à fréquence bien établie, nous obtenons les résultats suivants :

Août	43 cas.
Septembre	30
Juillet	24
Juin et octobre, chacun	11
Novembre et décembre, chacun	5
Février et avril, chacun	4
Janvier, mars et mai, chacun	3

Ce sont donc les mois d'août et de septembre qui l'emportent; ils le doivent très-vraisemblablement à cette circonstance qu'ils résument l'influence prolongée et constante de l'été; aussi celle-ci se dissipe-t-elle à peine en octobre, qu'on tombe dans un chiffre bien inférieur, presque quatre fois plus faible que celui d'août.

Si, sur la foi de ce tableau, nous tenions à notre tour à établir une période *maxima* et une *minima*, nous ne les ferions pas chacune de trois mois, comme le médecin de Provins, mais la première de cinq et la seconde de sept mois, soit :

Pour la période *maxima :* juin, juillet, août, septembre, octobre;

Pour la période *minima :* janvier, février, mars, avril, mai, novembre, décembre.

Ou, plus justement, une période *maxima* comprise entre deux périodes *minima*, celles-ci courant, l'une de janvier à juin exclusivement, l'autre de novembre à décembre inclusivement, et n'offrant pas de différence assez sensible pour qu'on puisse établir de distinction entre elles.

Ajoutons, pour en finir sur ce point, qu'en même temps qu'il accuse les chaleurs de l'été comme cause des plus efficaces, un rapporteur signale l'existence simultanée et prédominante des vents de sud-ouest et de sud-est. Nous devons nous borner à cette opinion qui n'a rien que de rationnel, mais qui est isolée et a besoin d'être vérifiée par une observation répétée et bien motivée.

En résumé, il faut admettre un certain nombre de causes éloignées ou prédisposantes de la maladie charbonneuse de l'homme, que nous rangerons dans l'ordre suivant, d'après leur importance et leur plus ou moins d'évidence : enzootie et épizootie charbonneuse (sang de rate des bêtes à laine, maladie de sang des bêtes à cornes, etc.); professions qui mettent le plus en rapport avec les bestiaux vivants ou avec leurs dépouilles (bergers, domestiques et ouvriers de fermes, cultivateurs, marchands de peaux et d'os, bouchers, équarrisseurs, etc.); saison chaude continue; sexe masculin; âge de 21 à 60 ans et principalement de 41 à 50; faiblesse de constitution; mauvaise hygiène.

Il n'est aucune de ces circonstances étiologiques qui ne soit appuyée ou sur les témoignages positifs de l'enquête officielle et privée qui fait le fond même de ce travail, ou sur les principes traditionnels de la médecine. On ne peut raisonnablement les récuser à moins de n'accorder aucune confiance aux preuves de l'expérience, et je dirai volontiers du bon sens. Si on en reconnaît l'existence, on entre en possession des moyens de traitement les plus sûrs et les plus honorables pour l'art, je veux parler de la prophylaxie, ce majestueux couronnement de nos connaissances, vers lequel doivent tendre de plus en plus les progrès de la médecine.

Mais n'anticipons pas.

II. — CAUSES DIRECTES OU DÉTERMINANTES.

Cette partie de l'étiologie est de la plus haute importance. Elle ne comprend guère que deux points : la contagion et la spontanéité; mais les questions qui s'y rattachent touchent à l'essence même de la maladie et ne le cèdent à aucune autre pour la valeur et l'intérêt. Grâce aux progrès de la science et de la pratique, il nous sera possible d'en parler avec quelque précision.

Nous donnerons donc la plus grande attention aux enseignements de l'expérience éclairée par le raisonnement, et nous soumettrons à une sévère critique plusieurs croyances populaires qui ne sont fondées que sur la force des préjugés, à laquelle les médecins eux-mêmes ne savent pas toujours résister.

CONTAGION.

Il semble qu'on ait tout dit quand on reconnaît qu'une maladie est le fait de la contagion, et tout démontré quand on indique plus ou moins nettement le moment où la contagion s'est opérée. De la réalité, du mode, des conditions de cette cause, bien peu de monde s'en préoccupe : on l'admet vaguement, telle quelle; on en discourt plus confusément encore, et ainsi les idées se troublent et la droite raison ne sait sur quoi se fixer. Les uns affirment, les autres nient, et bientôt les esprits se partagent en deux camps : ceux qui croient sans posséder les preuves de leurs croyances; ceux qui nient ou qui doutent en s'appuyant plutôt sur l'insuffisance des preuves admises que sur le témoignage sérieux de l'expérience.

Ces incertitudes ne sont pas étrangères aux hommes les plus éclairés, les plus sages, à ceux mêmes qui occupent les degrés élevés de la science. Et cela s'explique, quand on sait que la science ne peut ni s'improviser, ni être le produit d'un seul, quelque profondes que soient sa sagacité et sa pénétration. Si donc les éléments pèchent, si l'information est irrégulière, il faut, de toute nécessité de logique, que les conséquences, c'est-à-dire le résultat scientifique, soient incomplètes, insuffisantes, inexactes. On disputera longuement, savamment, sur la contagion et l'infection, pensant avoir avancé la question par la détermination de ces causes, et souvent l'obscurité, loin de se dissiper, sera plus grande après qu'avant. C'est que chacun s'appuie sur des faits vrais, patents, ou qu'il donne comme tels, ici pour la contagion, là pour l'infection, et qu'avec l'esprit de système qui est le défaut et la gloire des savants, on pourrait même dire de l'esprit humain, on se persuade que les choses se passent toujours comme on en a vu s'accomplir. Le tort et le point de départ de toutes ces allégations dépendent donc d'une généralisation précipitée, et plus encore peut-être de l'absence de principes.

Si l'on cherchait toujours à bien savoir ce qu'est une maladie contagieuse, comment elle procède, en un mot, quelles sont sa nature et sa manière d'être, on ne s'égarerait pas de la sorte. Nous reviendrons là-dessus en temps opportun. Pour le moment, nous avons à nous éclairer sur la question de la contagion; nous dirons nettement, avec toute l'indépendance qui nous appartient, ce que nous en pensons, et comment l'expérience et la réflexion nous la font envisager. Nous ne prétendons nullement à l'originalité de ces idées; d'autres les ont émises, au moins en partie et dans des circonstances plus ou moins analogues; mais nous croyons que nul avant nous ne les a appliquées aussi franchement, si ce n'est dans les maladies générales, à principe morbide insaisissable. Or, nous croyons, avec une conviction de plus en plus grande, que toutes les maladies contagieuses procèdent de même; que les lois de leur développement sont semblables; que ce qu'on a pris pour des différences radicales ne tient qu'à des variétés secondaires, qu'à des nuances, si je puis ainsi dire, que l'observation et une judicieuse analyse font saisir et comprendre.

Quoi qu'il en soit, la contagion des maladies charbonneuses est évidente et admise par tous. Quelle est-elle et comment se produit-elle? Pour nous, la contagion du charbon est une, mais elle affecte deux modes de procéder différents et inégalement actifs et fréquents : la contagion externe et la contagion interne ou infection.

Arrêtons-nous sur chacune de ces questions.

1° Contagion externe.

La communication directe d'une maladie spécifique sur l'enveloppe cutanée s'exerce tantôt avec l'intégrité des surfaces, tantôt grâce à une solution de continuité. Il est important de bien établir ces distinctions, car de leur plus ou moins de netteté découle une partie des erreurs et des préjugés vulgaires et même scientifiques.

Contagion externe avec intégrité des surfaces. — Ce mode de contagion se produit par suite d'un contact plus ou moins prolongé et par simple imbibition des tissus. Sans doute l'épiderme épaissi et corné des mains des ouvriers [1] est un obstacle à la pénétration du virus; mais celui des bras, du col, de la face, jouit d'une ténuité plus grande et l'absorption y est plus facile. Deux circonstances sont propres à la favoriser, et l'on doit d'autant plus aisément les admettre qu'elles font rarement défaut : je veux parler du frottement et de l'humidité

1. Dans les recherches particulières auxquelles je me suis livré, j'ai pris note du fait suivant, dont je ne puis me porter garant, mais que je tiens d'un cultivateur digne de foi : après avoir dépecé en plein champ un mouton charbonneux, un berger jeta sa peau négligemment sur deux chevaux attelés et rentrant à la ferme; peu de jours après, les deux chevaux présentaient les symptômes de la fièvre charbonneuse et ne tardaient pas à en mourir. D'autres cultivateurs m'ont avoué avoir vu de semblables exemples de contagion. A plus forte raison doit-on admettre ce mode de contagion chez l'homme.

des téguments [1]. Le frottement est inévitable et plus ou moins prolongé, par exemple quand le berger et le boucher plongent leurs mains et leurs bras dans le mouton charbonneux qu'ils dépècent, quand le berger, le domestique, le bouvier, le cultivateur lui-même, portent sans précautions suffisantes, ainsi que cela se passe ordinairement, les peaux charbonneuses ensanglantées.

La transmission est plus sûre et plus prompte si le contact s'effectue du côté des muqueuses, où la ténuité de l'épithélium est extrême et où par conséquent l'absorption est des plus faciles, ce qu'on constate si fréquemment du reste pour l'ophthalmie blennorrhagique et les chancres syphilitiques primitifs de la bouche. Que du sang charbonneux pénètre dans l'œil, qu'il soit déposé entre les lèvres, qu'on se frotte plus ou moins tôt, plus ou moins complétement, pour se débarrasser du liquide étranger, et les chances d'absorption seront plus ou moins grandes.

M. Raimbert cite deux exemples de contagion de ce genre qui sont pleins d'analogie : l'un appartient à Morand et l'autre a été observé par M. Ardouin en 1837 ; il s'agit, dans les deux cas, d'un boucher ayant eu l'imprudence de tenir entre ses dents le couteau avec lequel il avait dépouillé et coupé un animal charbonneux, et qui ne tarda pas à éprouver les symptômes d'une affection carbonculeuse des plus malignes suivie promptement de la mort [2]. Chaussier rapporte un fait semblable relatif à un berger qui, ayant vu tomber et périr un de ses mou-

1. Il est peu de principes virulents dont l'inoculation ne puisse se faire de la sorte, la peau restant intacte. Ainsi, au dire de Sprengel (*Hist. de la méd.*, t. VI, p. 35), les brahmes, qui regardent la médecine comme une des prérogatives de leur caste, pratiquent l'inoculation préservatrice de la variole dans les Indes en appliquant sur l'avant-bras, après l'avoir frictionné, un morceau de coton trempé dans le pus variolique.

2. Raimbert, *Traité des maladies charbonneuses*, p. 244.

tons, le saigna et l'emporta sur ses épaules : le sang pénétra la chemise et frotta sur les reins; deux jours après, il survint dans cet endroit une pustule maligne. Quant à la contagion par contact de la peau, j'en ai moi-même noté plusieurs cas, notamment celui d'un berger dont je rapporterai l'observation à la fin de ce travail (7e obs.), qui, ayant reçu à l'avant-bras gauche du sang d'un mouton charbonneux, y vit apparaître peu de temps après une pustule maligne des plus graves. Le docteur Colson, de Beauvais, atteste également, dans son rapport, avoir soigné un vétérinaire atteint de pustule maligne à l'avant-bras, peu de jours après avoir reçu sur cette région quelques gouttes de sang en saignant un animal charbonneux. Le docteur Colson, de Noyon, cite un cas analogue traité par lui et reconnaît que de tels exemples ne sont pas rares. Énaux et Chaussier non-seulement acceptent cette cause, mais ils cherchent à l'expliquer en disant que le virus charbonneux se trouve alors arrêté dans les excavations de la peau, telles que les plis ou les rides [1].

Il n'existe pas, que nous sachions, d'exemples plus mémorables de ce genre de contagion et de contagion multiple que les notes suivantes transmises par Morand sur une observation recueillie par Duhamel dès 1737, et qu'en raison de leur importance pratique nous reproduirons textuellement : « Un garçon boucher tua chez un aubergiste à Pithiviers, en Gâtinais, un bœuf surmené et le coupa par morceaux. Ayant mis son couteau dans sa bouche pendant quelques moments de son opération, quelques heures après sa langue s'épaissit; il sentit un serrement de poitrine avec difficulté de respirer; son corps se couvrit de pustules noirâtres, et il mourut le quatrième jour d'une gangrène générale.

1. *Méthode de traiter les morsures des animaux enragés et de la vipère, suivie d'un précis sur la pustule maligne*, 1785, p. 170.

» L'aubergiste ayant été piqué au milieu de la paume de la main gauche par un os du même bœuf, au bout de quelques heures il s'éleva une tumeur livide à l'endroit piqué; le bras tomba en sphacèle, et il mourut au bout de sept jours. Sa femme reçut du sang de cet animal sur la partie externe de la main : elle devint enflammée, fort tendue, et il s'y déclara une tumeur dont elle eut peine à guérir. La servante de l'auberge, ayant passé dessous la fressure du bœuf qu'on venait de suspendre toute chaude, en reçut quelques gouttes de sang sur la joue droite : il lui survint une grande inflammation avec une enflure considérable qui se termina par une tumeur noire. Enfin, M. Julien, chirurgien de l'Hôtel-Dieu, ayant ouvert une de ces tumeurs, mit sa lancette, apparemment tachée de quelques gouttes de ce pus, entre sa perruque et son front : sa tête devint enflée; il s'y forma un érysipèle, et il en fut longtemps malade. » (1)

L'humidité de la peau est une condition de plus pour que la contagion s'accomplisse, car le virus sa trouve ainsi étendu, comme délayé, et doit s'absorber davantage et plus vite. Or, la transpiration cutanée, si ordinaire dans les rudes travaux des champs et de la ferme, fournit précisément en abondance un véhicule naturel et efficace. Nous ajouterons à la ténuité de la peau, au frottement et à l'humidité, une circonstance toute physiologique, à laquelle personne, que je sache, n'a pensé, et qui doit être d'autant plus admise qu'elle accroît la force d'action des précédentes : il s'agit de deux effets des chaleurs de l'été, la dilatation des pores de la peau et la déperdition incessante des liquides vitaux, par lesquels les fonctions d'absorption et

1. *Opuscules de chirurgie.* En lisant les termes un peu confus de cette note, il ne faut pas oublier que Morand l'a écrite avant les travaux de Thomassin, Chambon, et surtout d'Énaux et Chaussier, qui ont fixé la science sur les caractères vrais de la maladie.

l'action des organes qui en sont chargés se trouvent excitées; en sorte que dans la saison chaude on a la réunion des causes les plus puissantes de contagion : maladies charbonneuses fréquentes des animaux, contacts nombreux, humidité de la surface cutanée, c'est-à-dire dilution du virus, dilatation des ouvertures innombrables de la peau, force et besoin d'absorption plus considérables.

Il serait, je crois, difficile de trouver ailleurs l'explication de la fréquence relative si marquée de la pustule maligne, ainsi que nous en avons établi la preuve.

On a donné de ce genre de contagion d'autres raisons, par exemple l'énergie du virus; sans doute on ne peut nier la valeur de cette remarque, mais on conviendra qu'elle manque de précision, un virus quelconque étant toujours supposé avoir la propriété de se communiquer dans des conditions déterminées, et ce n'est guère avancer la connaissance d'une maladie que de dire qu'elle se communique quand le principe contagieux est énergique, car où et comment est-il énergique? S'il n'a pas cette énergie et cette même force communicable, ne sera-t-il pas absorbé ou le sera-t-il impunément? On le voit, ces sortes de raisons, sans être tout à fait dénuées de fondement, reculent la difficulté au lieu de la résoudre et doivent tout au plus être réservées pour une théorie complète de la maladie.

De même que dans la plupart des maladies virulentes, on a observé des cas de contagion médiate de maladie charbonneuse, c'est-à-dire par suite de relations avec des personnes ayant eu des rapports avec les animaux malades ou leurs dépouilles. M. Bourgeois, qui est d'une grande compétence en cette matière, en cite un exemple [1]. Cet auteur n'hésite pas à déclarer, du reste, que la contagion directe avec intégrité des tégu-

1. *Op. cit.*, p. 175.

ments « est la règle », qu'elle a lieu « dans l'immense majorité des cas. » [1] Cependant notre confiance n'irait pas jusqu'à croire avec lui que les tissus préparés par l'industrie, comme les différents objets de laine, y compris les gilets de flanelle, puissent conserver la fâcheuse propriété de communiquer le charbon [2]. De pareilles exagérations sont regrettables à tous les points de vue; elles étonnent de la part d'un esprit aussi sage.

Contagion externe avec solution de continuité des surfaces. — Ce mode de contagion est sinon plus fréquent, du moins plus efficace que le précédent. Il se fait par une lésion quelconque de la peau : excoriation, plaie, piqûre; parfois aussi par la succion des mouches chargées du virus charbonneux.

Rien n'est si ordinaire à la campagne que la dénudation d'une portion de la peau; les écorchures, les plaies contuses, les ampoules avec enlèvement de l'épiderme, les excoriations de tout genre ne le sont pas moins : il est évident que la plus faible quantité de liquide ou de tissu charbonneux déposés sur ces parties dénudées, sur ces solutions de continuité, auxquelles l'ouvrier ne prend souvent pas garde, suffira pour déterminer la maladie. A plus forte raison la contagion sera-t-elle certaine si le virus est porté directement dans les tissus par l'instrument même qui sert à dépouiller ou à opérer l'animal charbonneux, ou par une portion d'os aiguë qui fait l'office d'instrument, ainsi qu'un médecin nous en a cité un exemple assez intéressant pour être rapporté. Il s'agit d'une servante de ferme blessée à l'œil par un éclat d'os de mouton charbonneux qu'elle divisait avec un couperet dans sa cuisine; une pustule maligne ne tarda pas à s'ensuivre et ne céda qu'à une énergique cautérisation. Une de nos clientes s'est inoculé

1. *Op. cit.*, p. 170.
2. *Ibid.*, p. 179.

le charbon de la même manière, mais à la main. Un autre cas encore plus singulier, et qui montre combien est grande la variété des modes d'inoculation, est celui de la transmission du virus par une écharde détachée d'une pièce de bois venant d'une bergerie, que cite un de nos auteurs les plus dignes de foi, M. Bourgeois d'Étampes [1], par des pierres ou d'autres corps chargés de virus et lacérant les chairs. Les observations de ce genre ne sont pas rares; mais à moins de les rechercher exactement et de recueillir les témoignages de bonne heure, quand ils n'ont pu encore être obscurcis par les préjugés et l'amour du merveilleux, elles sont perdues pour la science.

Quant à la différence que quelques auteurs ont cru entrevoir entre l'inoculation avec plaie ou sans plaie, nous avons la plus grande peine à la concevoir.

Piqûre de mouche. — Il est un genre de transmission bien plus accrédité et redouté, c'est la piqûre de mouche : on l'accuse à la ville aussi bien qu'à la campagne; les gens instruits et réfléchis y croient presque autant que les ignorants. Si la mouche meurtrière n'a pas été vue, n'a pas été surprise en flagrant délit, n'a pas été sentie par la victime, on l'admet de confiance, on veut que ce soit d'elle que part tout le mal, tant l'empire des croyances populaires est irrésistible. Si ce n'est pas une mouche connue, c'est un autre insecte, auquel l'imagination prête des formes et des allures fantastiques, et ainsi est-on toujours sûr d'avoir raison. Or, plus le fait est absurde ou impossible, plus il effraye et moins on le discute. Des médecins eux-mêmes ont servi à accréditer la croyance à un insecte carbonifère; ainsi Maret, célèbre médecin de Dijon, croyait que la pustule maligne est souvent produite par un insecte particulier, encore inconnu, qui possède en lui-même la propriété de faire naître la pustule maligne sur la partie du corps qu'il a

1. In *Arch. génér. de médecine*, 1843, t. I, p. 343.

piquée (1). Ce mystérieux animal, qui rappelle le redoutable tsétsé de l'Afrique intérieure (2), n'est pas plus connu de nos jours que du temps du médecin de Dijon, quoiqu'un siècle nous sépare de celui-ci. Il n'a pour lui aucun fait solide.

Il faut que nous nous expliquions franchement et avec une entière indépendance sur ce point : le repos des esprits et la dignité de la science le réclament également.

En principe, et pour que la discussion à laquelle nous allons nous livrer soit nette et bien définie, disons que nous admettons la possibilité de la contagion du virus charbonneux par piqûre de mouche, mais dans des circonstances peu communes que nous apprécierons, et que, dans la grande majorité des cas, la cause invoquée n'est pas la vraie. On oublie qu'une catégorie de faits assez nombreuse, puisque nous en voyons figurer environ le neuvième, soit 17 sur 146 (p. 44), échappe complétement à ce genre de cause : c'est celle des cas de charbon survenus dans les mois d'hiver, novembre, décembre, janvier et février, pendant lesquels les divers insectes cessent de se montrer, ou ont perdu la plupart de leurs facultés normales,

1. *Compendium de chirurgie pratique*, t. I, p. 264.

2. Ces mouches singulières, inoffensives pour l'homme, mortelles pour les animaux domestiques, sont à peu près de la grosseur des guêpes; elles ont comme celles-ci le corps couvert de raies jaunâtres. Leur dard, en forme de trompe, s'enfonce profondément dans la peau, l'insecte se gonfle, et, s'il n'est pas tourmenté, il s'envole aussitôt qu'il est gorgé de sang. La blessure produit une légère démangeaison, à peine plus sérieuse que celle du moustique; mais chez le bœuf, l'âne et le cheval, le mal ne tarde pas à prendre un caractère de gravité ; au bout de quelques jours, un mucus abondant coule des yeux et du mufle de la pauvre bête; la peau tressaille et frissonne, le dessous de la mâchoire inférieure commence à enfler, l'animal ne mange plus et meurt bientôt dans un état d'épuisement complet. La chèvre seule résiste à la piqûre des tsétsés : aussi forme-t-elle la principale richesse pastorale des peuplades de l'Afrique intérieure. (*Les Sources du Nil;* in *Correspondant,* t. XXXIII, p. 47, nouvelle série.)

ne cherchant pas plus à piquer qu'à se nourrir, ce qui est tout un pour la plupart d'entre eux. Une circonstance qui contribue peut-être aussi à accréditer l'idée qu'une piqûre de mouche précède toujours l'invasion de la pustule maligne, c'est la sensation de picotement qu'on perçoit ordinairement dans le début des accidents locaux. On prend de la sorte l'effet pour la cause.

Et d'abord, que répond l'enquête à la question ainsi posée : « Donner des détails sur l'origine de la maladie chez les personnes atteintes » ?

En premier lieu, nous constatons que plus de la moitié des communes du département de l'Aisne ont évité de se prononcer dans un sens ou un autre, puisque nous n'avons pu noter que 38 réponses un peu précises. Ce silence de 47 tableaux d'enquête ne trahit-il pas déjà le doute ou l'embarras chez les personnes consultées, et qui toutes, cependant, se trouvent aux sources mêmes des informations? N'implique-t-il pas l'absence de causes connues et, partant, la non-existence des piqûres inoculatrices si facilement invoquées, plus facilement encore supposées, bien qu'elles ne s'effacent pas de la mémoire quand elles se sont produites? Ces 38 réponses seront du moins affirmatives et déposeront en faveur de la cause si redoutée ? En aucune façon.

Voici, en effet, un résumé que j'ai dressé et sur lequel il suffira de jeter les yeux pour se faire une opinion :

Réponse affirmative	5
— évasive	8
— hypothétique	8
— négative	9
— appuyant l'idée de la contagion externe sans piqûre d'insecte	8

On peut ranger encore ces réponses en trois catégories, les *affirmatives*, les *hypothétiques*, les *raisonnables*. Dans la première, à côté de renseignements ayant un cachet de vraisemblance comme celui-ci : « le malade a été piqué en allant à la vigne », nous trouvons des allégations absolues : « la pustule maligne est toujours le résultat d'une piqûre d'insectes » ; ou bizarres et peu explicables : « la pustule maligne a été inoculée à un épicier dans sa cave par une mouche. » Voit-on cette affreuse mouche, ce petit monstre ailé qui va au milieu de l'obscurité et de la fraîcheur des caves assaillir sa victime ! Quelle trahison ou quelle voracité ! Évidemment, si l'adage est vrai qui prétend que deux négations valent une affirmation, nous pouvons bien dire à notre tour que de pareilles affirmations ne sont pas éloignées d'équivaloir à une négation. Dans la seconde catégorie, celle des réponses hypothétiques, à côté de paroles modérées et d'opinions plausibles comme celle-ci : « on *pense* que la personne atteinte a été piquée par une mouche en faisant de l'herbe », nous en notons d'exagérées et pour cela même peu admissibles, comme la suivante : « la maladie a été causée par le transport du virus à distance par des mouches » ; nous en relevons même d'absurdes, par exemple : « piqûre présumée d'un insecte inconnu. » Écoutons, au contraire, les témoignages sincères, nets, judicieux, de la troisième catégorie : « la pustule maligne est parfois le résultat de piqûres de mouche, mais bien plus souvent celui du contact avec des peaux d'animaux charbonneux » ; ou bien : « la maladie s'est déclarée consécutivement au pansement d'une brebis atteinte de sang de rate » ; ou bien encore : « le malade s'était servi pour lui-même d'un rasoir avec lequel il avait dépouillé un mouton charbonneux » ; enfin, cette grave parole, fruit d'une expérience intelligente et mûre : « les personnes atteintes ignorent elles-mêmes la cause de leur maladie. »

Les départements consultés qui ont bien voulu répondre à cette question, apportent des témoignages généralement favorables, mais témoignages de confiance plutôt que scientifiques, ainsi qu'on va en juger par cette rapide analyse.

Dans l'Oise, un rapporteur inconnu, dont le langage est empreint d'une grande véracité, s'exprime de la sorte : « Je crois pouvoir affirmer que le plus ordinairement l'inoculation a lieu directement par la piqûre d'insectes ailés ou par *le contact immédiat de dépouilles des animaux morts d'inflammation gangréneuse...* »

Le docteur Boursier pense à son tour que « l'affection charbonneuse est communiquée à l'homme soit par piqûres d'insectes, soit par blessures causées en dépeçant les animaux charbonneux. » Avec plus de réserve, le docteur Colson, de Beauvais, déclare « qu'on a *cru* dans plusieurs localités que le virus avait été transporté par des insectes ailés; que dans plusieurs autres cas il est certain que le contact du sang et des dépouilles des animaux a suffi, sans autre circonstance adjuvante. »

Dans Seine-et-Marne, la plupart des rapporteurs indiquent les piqûres de mouche comme une cause d'inoculation généralement admise; ils se font l'écho de l'opinion publique, et rien de plus. Le docteur Vicherat marque nettement son opinion dans cette gradation des causes d'invasion : 1° piqûre par un insecte ailé; 2° pansements de plaies; 3° équarrissage, opération après le part; 4° frottements de vêtements de laine souillés de matières charbonneuses. M. Vicherat croit donc à la fréquence de la piqûre inoculatrice par les insectes ailés; mais, il faut bien le reconnaître, il en laisse complétement désirer la preuve. Cependant, un rapporteur qui appuie son opinion sur 44 années d'observation, émet hardiment l'avis que le transport du virus charbonneux par les mouches est *plus ou moins problématique*. Enfin, un homme très-expérimenté et qui a fait de cette question une de ses études de prédilection, M. Raphaël, s'exprime de la sorte : « Pour ma part, je n'ai jamais constaté d'une manière positive le transport du virus par des insectes ailés. Je crois à la possibilité de ce transport; mais les malades interrogés pour savoir s'ils ont été piqués par une mouche, après avoir répondu par l'affirmative, lorsqu'on insiste et qu'on leur demande s'ils on vu ou touché la mouche, ont fini tous jusqu'à présent par me dire que non. »

Dans les Ardennes, tous les modes de contagion, y compris les insectes ailés, sont reconnus comme possibles; mais, ainsi que le remarque judicieusement M. le docteur Toussaint, les différents conseils d'hygiène d'arrondissement se sont plus inspirés, dans leurs réponses, de la tradition que d'une expérience appuyée sur des preuves réelles.

N'est-ce donc pas avec autant de vérité que de spirituelle ironie que M. Gallard a pu dire : « Depuis près d'un siècle, cet insecte ailé a passé triomphalement sans que personne ne l'ait vu, sans que personne n'ait songé à lui demander d'où il était venu, ni quel chemin il lui avait fallu parcourir pour accomplir sa fatale mission? » (1) Et d'ailleurs, plus d'un médecin ne s'est-il pas demandé, ajoute M. Gallard, « si la science aurait à gagner autant que lui-même s'exposerait à perdre, s'il se décidait à sacrifier son repos pour combattre une idée généralement admise, et qui, à la rigueur, aurait bien pu ne pas être une erreur? » (2)

Tel est le bilan de l'enquête à propos des causes ordinaires des maladies charbonneuses, et en particulier de l'inoculation par piqûre de mouche. Que chacun interroge ses souvenirs, qu'on écoute ce qui se dit à la campagne, à la ville, parmi les

1. *La pustule maligne peut-elle se développer spontanément dans l'espèce humaine,* p. 7. Paris, 1864.

2. *Ibid.*, p. 8.

médecins, et jusque dans les sociétés savantes qui devraient être mieux informées et surtout plus réservées, et je défie qu'on sorte de cette alternative d'allégations peu concluantes ou hypothétiques. Et cependant il existe des gens qui voient juste, qui apprécient sainement les choses; mais on ne les écoute pas; il semble même que ces opinions modérées et pleines d'autorité aient peur d'elles-mêmes et n'osent affronter le grand jour.

De la part des auteurs les plus estimés, n'attendons guère plus de netteté ni de fermeté d'appréciation à l'endroit de l'étiologie et surtout de la cause directe par piqûre d'insecte. En effet, tandis que de bons observateurs, comme M. Bourgeois, croient à l'inoculation par piqûre de mouche, ayant assisté eux-mêmes ou eu de fortes raisons de croire à la transmission, tout en se refusant à considérer ce mode de communication comme le plus fréquent (1), il en est d'autres qui ne l'admettent qu'avec une sage réserve, comme les auteurs du *Compendium de chirurgie :* « Cette voie de contagion, disent-ils, *certainement moins évidente, paraît cependant prouvée par quelques faits* » (2), ou timidement, par pis aller, en prétendant avec M. Raimbert que « la faible douleur qui accompagne cette inoculation, la rapidité avec laquelle elle a lieu, disent pourquoi elle passe si souvent inaperçue » (3); qu'à la vérité, la manière dont l'inoculation s'est faite reste ordinairement ignorée; mais « qu'*il faut presque toujours alors en accuser les diverses espèces de mouches* qui attaquent les animaux, sucent leur sang ou se repaissent de leurs cadavres, et transportent au loin le virus qu'elles y ont puisé. » (4) Or, des protestations sérieuses

1. *Traité pratique de la pustule maligne,* p. 172.
2. T. I, p. 264.
3. *Op. cit.,* p. 32.
4. *Ibid.,* p. 31.

se sont élevées contre cette interprétation facile, substituant l'hypothèse à la démonstration empirique, la seule cependant qui puisse prévaloir en ces circonstances où la raison est appelée à peser, à comparer les faits et non à conclure en dehors d'eux, car une cause matérielle doit être démontrée matériellement.

Il y a longtemps déjà que Bidault de Villiers, médecin instruit et expérimenté de la Bourgogne, formé par l'étude des sciences aux déductions rigoureuses, déclarait que l'inoculation par piqûre d'insecte est des plus rares (1). Qu'on ait à tort conclu de là que puisque la cause directe, matérielle, de la pustule maligne est si difficile à trouver, il s'ensuit qu'on doit admettre sa spontanéité au même titre que le charbon des animaux, c'est une autre question qu'il ne faut pas mêler à celle-ci et que nous ne tarderons pas à examiner. Toujours est-il que les piqûres de mouche, en tant que cause de développement de la pustule maligne, sont rares et le plus souvent acceptées sans preuves suffisantes. Nous ne quitterons pas toutefois ce sujet sans exprimer notre étonnement qu'un auteur comme M. Raimbert, qui tient à se rendre compte de la réalité des choses, arguë de la faible douleur et de la rapidité des piqûres d'insectes pour expliquer pourquoi elles passent si souvent inaperçues et pour justifier sa croyance à ce genre d'inoculation, quand il n'en trouve pas d'autre. Peu de personnes ont les sens assez émoussés et l'intelligence assez obtuse pour ne pas sentir la mouche qui les pique, pour ne pas rapporter à cette piqûre le mal qui en peut provenir. Est-ce à la ville, dans les campagnes, où le charbon est rare? On s'effraye d'autant plus vite que l'imagination est plus remplie des récits qui circulent, et l'on croira cent fois à tort à une piqûre

1. *Recueil des Œuvres posthumes* de F.-T. Bidault de Villiers. Paris, 1828, p. 195.

venimeuse plutôt que de ne pas se souvenir de celle qui aura réellement déterminé le mal. Est-ce dans les contrées où existent les enzooties charbonneuses? On y prend plus garde encore, et le plus grossier paysan sait bien dire sans hésitation qu'il a été piqué tel jour, à telle heure, dans telles circonstances, quand la piqûre de mouche a précédé l'explosion des accidents. Lorsque, au contraire, on ne peut plus préciser, lorsqu'on affirme d'une manière vague et incertaine, et qu'on est sorti de l'enfance, c'est qu'on obéit bien moins à sa conviction qu'à l'influence des préjugés. Chacun a l'œil ouvert sur l'affreux mal et le médecin a fort à faire pour rassurer tant d'esprits timorés.

La cause déterminante, saisissable, de la pustule maligne, est souvent difficile à démontrer au moins matériellement; mais elle n'est pas introuvable, et loin de conclure de là à la plus palpable, à la plus matérielle des causes, la piqûre d'insecte, ou à la spontanéité qu'aucune preuve solide n'appuie au moins jusqu'à ce moment, il faut admettre le transport du virus par l'air, en d'autres termes, la contagion interne, que les faits et la raison expliquent, ainsi qu'on le verra plus loin.

Quelle difficulté d'ailleurs à comprendre pourquoi les insectes qui vivent du sang des êtres vivants ne propagent pas davantage la maladie chez les animaux, comme le cheval, pour lesquels ils ont une préférence si marquée; pourquoi, contrairement aux lois physiologiques, quand ils se sont repus, ils chercheraient à se repaître encore sans satiété, sans repos; pourquoi enfin le virus ne se dessèche, ne s'efface, ne se détruit pas dans leurs trompes, car je ne me figure pas qu'on ait pensé que l'inoculation se pouvait faire par leurs pattes ou leurs ailes! (1)

1. M. le docteur de Meschinet de Niort, cité par M. Gallard (p. 25), émet à ce propos les idées suivantes que nous ne croyons pas inutile de reproduire : « Le charbon est presque toujours interne chez les ani-

A-t-on réfléchi aussi aux conditions dans lesquelles sont placées les populations, au nombre trop grand des cas de charbon chez les animaux, à la négligence extrême avec laquelle sont traitées leurs dépouilles, à la propagation rapide et intense de la pustule maligne qui devrait en résulter si les mouches innombrables qui se repaissent de ces dépouilles, et qui s'agitent sans cesse au milieu de campagnards toujours au champ ou à la ferme, étaient la cause principale, ordinaire, de la transmission contagieuse? Mais ne voit-on pas tout de suite que, malgré la répétition encore trop grande des cas de pustule maligne, il y a une disproportion énorme entre la multitude d'animaux charbonneux et ces myriades d'insectes qui vivent de leurs dépouilles? Si la Providence avait permis qu'il en fût autrement, l'inoculation du virus étant des plus actives, tous les habitants d'une ferme, que dis-je? d'une contrée entière, devraient la subir non pas une fois, mais dix fois, cent fois, car la récidive est aussi facile ici que celle de la syphilis. Serons-nous alors contraints, par la force et l'évidence de cette objection, de dire que tous les insectes, même ceux qui piquent en suçant, comme le taon, la tique, ne sont pas destinés au transport du virus, mais une mouche particulière, indéterminée, mystérieuse, que l'imagination épouvantée seule a vue, et qui aurait la singulière et inexplicable mission de s'abreuver des sucs perfides pour les introduire dans nos tissus! Je ne m'ar-

maux; les plaies sont seulement accidentelles: la mouche ne pourrait se charger que du transport du sang et de la salive, ou des mucosités nasales. Ces deux dernières sont-elles virulentes? Le sang lui sert en entier de nourriture. L'aiguillon et la trompe sont toujours propres; elle les nettoie continuellement avec ses pattes de devant; un atome de sang qui y serait coagulé causerait la mort de l'insecte. La trompe, bien qu'une gouttière seulement, devient tube au moment de la succion; c'est une ventouse dont l'aiguillon fait la lancette, et qui me semble disposée plutôt pour détourner que pour introduire le virus. »

rêterai pas à réfuter cette absurde et ridicule supposition. On en a fait bien d'autres, d'aussi peu vraisemblables et dans la plupart des maladies contagieuses. Qu'on ne croie pas que les rêveurs ou les auteurs de théories creuses soient les seuls coupables en cette matière : au seizième siècle, A. Paré, qui n'eut pas toujours la force de se dégager des superstitions de son temps, n'a-t-il pas prétendu que les insectes et d'autres animaux ont le pouvoir de propager la peste? (1) et de nos jours le docteur Diday émet encore les mêmes croyances à l'endroit de la syphilis. Aussi est-ce avec une juste raison que, dans la discussion récente à l'Académie sur la transmission de la syphilis, M. Depaul exprime la surprise que lui a causée la lecture d'un travail où le savant médecin lyonnais « se montre tellement contagionniste, qu'il se demande très-sérieusement si la syphilis ne peut pas se transmettre par la piqûre de la puce, de la punaise et des moustiques »; et où « il soupçonne *très-gravement l'Acarus scabiei* d'avoir colporté la vérole, dans une observation qu'il rapporte tout au long. » (2)

Voilà pourtant où conduisent les doctrines prétendues positives. En voulant trouver aux maladies des causes tangibles quand même, les meilleurs esprits s'égarent et tombent, sans y penser, dans d'insoutenables hypothèses. Je ne crains pas d'avancer que la croyance au colportage du virus carbonculeux par les insectes ailés, que le vulgaire et trop de médecins admettent avec une foi aveugle, n'est guère plus fondée; car, comme nous l'avons appris par les résultats de cette grande enquête, par l'examen des opinions émises, par l'expérience de chaque jour, par l'appréciation des faits et des conditions mêmes au milieu desquelles vivent les populations, c'est à peine si l'on a constaté, dans chaque endémo-épizootie, quelques cas

1. Sprengel, *Histoire de la médecine*, t. III, p. 111.
2. *Bulletin de l'Académie impériale de médecine*, 1865, t. XXX, p. 363.

réels, indiscutables, de ce mode de transmission. Il est possible, mais il n'est pas, à beaucoup près, le plus fréquent : tel est, en un mot, le fruit de cette longue discussion. Nous pourrions y ajouter, non un argument, mais une triste réflexion: c'est qu'il existe une classe d'hommes qui sert beaucoup à entretenir, à fortifier ce préjugé, cette fausse croyance, parce que ses intérêts et sa coupable vanité en profitent : c'est celle des compères, des savants de village, bergers et autres, des charlatans, des empiriques, etc.

Quoique l'insecte propagateur du charbon ne soit pas connu d'une manière certaine, ainsi que nous l'avons dit plus haut, les mouches de toute espèce ayant été tour à tour accusées de jouer ce rôle, disons, en terminant cet article, qu'on s'accorde assez généralement à l'attribuer au taon, dont la femelle est avide du sang des animaux, ainsi qu'à la guêpe carnassière, qu'on cherche pourtant aujourd'hui à réhabiliter en la donnant pour ennemie des précédentes (1). La laborieuse abeille elle-même n'a pas été à l'abri de ces accusations; or, il semblait pourtant bien avéré depuis longtemps qu'elle n'était rien moins

1. On ne lira pas sans intérêt ni sans étonnement les lignes suivantes que répète l'*Abeille médicale*, après d'autres journaux de médecine et politiques : « La guêpe a reçu de la nature la mission de débarrasser l'homme des mouches charbonneuses, dont la piqûre n'est que trop souvent mortelle; et pour arriver à ce but, point n'est besoin pour elle de se servir de son aiguillon. Lorsqu'un animal mort reste abandonné dans les campagnes, son cadavre ne tarde pas à se décomposer et à se couvrir de petits vers blancs à peine visibles, qui sont déposés par les grosses mouches noires, grises, ou bien encore aux couleurs métalliques. Les guêpes, très-friandes de ces vers, chassent les mouches et s'empressent de débarrasser les cadavres de ces hôtes dangereux, empêchant par là que la décomposition soit aussi complète. » (N° du 4 février 1867.) Ces assertions, qui manquent de preuve directe, ne renferment-elles pas autant de contradictions avec ce qu'on sait aujourd'hui sur les maladies charbonneuses, sur leurs principes, sur les phénomènes de la putréfaction, etc.?

que carnassière; que c'était d'autre chose que du sang ou de la chair malade qu'elle tirait son miel, et que quand elle piquait, c'était moins pour attaquer que pour se défendre. Ces fluctuations de l'opinion et de la science elle-même n'indiquent-elles pas une fois de plus l'incertitude et le peu de valeur de ce genre de cause? Enfin, on a vu des animaux inférieurs, privés d'ailes, et M. Bourgeois en donne un témoignage digne de foi, tels que la tique du mouton ou ricin, sortant d'un animal malade ou simplement d'une toison, devenir un agent de transmission [1].

2° Contagion interne ou infection.

Ce mode de propagation ne peut se produire que par deux voies, par la respiration des miasmes virulents ou par la digestion des tissus charbonneux. Examinons chacune de ces questions.

Contagion interne par respiration des miasmes virulents. — La maladie se propageant le plus ordinairement dans les troupeaux sans cause externe, par contagion interne ou infection, circonstance qui a reçu sa consécration expérimentale [2], il serait déraisonnable de prétendre que l'inoculation doive toujours précéder la pustule maligne. Sans doute, ce peut être là une cause fréquente, la plus fréquente, mais ce n'est pas une cause forcée, indispensable.

Voilà ce que le bon sens et l'analogie portent tout d'abord à penser : l'observation des endémo-épizooties démontre qu'il en est ainsi dans la pratique; il y a, en effet, beaucoup de cas de charbon chez l'homme où la cause est restée inconnue, l'enquête en fait foi. Or, si nous concédons, malgré ce qui a été

1. *Op. cit.*, p. 173.
2. *Ibid.*, p. 158 et 159.

dit plus haut, que le souvenir de la cause externe, palpable, puisse parfois se perdre, quelque difficile et peu supposable que cela paraisse, on ne saurait se refuser à nous accorder que si aucune circonstance n'existe qui explique matériellement, *de visu*, l'explosion de la maladie, par exemple une plaie, une déchirure, une érosion, un frottement avec contact et par suite introduction des matières virulentes, leur séjour dans un des replis de la peau, leur pénétration dans la muqueuse buccale ou oculaire; s'il n'y a pas eu piqûre d'insecte; si, à plus forte raison, le malade habite à une certaine distance d'une ferme et des localités infestées par le charbon, on ne saurait se refuser à nous accorder que les causes externes n'expliquent pas tout, et qu'il en est une autre qui rend un compte assez rigoureux de cette catégorie de faits pour que l'esprit le plus exigeant s'en trouve satisfait. Il s'agit du transport des miasmes ou virus volatil par l'air, ce véhicule commun et général. On me dira peut-être que personne n'a encore démontré la présence de corps ou de fluides semblables dans l'atmosphère; mais l'a-t-on démontrée sans réplique dans le sang, dans les masses charbonneuses elles-mêmes, dans la pustule maligne? Si l'on admet sans peine la possibilité de l'inoculation d'une parcelle, d'un infiniment petit de substance virulente par le fait du simple frottement, de l'imbibition interstitielle, de la piqûre de mouche, quelle raison sérieuse pour nier l'introduction dans les voies respiratoires, si étendues et si perméables, des atomes ou parties invisibles qui se trouvent suspendus dans l'air?

Dès que l'on reconnaît que le virus charbonneux revêt la forme volatile ou liquide, il n'y a pas de difficulté à se ranger à l'idée de l'absorption pulmonaire. Pour ceux qui lui dénieraient cette faculté, on leur opposera qu'il peut en revêtir une troisième, la forme solide. Il n'y aurait rien de plus extraordinaire à cet égard que ce que M. Chauveau, dont personne ne récusera la compétence, n'hésite pas à regarder comme démontré pour le vaccin. « Les croûtes vaccinales, en effet, dit ce savant vétérinaire, peuvent former des poussières qui restent aisément suspendues dans l'atmosphère. Et, chose importante, non-seulement les particules solides flottant dans l'air arrivent aisément jusqu'au poumon, mais elles entrent avec la plus grande facilité dans le système vasculaire, le réseau lymphatique, au moins, qui les pousse dans les ganglions bronchiques. De plus, les poussières vaccinales, en se ramollissant au contact des parois des vésicules pulmonaires, peuvent céder, par endosmose, aux vaisseaux capillaires du poumon le virus que ces poussières recèlent. » (1) Et M. Lebert lui-même, le micrographe si apprécié, le savant clinicien de Breslau, ne croit-il pas aussi au contagium volatil de la variole et presque à celui de la tuberculose pulmonaire? (2) Ce que des praticiens, des physiologistes de la valeur de M. Chauveau et de M. Lebert trouvent possible et acceptable, qui oserait le regarder comme invraisemblable et absurde?

Et, dès lors, dire que la plupart des maladies miasmatiques et virulentes peuvent se transmettre soit par des émanations, des gaz spéciaux, ou par le transport imperceptible à l'œil seul de microzoaires, de microphytes, n'est plus une hypothèse invraisemblable, mais une hypothèse qui, s'appuyant à la fois sur le raisonnement et l'analogie, touche de bien près à la certitude.

Je prends une très-faible quantité de pus varioleux, je l'inocule et j'obtiens la variole : nul doute que ces deux faits ne s'enchaînent étroitement comme l'effet à la cause. Une personne étrangère à la maison, voire à la localité, va séjourner près de

1. *Bulletin de l'Académie impériale de médecine*, t. XXXI, p. 565.
2. *Ibid.*, t. XXXII, p. 150.

ce varioleux, moins que cela, lui fait une simple visite, sans le toucher; elle a respiré l'air de sa chambre, où rien n'est visible ni changé en apparence; elle revient chez elle, et dans la huitaine elle est à son tour atteinte de variole. Ce n'est plus l'inoculation qui a amené cette conséquence, mais bien évidemment un autre mode, non moins puissant, de transmission de la maladie, c'est-à-dire l'air de la chambre du varioleux (1). Cet air virulent arrête-t-il sa funeste influence à la limite de l'appartement ou de la maison? Non, il l'étend au voisinage et souvent au loin. Tous les jours nous enregistrons de ces exemples dans les hôpitaux et dans les petites localités, où il est si facile de remonter aux sources des maladies. Il y a, je le sais, des maladies contagieuses qui affectent surtout la transmission externe et d'autres la transmission interne; mais il n'en est pas qui, dans des circonstances données, n'obéissent à cette loi toute physiologique. La syphilis elle-même ne fait pas exception, quelque rare que soit aujourd'hui son extension épidémique sans communication virulente directe; mais on n'ignore pas qu'il n'en a pas toujours été de même (2).

Invoquera-t-on l'influence épidémique? Peu importe. Cette influence, de l'aveu de tous, n'est pas autre chose qu'une certaine modification de l'air ambiant, en vertu de laquelle la maladie se déclare, et pour que cet air nous impressionne, il faut que nous le respirions; c'est naïf à force d'être simple. La grande

1. Cette hypothèse n'est pas gratuite ou inventée pour le besoin de la cause : j'ai soigné l'année dernière un homme âgé de plus de cinquante ans, qui, après être allé, par convenance, voir à quelques lieues de chez lui un proche parent atteint de petite vérole, maladie qu'il redoutait beaucoup, et n'être resté dans la chambre de ce parent que le moins possible, prétextant mille raisons pour sortir, revint chez lui le même jour et ne tarda pas à présenter les symptômes de la même maladie, très-bénigne à la vérité.

2. Voir Anglada, *Traité de la contagion*, t. I, p. 83 et suiv., édit. de 1853.

querelle des contagionnistes et des infectionnistes n'est au fond qu'une dispute de mots, de plus ou de moins. Elle ne saurait tenir devant l'examen détaillé, approfondi, non d'un fait ou d'une maladie, mais de tous les faits et de chaque maladie communicable. Tantôt, comme dans la syphilis moderne, on ne verra que la contagion externe, appréciable par les sens, et l'on pourra se déclarer contagionniste ; tantôt, en présence de ces grandes épidémies dévastatrices, telles que le choléra, la peste, la fièvre jaune, on ne voit plus que l'influence générale, épidémique, et l'on se prononce pour l'infection d'une manière absolue. Avec plus d'attention, avec un dégagement d'esprit plus complet, on s'apercevrait qu'on parle la même langue, que les mots seuls diffèrent.

Tout ce qu'il nous faut retenir de cette discussion, c'est qu'une maladie peut être plus ou moins contagieuse, plus ou moins infectieuse, et que quand elle est facilement communicable, c'est tantôt par voie externe, tantôt par voie interne. Or, les maladies charbonneuses n'obéissent pas à d'autres principes : infectieuses surtout pour les animaux, elles le sont aussi pour l'homme, mais à un degré moindre; ici, la contagion externe est la règle, je n'ai pas de répugnance à le reconnaître; mais quand la cause externe fait défaut, l'analogie, l'expérience et la raison se réunissent pour me forcer à admettre la cause interne, l'infection.

Cette vérité n'aura pas seulement pour avantage de fixer nos idées, de nous arracher à l'hésitation, au doute, aux absurdes croyances, aux suppositions vaines, comme l'est celle de tant de piqûres inoculatrices que personne n'a vues, dont la mémoire n'a pas gardé la moindre trace; elle nous éclairera dans le diagnostic, dans l'appréciation de la nature, dans le traitement de la maladie et jusque dans l'insuccès des moyens curatifs les plus indiqués, les plus sûrs, en nous montrant pourquoi la pustule maligne est si souvent différente dans sa marche, son intensité et ses conséquences.

Quant aux faits que nous pourrions produire pour appuyer notre manière de voir, ils seraient aussi faciles à trouver que concluants. D'abord, sans sortir de la médecine expérimentale, ne se rappelle-t-on pas que M. Leuret a démontré que le sang d'un animal charbonneux, injecté dans les veines, produit une affection charbonneuse générale, tandis que le même liquide déposé sur les téguments ou inoculé sous l'épiderme détermine la pustule maligne? (1)

Il est peu de cultivateurs éprouvés par les maladies charbonneuses qui n'aient appris, à leurs dépens, qu'il suffit souvent de mettre un cheval, un bœuf, à la place ou dans le voisinage d'un animal atteint, pour voir le même mal se développer chez ces bêtes avec plus ou moins de rapidité. A ceux qui l'ignoreraient ou en douteraient, nous dirons que l'expérience a été tentée, et de la manière la plus démonstrative, dans la Beauce : 1° un cheval est placé dans une écurie à l'endroit même où l'on avait laissé reposer pendant 6 à 7 heures, puis autopsié le cadavre d'une brebis morte du sang de rate : le cheval présente, le quatrième jour, un engorgement charbonneux considérable, allant de l'épaule au milieu de l'encolure, et meurt le lendemain dans une écurie voisine où on l'avait conduit; 2° pendant que son cadavre y séjournait, un autre cheval est attaché pendant une heure à la porte, ouverte pour laisser sortir l'odeur qui s'en échappe : un vétérinaire, M. Garreau, est appelé le quatrième jour pour visiter l'animal, qui refusait de manger et succomba le lendemain, en présentant à l'autopsie les lésions propres à la fièvre charbonneuse (2).

1. Nélaton, *Éléments de pathologie chirurgicale*, t. I, p. 267.

2. Maunoury, *Recherches expérimentales sur l'inoculation de la pustule maligne*. — *Gaz. méd.* de Paris, 1855, p. 354.

Et ensuite, en vertu des principes que nous venons de défendre, tous les cas où une cause externe quelconque ne peut être démontrée, et l'enquête en est riche, nous appartiennent; mais nous en possédons d'autres, que nous avons notés et recueillis, et que nous nous proposons de citer à la fin de notre travail (2e, 5e et 10e obs.). Les auteurs du *Compendium de chirurgie,* qui n'ont guère fait, dans leur article, que commenter les écrivains du siècle dernier, mais souvent avec le jugement le plus éclairé, n'hésitent pas à croire à la transmission possible de la maladie par les voies respiratoires. Fournier admettait que le contact de la peau avec des laines charbonneuses même anciennes suffit pour donner le charbon. « A cet égard, toutefois, disent ces auteurs, il y a une réflexion à faire : Fournier convient lui-même que le charbon contracté de cette façon s'observe surtout sur les matelassiers et les cardeurs, qui secouent et remuent la laine, etc.; n'est-il donc pas possible que, dans cette opération, les particules virulentes déposées depuis un temps plus ou moins long dans les cellules de la laine en soient chassées et portées par la voie de l'air jusque sur la muqueuse bronchique et pulmonaire? Plusieurs faits viennent à l'appui de cette hypothèse, et semblent démontrer que le virus peut pénétrer par les voies respiratoires. Aussi Chaussier rapporte qu'un chamoiseur de Dijon, ayant acheté à très-bas prix plusieurs peaux de bœufs morts depuis quelque temps d'une maladie charbonneuse, s'occupa à les battre, et que, peu de jours après, il fut attaqué d'une fièvre très-grave, qui se termina par une éruption de taches gangréneuses en diverses régions du corps, et principalement aux parties génitales. » (1) M. Nélaton se range de son côté aussi à l'opinion de MM. Bérard et Denonvillers (2).

1. *Op. cit.,* p. 279.
2. *Op. cit.,* p. 281.

M. Raimbert, bien qu'ayant exprimé franchement son opinion sur l'existence à peu près constante et presque nécessaire des causes extérieures, montre ici une réserve et une impartialité que nous ne saurions trop louer. Ce médecin dit, en effet : « L'œdème charbonneux est-il uniquement produit par ces causes extérieures? l'infection préalable de l'économie due à l'introduction du virus par les voies digestives ou respiratoires ne préside-t-elle pas quelquefois à sa manifestation? Nous l'ignorons complétement; mais, dans les observations que nous rapporterons, *le plus souvent* le tégument externe paraît lui avoir livré passage. » (1)

Plus loin, ce qui n'était que douteux devient pour M. Raimbert un fait acceptable, presque ordinaire : « Le charbon symptomatique est quelquefois aussi le résultat de l'absorption du virus charbonneux par les voies digestives ou respiratoires. Dans ces cas, il ne s'est pas formé dans l'organisme qu'il infecte, il y a été introduit par les aliments ou l'air qui le contenaient. » (2) Et plus loin encore : « Les vétérinaires sont très-divisés sur la question de savoir si le virus charbonneux se transmet ou non sous la forme volatile et par les émanations que répandent autour d'eux les animaux atteints de maladie charbonneuse. *Les faits favorables à l'une et à l'autre opinion ne font pas défaut.* Quoique ceux qui sont invoqués par les partisans de l'infection ne soient pas tous concluants, *il en est un certain nombre dont on ne peut contester la valeur.* La peau peut-être, mais certainement la surface de l'appareil respiratoire, seraient alors les organes qui lui livreraient passage. » (3) Suivent plusieurs observations tendant à prouver la contagion par voie interne, et notamment une, empruntée à Énaux

1. *Op. cit.*, p. 246.
2. *Ibid.*, p. 276.
3. *Ibid.*, p. 279 et 280.

et Chaussier, concernant un vétérinaire mort après avoir passé plusieurs jours et plusieurs nuits dans une étable où il avait réuni beaucoup d'animaux malades du charbon. M. Bourgeois, qui n'a pas jugé à propos d'accorder une longue attention à l'examen de cette importante question, accepte d'une manière dubitative la possibilité de l'infection au moins pour l'œdème malin [1].

Encore une fois, n'est-il pas plus rationnel et plus conforme à l'expérience d'admettre, dans tous ces faits, la communication des principes charbonneux par l'air, que la spontanéité qui est contraire aux lois biologiques, et que la piqûre d'une mouche carnassière inconnue, qu'on n'a ni vue ni sentie, et dont on ne comprendrait pas d'ailleurs la migration au loin pour inoculer le virus à telle personne, alors qu'elle aurait pu, sans déplacement, en piquer cent autres? Et comment, d'ailleurs, ne pas croire à l'infection pour l'homme, en cas de maladies charbonneuses des animaux, quand les meilleurs esprits, tels que M. Gosselin, sont disposés, après Énaux, Chaussier et Boyer, à admettre la contagion de la part d'animaux simplement surmenés? [2]

Nous devons à la vérité de déclarer que l'enquête nous a apporté plus d'opinions contraires que favorables à notre doctrine, sans qu'elles soient étayées de preuves ou de raisonnements sérieux. Seul, le docteur Raphaël soutient sa manière de voir en disant que ce qui prouve que la pustule maligne ne se développe pas par l'influence de l'air ou par contagion médiate, c'est que quand les maladies charbonneuses sont très-nombreuses dans un pays, elles ne se montrent pas en même temps sur une foule d'individus, et que les cas de pustule maligne se répartissent sur un plus ou moins grand nombre de

1. *Op. cit.*, p. 164.
2. *Bulletin de l'Académie de médecine*, t. XXIX, p. 969.

communes souvent éloignées les unes des autres. Presque toujours il a constaté qu'il existait en même temps que la pustule maligne des cas de sang de rate dans la maison ou dans le pays. Notre honorable confrère ajoute à ce dernier argument dirigé contre la spontanéité, mais que nous avons le droit de relever en faveur de la cause que nous défendons : « Il y a bien quelques exceptions à cette règle; mais elle est générale, sinon absolue » ; et cette phrase, non moins significative : « Si le malade qui porte une pustule maligne n'a pas eu *un contact direct* avec le virus charbonneux, il est le plus souvent dans les conditions voulues pour avoir *un contact indirect;* il y est exposé. Ainsi, les journaliers des fermes, les femmes de bergers, les habitants d'un pays où règne le sang de rate. » Nous n'en demandons pas davantage, et nous ne ferons que cette réflexion : c'est que si la maladie se communique surtout par voie de contagion directe, ce n'est pas une raison pour que la contagion médiate soit impossible.

Contagion interne par digestion des tissus charbonneux. — D'après quelques expérimentateurs, notamment M. Davaine, la maladie du sang de rate est transmissible par l'alimentation. Des portions de viscères non putréfiées ont été données à des lapins, cobayes, rats et souris; ces animaux sont morts dans la proportion de 3 sur 4. Une très-faible quantité de ces viscères, 2 ou 3 grammes même, suffit pour tuer un lapin. On ne remarque aucun désordre des fonctions digestives, ni aucune lésion d'organes. La mort est un peu plus tardive, mais elle s'accompagne des mêmes phénomènes que par inoculation; le sang de ces animaux renferme des bactéridies (1) en nombre non moins considérable (2).

Nous rapprocherons de ces expériences celles de l'Associa-

1. Voir chap. IV et VI.
2. *Gazette médicale* de Paris, 1864, p. 548.

tion médicale d'Eure-et-Loir, qui ont été poursuivies, pendant près de deux ans, sur un vaste théâtre et conduites par une réunion des plus compétentes de médecins et de vétérinaires, parmi lesquels figurent les noms si autorisés de MM. Salmon, Maunoury, Raimbert. S'appuyant sur ces expériences, le compte rendu d'Eure-et-Loir a enregistré cette conclusion, que nous voudrions voir ratifier par des observations multipliées, car elles ne nous paraissent pas reposer sur un nombre suffisant de faits expérimentaux : l'alimentation de l'homme et des animaux avec des débris cadavériques provenant d'animaux charbonneux ne produit pas le moindre effet malfaisant (1).

Sans aller aussi loin, le docteur Joly, de Clermont (Oise), fait cette remarque qui a son importance : « On a observé rarement le charbon chez les animaux dans l'arrondissement de Clermont; il y en a eu, il y a une vingtaine d'années, sans propagation chez l'homme, bien que leur chair ait servi à la nourriture commune. » Par contre, le docteur Colson, de Beauvais, rapporte, sur le témoignage d'un vétérinaire de sa localité, qu'en 1860, à la ferme de Bresle, cinq truies, qui avaient mangé de la viande charbonneuse, succombèrent tout à coup. Ce fait vient encore à l'appui des expériences de M. Davaine.

Différents auteurs, au dire de M. Raimbert, et surtout Sauvage et Fournier, ont signalé l'alimentation avec des viandes charbonneuses comme une des causes ordinaires de la pustule maligne. Fournier n'hésite pas à déclarer que, dans le Languedoc et de son temps, la chair de moutons charbonneux était furtivement vendue par les bergers et les bouchers aux pauvres gens de la campagne, dans les villages et les faubourgs des villes, et leur communiquait le charbon. Il cite l'exemple concluant d'une jeune femme atteinte d'une tumeur charbonneuse

1. Raimbert, *op. cit.*, p. 395.

au sein pour avoir mangé, à trois reprises, d'une viande de mauvaise qualité. Son mari et leur domestique, ayant fait usage du même aliment, éprouvèrent une fièvre grave d'un caractère particulier ([1]). Dans les cas les moins malheureux, l'ingestion des substances charbonneuses ne cause que du malaise, un trouble des fonctions digestives, caractérisé par des nausées, des vomissements, des déjections fétides et abondantes, une sorte d'état typhoïde avec taches gangréneuses à la peau, en un mot, une fièvre charbonneuse ébauchée se terminant par la guérison.

Il est bon de se souvenir de ces faits et d'autres non moins sérieux qui se sont produits en France et à l'étranger, et qui déposent une fois de plus en faveur de la possibilité de la contagion interne des affections carbonculeuses. C'est aussi la conclusion à laquelle se range M. Bourgeois, en reconnaissant qu'il est possible, sinon démontré, que l'usage des viandes charbonneuses puisse déterminer « des accidents toxiques généraux à marche inverse et plus ou moins semblable aux maladies de sang des bestiaux, de la même nature toutefois, et *amener des résultats encore plus fâcheux que le charbon de cause externe.* » ([2])

Cependant, nous devons reconnaître que nos recherches ne sont pas tout à fait en concordance avec ces données des auteurs. Nous ne nous arrêterons pas aux tableaux d'enquête qui, à cette question : « La chair des animaux morts a-t-elle servi à la nourriture des personnes atteintes du charbon? » répondent à peu près invariablement non; car sur 54 réponses, il y en a 52 pour la négative, une seule pour l'affirmative, et l'affirmative au point de vue des animaux, en ce sens qu'elle reconnaît que cette alimentation a été donnée aux chiens de berger seuls

1. *Op. cit.*, p. 276 et 277.
2. *Op. cit.*, p. 166.

et sans inconvénients [1]. Or, force nous est de nous inscrire contre l'unanimité de ces réponses, qui n'est due qu'à la crainte que la plupart des rédacteurs des rapports d'enquête ont éprouvée de dénoncer officiellement l'usage où sont bon nombre de cultivateurs de nourrir bêtes et gens avec les moutons sinon morts de sang de rate, mais abattus dès les premiers signes révélateurs de la maladie, si voisins de la mort, ainsi que chacun le sait.

Des propriétaires, des cultivateurs utilisent aujourd'hui la chair des moutons charbonneux, et c'est leur seule compensation dans leur détresse : les animaux morts servent à nourrir les porcs ; il n'y aurait pas de communication de la maladie. L'un d'eux m'a assuré avoir pour lui une expérience de près de quarante ans. Quant aux moutons abattus, leur viande est cuite et livrée au personnel de la ferme. C'est un fait avéré et qui se passe à peu près partout, principalement dans les contrées où la maladie est connue depuis longtemps ; mais, on le comprend, il y a la plus grande différence entre les tissus animaux transformés par la cuisson et ceux qui sont ingérés saignants et pour ainsi dire encore vivants ; c'est à ces derniers, sans doute, qu'aura recouru M. Davaine dans ses intéressantes expériences. La citation suivante en est une preuve nouvelle : M. Chenu, vétérinaire à Dammartin (Seine-et-Marne), dit avoir observé et guéri quarante chiens de l'équipage de M. de Pertuis et un loup atteint du charbon, après avoir mangé une seule fois des fragments d'une vache morte de cette maladie. La tête de ces animaux était énormément enflée ; après l'opération seulement ils purent boire un peu. Les restes de la

1. Le chien est de tous les mammifères domestiques le plus réfractaire à la contagion du charbon ; il résiste même souvent à l'inoculation, comme on le verra plus loin. Cette innocuité ne prouve donc rien à l'égard de l'alimentation par les viandes charbonneuses, d'autant plus qu'elle n'est pas absolue.

même vache, ayant été cuits, servirent, ainsi que le bouillon qui en fut tiré, à alimenter tous ces animaux jusqu'à guérison. Un seul chien périt, mais avant d'avoir été traité.

Quoi qu'il en soit du plus ou moins d'innocuité de l'alimentation avec la chair des animaux charbonneux, l'existence des faits positifs de contagion n'en subsiste pas moins et ne doivent pas être perdus de vue. Qui pourrait assurer, d'ailleurs, que parmi les cas de pustule maligne restés inexpliqués par rapport à leurs causes, il n'en est pas qui ont été déterminés par l'alimentation? C'est donc une question qui doit encore être réservée et soumise à de nouvelles observations. En attendant, nous sommes autorisé, et par les expériences physiologiques, et par l'opinion d'hommes compétents, à considérer la contagion interne par digestion des substances charbonneuses sinon comme très-fréquente, du moins comme possible.

3° Communication de la pustule maligne de l'homme à l'homme.

Quoique l'enquête officielle ne nous apprenne rien sur ce point et qu'il semble que le doute ne puisse être possible, nous pensons qu'une recherche complète des causes de la pustule maligne ne doit pas passer cette question sous silence, d'autant mieux que là aussi il y a des erreurs à redresser, des exagérations à contenir, et l'état exact de la vérité et de la science à fixer. Quelques développements nous seront nécessaires pour remplir cette tâche (1).

1. De nombreuses inoculations ont été tentées de 1850 à 1859 par un savant vétérinaire, M. Yvart, dans la ferme de M. Turquin, de Chalandry (Aisne); mais l'homme, on le pense bien, n'a pas été compris dans ces expériences. Toutes ont réussi à provoquer la maladie qui tuait ces animaux (chevaux, lapins, moutons, volailles, pigeons, chats, *chiens*); un cheval seul a été inoculé trois fois sans résultat. Il n'y avait pas de pustule maligne comme chez l'homme, mais le sang de rate; à la place

Deux courants d'idées se sont fait jour à propos de l'inoculation de la pustule maligne de l'homme à l'homme : le courant, que j'appellerai populaire, qui considère cette communication comme très-facile et très-dangereuse, sans apporter d'autres témoignages que ceux de la tradition et de l'induction si rapide, si complaisante et si arrêtée chez des gens enclins à conclure d'autant plus vite qu'ils manquent davantage de jugement et de sens critique ; le courant scientifique qui, prenant le contre-pied des croyances vulgaires et s'appuyant sur des faits et des expériences contraires à ces croyances absolues, s'efforce d'en saper le fondement, ou du moins de le réduire aux proportions les plus exiguës. C'est entre ces deux opinions extrêmes que nous avons à nous prononcer, et, si peu qu'on y réfléchisse, on reconnaîtra qu'il n'est pas indifférent, soit pour le public, soit pour le médecin, que des notions définies et nettes soient répandues. La crainte exagérée de la contagion est assurément fâcheuse à bien des points de vue, mais la fausse sécurité n'est pas non plus sans inconvénients sérieux.

Disons d'abord que les tentatives d'inoculation de la pustule maligne de l'homme aux animaux démontrent de la manière la plus certaine que le virus, par son séjour dans l'organisme humain, n'a rien perdu de sa force ni de ses propriétés contagieuses. Le liquide contenu dans les vésicules charbonneuses, des portions de pustule, ont été introduits sous la peau de différents animaux, et presque constamment la maladie s'est communiquée (1). Ce moyen est assez certain pour M. Salmon ;

de la piqûre, il se formait une plaie gélatineuse restreinte. Cependant, chez le cheval, la pustule maligne se montre parfois, bien plus rarement que le sang de rate, mais l'inoculation ne détermine jamais chez lui que cette dernière variété des affections charbonneuses.

1. Le compte rendu des expériences de l'Association médicale d'Eure-et-Loir donne le résultat suivant :

27 inoculations de pustule maligne de l'homme ont eu lieu sur divers

c'est le seul, suivant lui, qui permette de conclure à l'existence de la pustule maligne.

D'autres expérimentateurs sont arrivés aux mêmes résultats. Cette démonstration seule constituerait une forte présomption en faveur de l'inoculabilité de la pustule maligne de l'homme à l'homme, car on ne voit pas pourquoi le virus, qui a conservé toutes ses propriétés pour les animaux, les aurait perdues pour l'homme. Cependant, les preuves expérimentales n'appuient pas jusqu'ici cette première donnée tout inductive. En effet, plusieurs médecins, entre autres le docteur Bonnet, de Poitiers, ont eu le courage de s'inoculer l'humeur de la pustule maligne sans en rien éprouver, et l'Association médicale d'Eure-et-Loir, qui a tant fait pour l'étude de la maladie charbonneuse, a répété ces mêmes inoculations à quatre reprises différentes, et l'effet est resté nul.

Nous tenons d'un confrère, que nous croyons bien informé, un exemple d'inoculation expérimentale pratiquée avec succès dans les circonstances suivantes. Un campagnard consulte un médecin peu familiarisé avec le charbon sur la nature d'un bouton qu'il porte au visage; le médecin lui donne pleine assurance que ce n'est rien. Le malade, voyant sa joue enfler, se rend dans une ville voisine et apprend d'un autre praticien qu'il est atteint de pustule maligne. Il accourt chez le premier et l'accable de reproches; celui-ci, pour lui prouver qu'il est sûr de son fait, s'inocule à l'avant-bras le liquide contenu dans le bouton. Bientôt il s'y développe une pustule des plus graves, avec gon-

animaux, savoir : 15 moutons, 3 vaches, 1 cheval, 2 chiens, 2 lapins, 4 hommes; total, 27.

Ont succombé : 10 moutons seulement.

Ont résisté : 5 moutons, 3 vaches, 1 cheval, 2 chiens, 2 lapins, 4 hommes; total, 17. Total général, 27.

Le chien est resté réfractaire à toutes les inoculations.

(Raimbert, *op. cit.*, p. 39 et 392; Bourgeois, *op. cit.*, p. 161.)

flement énorme de tout le bras, phlyctènes, commencement d'intoxication. Fort heureusement, l'imprudent en fut quitte pour de grandes inquiétudes et une perte assez prolongée de l'usage du membre.

L'observation clinique, à côté de cas d'immunité contagieuse entre malades et parents vivant ensemble dans une étroite intimité, a enregistré des cas non douteux de communication de pustule maligne ou d'accidents graves relevant du charbon, de personnes atteintes à celles qui les soignaient ou qui cohabitaient avec elles.

Des faits comme ceux-ci, qui démontrent que les procédés d'inoculation peuvent différer beaucoup dans leurs résultats, ne sauraient être récusés et ne sont pas autre chose que des preuves certaines quoique non provoquées d'inoculation de l'homme à l'homme : une jeune fille dont le père était mort du charbon contracté en couchant avec son fils atteint de la maladie, porta à ses yeux le mouchoir qui avait essuyé la salive écumeuse de la bouche de son père agonisant, eut le charbon à son tour et le communiqua à une jeune sœur qui la soignait. MM. Raimbert et Bourgeois citent des observations analogues dans leurs ouvrages; il est vrai que ce dernier, influencé sans doute par l'insuccès de quelques tentatives expérimentales isolées, incline à croire que l'inoculation a été provoquée plutôt par le contact de vêtements ayant pu conserver le virus des animaux que par l'action de la pustule maligne elle-même (1), préférant de la sorte une explication forcée et hypothétique à une explication naturelle et conforme aux saines doctrines pathologiques. Hâtons-nous d'ajouter que M. Bourgeois ne tarde pas à faire ses réserves sur la valeur définitive des épreuves directes tentées jusqu'à ce jour (2).

1. *Op. cit.*, p. 163.
2. *Id.*, *ibid.*

Les auteurs du *Compendium de chirurgie* ne révoquent nullement en doute l'inoculation d'homme à homme, et ils s'appuient sur le fait, cité par Thomassin, de la femme d'un laboureur qui, après avoir percé avec une épingle les vésicules d'une pustule maligne survenue à la paupière de son mari et avoir porté à son visage ses doigts imprégnés de sérosité, fut affectée *deux heures après* d'une pustule maligne ([1]).

Nos recherches particulières nous ont mis en possession des faits suivants, que nous tenons à consigner ici. Le premier, que nous devons à un honorable confrère, concerne une femme qui était venue de plusieurs lieues soigner sa fille : elle contracta la maladie en lavant les linges de pansement. Le second, non moins remarquable, a trait à un enfant de trois mois atteint de charbon, en 1859, en tetant sa nourrice qui donnait des soins assidus à sa mère affectée de la maladie; celle-ci la communiqua encore à une autre femme dont elle recevait les soins.

En résumé, la pustule maligne de l'homme s'inocule facilement à certains animaux, mais elle n'a pu encore être communiquée expérimentalement de l'homme à l'homme, quoiqu'il faille faire des réserves sur le nombre des expériences et sur leur nature ([2]); toutefois, bien que l'exemple cité par nous dépose en faveur de ce genre d'inoculation, elle se communique plus souvent de l'homme aux personnes qui l'entourent, vivant intimement avec lui et portant l'oubli des précautions jusqu'à se servir des linges qui ont reçu les liquides imprégnés du virus. Au reste, la vache n'offre pas moins de résistance pour sa propre inoculation, car sur 9 tentatives d'inoculation de la maladie de

1. *Op. cit.*, t. I, p. 265.

2. Le liquide des vésicules simplement injecté ne réussit pas davantage, même chez le mouton; pour produire l'inoculation, il faut introduire sous la peau des boulettes de charpie imbibée de ce liquide, mais surtout un ou plusieurs lambeaux de la pustule elle-même, ce qui n'a pas été fait pour l'homme.

sang, aucune n'a réussi, tandis que d'autres animaux ont succombé par suite des mêmes tentatives [1].

En face de ces expériences et de ces observations contradictoires, resterons-nous dans le doute? Non. Acceptant de l'expérience artificielle toute la lumière qu'elle peut nous donner, nous la subordonnerons à l'expérience médicale proprement dite; nous dirons que, de même que toutes les maladies contagieuses, le charbon a ses exceptions, ses irrégularités, ses *maxima* et ses *minima;* qu'il est surtout contagieux quand il est renforcé par la réunion de plusieurs malades dans un même milieu, quand il se montre dans une même famille, mais que sa transmission n'est pas aussi constante, aussi certaine, aussi facile qu'on le pense communément, et, chose importante, que la sérosité des vésicules n'est pas toujours virulente, puisqu'elle a pu être injectée impunément tant sur l'homme que sur les animaux. Avec ce point de départ, nous avons tout ce qu'il faut pour nous guider dans nos rapports avec les malades et ceux qui les entourent, car nous voyons qu'il n'y a pas plus de raisons pour nier la communicabilité de la pustule maligne que pour y croire quand même et dans toutes les conditions possibles. Les moyens prophylactiques ne nous feront pas plus défaut que les moyens curatifs lorsqu'il s'agira de les appliquer.

4° Spontanéité de la pustule maligne.

Avant d'entrer dans le fond de cette grave question, sur laquelle la discussion de l'Académie a jeté de nouvelles lumières, mais qu'elle a laissée indécise, il est nécessaire de bien s'entendre sur le sens du mot spontanéité. La spontanéité, dans les phénomènes naturels et dans l'ordre pathogénique en particulier, exprime la production de ces mêmes phénomènes

1. Voir la note des pages 81 et 82.

sans l'intervention d'une cause extérieure génératrice appréciable. La variole, la scarlatine, la fièvre typhoïde, tout en se communiquant facilement de l'homme à son semblable, n'en naissent pas moins spontanément chez lui. Au contraire, dans l'état actuel de nos connaissances, la morve, la rage, la syphilis même [1], laquelle cependant lui est propre, lui sont toujours communiquées, lui sont apportées du dehors et ne peuvent pas éclater sans cette intervention extérieure, d'où l'impossibilité de dire, quand elles apparaissent, qu'elles sont spontanées. Or, il y a lieu de penser que la pustule maligne appartient à cette dernière catégorie, et que lorsqu'on admet la spontanéité du charbon humain, c'est ou par confusion avec d'autres maladies, ou par suite d'une recherche insuffisante des causes, comme nous l'avons déjà fait pressentir dans les développements qui précèdent. Il faut s'expliquer nettement.

Plus on remonte la série des siècles, plus la croyance au charbon spontané de l'homme est admise sans contestation; mais les anciens confondaient évidemment avec la pustule maligne l'anthrax furonculeux grave et toutes les affections externes se terminant par la gangrène. Au siècle dernier, les observateurs, notamment Fournier, analysent les faits avec plus de rigueur, sans apporter encore des témoignages probants.

Au commencement de ce siècle, la spontanéité est mise à l'ordre du jour, à peu près comme aujourd'hui: Bayle publie des observations qui tendent à la faire admettre comme certaine [2]; ses opinions sont victorieusement réfutées par Boyer [3], qui objecte contre elles les considérations suivantes : l'existence

1. Néanmoins, nous devons faire nos réserves pour cette dernière maladie, d'ailleurs spéciale à l'homme, dont l'origine spontanée a été reconnue possible, dans certaines circonstances, par les meilleurs esprits. (Voir Anglada, *op. cit.*)

2. *Dissertation inaugurale*. Paris, 1802.

3. *Traité des maladies chirurgicales*, 8e édit., t. II, p. 68.

des affections charbonneuses des animaux dans le pays où se montre la pustule maligne ou ses variétés, l'incertitude où sont la plupart des malades de n'avoir pas touché aux dépouilles des animaux ou à quelque corps chargé du principe virulent, l'apparition à peu près constante de la maladie sur une partie apparente des corps.

On a ajouté depuis à ces objections l'absence de symptômes généraux précurseurs, raison que nous trouvons moins fondée, ainsi que la précédente, car les maladies à manifestation externe ont souvent un siége d'élection, comme la peste, le typhus, et parce que les symptômes généraux peuvent parfois faire défaut sans que la nature de la maladie soit changée.

La doctrine des partisans de la spontanéité, parmi lesquels M. Gallard (1) s'est rangé de nos jours après d'actives recherches, ne repose que sur deux points : les mêmes circonstances, les mêmes causes peuvent donner lieu au charbon chez les animaux et chez l'homme; la pustule maligne doit être réputée spontanée quand il est impossible de prouver que le contact des animaux charbonneux, de leurs dépouilles, de corps ayant conservé des parties de ces dépouilles, la piqûre de mouches ou d'insectes chargés de virus, ont précédé l'explosion des accidents.

Or, le premier point est une pure hypothèse que rien ne justifie, la pathologie des animaux et celle de l'homme ayant, malgré un fond commun, une foule d'expressions ou entités morbides spéciales à chaque série, de maladies pouvant parfois être transmises de l'une à l'autre, mais naissant toujours dans la même espèce, comme la rage dans les races canine et féline, la morve chez le cheval, la syphilis chez l'homme, etc.; d'où M. Raphaël conclut, non sans raison, qu'il n'est pas possible que des organismes aussi dissemblables que celui de l'homme et

1. *Op. cit.*

celui des moutons préparent et élaborent un virus identique, que d'ailleurs il aurait fallu prouver expérimentalement cette double provenance; et le second ne repose que sur une information, peut-être aussi sur une compréhension incomplètes des différentes circonstances étiologiques. Comme on l'a vu dans le dépouillement de l'enquête et comme la pratique le démontre, rien n'est plus fréquent que l'absence de causes matérielles appréciables de la contagion externe, comme nous avons cru pouvoir la définir, non-seulement dans les villes et dans les localités où ne règne pas actuellement le charbon, mais au sein même des populations mêlées aux troupeaux décimés par la maladie; or, ces faits qu'un examen un peu superficiel et complaisant pourrait porter à ranger parmi les cas spontanés, ce qui en rendrait le nombre singulièrement grand, ont une explication naturelle et certaine dans le transport à distance des principes contagieux par l'air, à la manière de la plupart des maladies contagieuses, procédé que nous avons désigné sous le nom de contagion interne, et qui est plus connu sous celui d'infection. Les exemples de pustule maligne, s'il en existe, ne pouvant reconnaître l'une ou l'autre de ces origines, sont trop rares pour entrer sérieusement en ligne de compte. En produirait-on, que leur étrangeté même nous forcerait à ne les accepter qu'autant qu'il serait démontré que leur inoculation aux animaux a engendré réellement le charbon. Il est bien entendu que cette démonstration, si jamais elle doit être fournie, devra, pour être à l'abri de toute contestation, s'appuyer sur des observations recueillies dans des pays où le charbon des animaux n'existe pas, car, comme le remarque fort judicieusement M. Gallard, « en étudiant les maladies charbonneuses seulement dans un pays où elles sont endémiques, où elles sévissent en même temps sur les hommes et sur les animaux, n'est-on pas exposé à se laisser dominer par une idée préconçue et à voir partout la contagion, que toutes les circonstances favorisent, et qui peut toujours être soupçonnée, sinon démontrée ? » ([1]) N'hésitons pas à le déclarer, la plupart des observations citées par cet honorable médecin, et dont plusieurs ont été loyalement éliminées par lui, ne paraissent pas avoir été soumises à un contrôle suffisant. En pareil cas, nous l'avons vu maintes fois, le témoignage des individus ou de leurs familles ne repose sur aucune donnée positive.

C'est pourquoi nous avons tenu à être renseigné exactement, et nous avons, dans l'enquête, posé la question suivante : « A-t-il été observé des cas de charbon *spontané* chez l'homme? » Eh bien, sur les 85 communes du département de l'Aisne qui ont envoyé les tableaux remplis, 57 seulement ont répondu :

50 par la négative,
5 par l'affirmative,
2 d'une manière dubitative.

Or, les cinq réponses affirmatives proviennent de communes dont 4 appartiennent au centre même de l'endémo-épizootie (arrondissement de Laon), savoir : Vivaise, Chalandry, Barenton-Bugny, Pouilly ([2]), où non-seulement les affections charbonneuses existent à l'état permanent, mais où elles se montrent, à un périmètre plus ou moins rapproché, dans chaque commune, presque dans chaque ferme, et ainsi dans toute la contrée, comme le groupement des localités les plus éprouvées l'indique avec la dernière évidence ([3]). La cinquième réponse se rattache à la commune de Reuilly-Sauvigny (arrondissement de Château-Thierry), qui se trouve située à une distance d'environ 6 kilomètres de chaque côté des villages de Chartêves et de

1. *Op. cit.*, p. 6.
2. Voir la carte indicative, à la fin du chapitre I.
3. Voir P. justific. 2, 3 et 4.

la Chapelle-Monthodon, où la maladie s'est montrée sur les troupeaux. Quant aux deux réponses dubitatives, l'une se rapporte à Laon, qui forme la limite méridionale du grand centre endémo-épizootique comprenant environ 30 communes, distant de quelques kilomètres à peine des villages ou des fermes ordinairement envahis, lesquels envoient souvent leurs troupeaux paître sur son territoire, ainsi que cela se passe du reste à peu près dans toutes les communes limitrophes, ce qui explique encore, pour le dire en passant, la rapide extension de la maladie; l'autre est de la commune d'Étaves et Bocquiaux (arrondissement de Saint-Quentin), rapprochée de Foussommes et surtout de Fresnoy-le-Grand, où l'épizootie charbonneuse a existé concurremment [1]. C'est de la sorte que s'éclaircissent les choses, alors qu'on prend la peine de les analyser, d'en pénétrer le sens, et qu'on évite de substituer à l'observation raisonnée les préjugés scientifiques ou des théories prématurées.

Que reste-t-il de ces réponses plus ou moins favorables à la spontanéité? Rien de sérieux, rien de fondé, rien qui ne soit facilement et naturellement imputable aux causes ordinaires de l'apparition de la pustule maligne. Nous avons promis de dire toute notre pensée, et de faire peser notre critique même sur les éléments de cette enquête, dont nous avons tant à nous louer pourtant : il nous faut donc reconnaître que les réponses n'ont pas seulement été erronées, mais qu'elles ont été inspirées de plusieurs côtés par cet instinct conservateur qui nous pousse à rejeter sur d'autres causes le mal qui sort de nous et met en jeu notre responsabilité. Il est pénible, il est même dangereux pour un cultivateur d'avouer que l'ouvrier, le domestique, le paisible habitant du voisinage, ont à subir la contagion de la maladie qui décime ses troupeaux; si la filiation n'est pas rigoureusement établie, ce sera un soulagement de con-

1. Voir la carte indicative.

science de penser et un besoin de défense personnelle d'affirmer que le mal chez ces personnes ne vient pas des troupeaux, mais s'est manifesté spontanément; et ainsi l'on se berce d'illusions, et peu à peu des croyances conformes naissent et se répandent.

Dans les sept autres départements consultés, nous pouvions être édifiés sur ce sujet, car tandis que les uns, comme l'Oise, Seine-et-Marne, les Ardennes, sont soumis au règne de l'endémo-épizootie, les autres, tels que le Nord, le Pas-de-Calais, la Somme, en sont à peu près à l'abri; mais aucun témoignage sérieux ne nous est venu soit d'un côté, soit de l'autre. Les quelques faits positifs mis en avant le sont sans preuves suffisantes, et, de plus, au lieu de provenir des départements où les maladies charbonneuses sont rares ou inconnues, ils sont puisés dans ceux où l'endémo-épizootie est flagrante, dans Seine-et-Marne et les Ardennes, par exemple. Cette étude est trop importante pour que nous reculions devant quelques développements.

M. Gallard, défenseur ardent de la spontanéité, appuie ses convictions sur une enquête privée qui fait honneur à son dévouement pour la science; il ne saurait donc récuser la valeur des recherches variées et nombreuses que nous avons provoquées, pas plus que l'importance des réponses faites, en dehors de toute influence directe ou indirecte, par des médecins des villes et des campagnes, les uns abandonnés à leur inspiration, les autres chargés, à titre de rapporteurs, de rendre compte aux conseils et commissions d'hygiène du résultat de leur propre expérience, comme de celle des praticiens du pays, tous également sincères et mus par le seul désir de prendre leur part à l'élucidation d'un problème de science et d'hygiène publique. Tous, enfin, nous étaient et nous sont restés personnellement inconnus.

On a vu ce qu'a donné l'enquête dans le département de

l'Aisne. Dans les départements du Nord, de la Somme, du Pas-de-Calais, il a été répondu que les maladies charbonneuses des animaux y sont peu fréquentes ou nulles, que la pustule maligne s'y montre dans les mêmes proportions, faisant défaut là où le charbon animal n'existe pas, rare là où il apparaît parfois. Ce sont des hommes considérables par la position comme par l'expérience, médecins et vétérinaires, qui parlent.

Dans l'Oise, les auteurs des trois rapports que nous avons analysés rejettent formellement la spontanéité : le premier [1], qui invoque sa grande et longue expérience, déclare qu'il n'en a pas vu d'exemple et qu'il n'y croit pas; le deuxième, après avoir annoncé que la conviction générale des médecins est en faveur de la contagion, s'exprime de la sorte : « Dans quelques cas rares, on n'a pu constater la cause d'une manière positive; mais cette difficulté n'est pas une raison pour croire à un développement spontané » (docteur Boursier); le troisième apporte le même témoignage négatif pour les cas qu'il a observés (docteur Colson, de Beauvais). Même renseignement fourni, pour l'arrondissement de Compiègne, par le docteur Colson, de Noyon, très-répandu dans toute cette contrée depuis longues années : « Dans mon opinion, écrit-il, cette maladie n'a jamais été spontanée; elle a toujours été communiquée des animaux à l'homme, soit directement, soit indirectement. » Dans Seine-et-Marne, où l'enquête a été si bien conduite et nous a mis en présence de trente-six rapports, dont plusieurs d'une incontestable valeur scientifique et pratique, les opinions se partagent davantage. Ce département, voisin de la Beauce, compte chaque année dans ses cinq arrondissements un nombre plus ou moins grand de pustules malignes, et le charbon ani-

1. Le nom de cet estimable confrère ne nous a pas été indiqué; nous ne pouvons donc le citer, à notre grand regret.

mal y est enzootique. Enregistrons les différentes opinions qui s'y sont produites.

Arrondissement de Coulommiers. — Ici, trois rapporteurs sur six adhèrent à la doctrine de la spontanéité d'une manière plus ou moins positive, en alléguant toutefois des preuves qui sont loin d'être concluantes : l'un, en effet, ne cite qu'un individu à l'invasion de la maladie duquel le médecin qui l'a soigné, le docteur Guyot, n'a pas trouvé de causes relevant de la contagion ; un autre, le docteur Dufour, dit avoir observé la maladie chez des enfants ou autres personnes n'ayant pas eu de rapports avec les animaux charbonneux ou leurs dépouilles, et que, dans ces circonstances, il y avait lieu de croire au développement spontané; mais il ajoute sagement et avec une parfaite sincérité que la spontanéité reste pour lui une question entourée d'une grande obscurité.

Arrondissement de Fontainebleau. — Des dix rapporteurs, M. Vicherat admet la spontanéité pour le charbon symptomatique, la rejetant pour la pustule maligne; M. Goupil seul croit fermement à la spontanéité depuis plus de trente ans. Les arguments principaux articulés par ce médecin sont les suivants, qui diffèrent peu, du reste, de ceux qu'a invoqués M. Gallard : la pustule maligne a été observée chez des individus n'ayant pas d'animaux malades, alors qu'il n'existe pas de mouches pouvant transporter le virus; la maladie s'est manifestée sur des parties du corps tellement protégées par les vêtements, que les insectes n'auraient pu y pénétrer.

Arrondissement de Meaux. — Des neuf rapports de cet arrondissement, un penche du côté de la spontanéité, par cette seule considération que l'apparition de la maladie sur des parties habituellement couvertes laisse *fortement* soupçonner la spontanéité; un autre praticien prétend avoir observé un cas spontané : il se borne à cette simple assertion.

Arrondissements de Melun et de Provins. — Les onze documents appartenant à ces deux circonscriptions, dont plusieurs mûrement élaborés, sont à peu près unanimes pour combattre la théorie de la spontanéité. La commission cantonale de Mormant seule, sans se prononcer sur le fond du débat, parle néanmoins de cas où l'observateur le plus attentif ne saurait leur assigner de causes premières et où il est porté à les attribuer à une affection morbifique du sang dont la pustule maligne ne serait que le symptôme consécutif. Voilà bien, au nom près, la définition même de la spontanéité de la pustule maligne, et notre conscience nous fait un devoir de reproduire ce témoignage, car la vérité ne gagne pas moins à être contredite qu'à être appuyée, et elle n'est solidement établie qu'à la condition que toutes les opinions se produisent et soient écoutées.

Il résulte, en conséquence, de cette analyse, que sur trente-six rapports envoyés par le département de Seine-et-Marne, sept au plus renferment une opinion favorable à la spontanéité, dont un encore avec restriction (M. Vicherat).

Dans les Ardennes, dont les réponses individuelles ne nous sont pas parvenues, mais qui ont été, de la part du docteur Toussaint, l'objet d'un examen sérieux présenté, sous forme de rapport d'ensemble, au Conseil central d'hygiène, trois cas seulement (pour l'arrondissement de Rethel) ont été cités à l'appui de la spontanéité, mais dénués, suivant la remarque du même rapporteur, des preuves propres à entraîner la conviction.

De cette réunion imposante de témoignages puisés chez des hommes instruits, expérimentés, libres à l'endroit de toute doctrine, de tout système, étrangers les uns aux autres, par conséquent sans accord préalable, que résulte-t-il? La grande majorité se prononce contre la spontanéité, c'est-à-dire croit à la transmission constante, évidente, forcée, du charbon de certaines classes d'animaux à l'homme : pour ces médecins, les faits le prouvent autant que la raison, il y a la triple et irrésistible autorité de l'expérience, de l'analogie et de l'induction. Ce qui ne s'explique pas pour le premier venu, pour l'homme irréfléchi et à courte vue, devient clair pour les esprits sages, recueillis, qui étendent leurs regards au delà des limites d'une grossière et banale expérience. Le plus petit nombre embrasse la cause de la spontanéité; mais dans cette catégorie déjà restreinte combien peu de convictions fortes, inébranlables ! Les uns se prononcent sur la foi d'autrui, ou à propos de faits isolés, rares, inexplorés; les autres, se croyant plus certains, plus en possession de la vérité, parce qu'ils s'appuient sur le raisonnement, ne s'aperçoivent pas que leur argumentation est doublement vicieuse et perd, par cela même, toute sa force, d'un côté parce que les faits invoqués sont pris aux confins et souvent au sein même des foyers épizootiques, de l'autre parce que, dans l'information, on a négligé de s'assurer de l'existence possible des agents de la contagion indirecte, parce qu'on n'a voulu tenir aucun compte d'un procédé de transmission rare peut-être, mais conforme du moins aux lois des maladies contagieuses : je veux parler de l'infection. N'ayant sous les yeux ni blessure, ni contact, ni insectes ailés, ni la matière de la contagion, on a nié celle-ci; et au lieu de chercher plus loin et de laisser parler l'analogie, si précieuse et si féconde dans l'étude des phénomènes de la nature, on a trouvé plus simple, plus satisfaisant, de créer des doctrines, je dirais presque des lois nouvelles et qui, si elles étaient accréditées, nous permettraient d'admettre à côté de la pustule maligne spontanée de l'homme, la rage spontanée, la morve ou le farcin spontanés. Étrange croyance, en vérité, qui nous ferait reculer vers la barbarie de la science et qui ne serait pas moins dangereuse qu'absurde, car la possibilité de la pustule spontanée admise, les mesures d'hygiène, les règlements de police médicale, déjà si imparfaits et si imparfaitement appliqués, n'auraient plus de raison d'être : tout serait livré à l'aventure, au hasard, à la cupidité, à l'imprévoyance (1).

Les prétendus cas spontanés, c'est-à-dire dépourvus de preuves manifestes de transmission, sont loin d'être rares; on les rencontre fréquemment, il n'y a pas à se donner beaucoup de peine pour les trouver et encore moins pour les expliquer. Une fois instruit sur leur valeur, il n'y a plus à s'en préoccuper et l'on est en droit de les inscrire au compte des faits ordinaires. En effet, la cause de la contagion n'est pas connue tantôt parce qu'on a un intérêt quelconque à la taire, tantôt parce qu'on l'ignore ou qu'on ne sait pas la chercher : ainsi, je suis conduit un jour près d'un enfant de douze ans atteint d'une pustule maligne grave au cou; il n'y a pas de sang de rate ni autre charbon animal à cinq lieues à la ronde; on n'a jamais vu la pustule maligne dans la contrée : je ne vais pas demander s'il y a eu une piqûre de mouche, hypothèse qui me ferait sourire autant que M. Gallard; j'admettrais plus volontiers le transport par l'air de miasmes ou de particules charbonneuses, le transport plus ou moins lointain de la semence morbide ne me paraissant pas plus invraisemblable que celui de la semence végétale; mais je n'ai pas à faire tous ces efforts d'imagination : le père de l'enfant a un commerce de peaux, il en reçoit de toute provenance; dès lors la contamination n'est pas douteuse. Il en sera de même chez les commerçants en laine, ce tissu ayant la propriété de conserver intacts très-longtemps tous les virus; chez les mégissiers, les artisans adonnés à un travail, à une préparation quelconque des dépouilles d'animaux, parmi lesquelles peut en être comprise une d'ani-

1. C'est en effet la conséquence à laquelle M. Gallard, malgré son excellent esprit, n'a pas échappé; on le verra plus tard.

mal charbonneux. Tous ne seront pas également susceptibles de contracter la maladie, c'est vrai : dans les foyers épizootiques eux-mêmes la contagion est-elle certaine et générale?

M. Gallard reconnaît volontiers que, dans le plus grand nombre des cas, la transmission de la maladie à l'homme dépend de la contagion; toutefois, il pense que quand cette cause ne peut être démontrée, il en doit exister une autre qui « ne diffère en rien de celle qui fait naître la même maladie chez les animaux. » Or, l'argument qui lui semble « confirmer cette manière de voir, c'est que c'est *surtout* dans les localités où les animaux sont exposés à contracter le charbon que l'on voit la même maladie apparaître dans l'espèce humaine. Seulement, il arrive souvent qu'elle ne se montre pas en même temps chez l'homme et chez le bétail. » [1]

N'est-ce pas là un aveu précieux, sur la portée duquel les détails qui précèdent nous dispensent d'insister, et après lequel nous croirions superflu d'invoquer, avec M. Gosselin et M. Velpeau, la difficulté et les erreurs possibles de diagnostic, l'absence même de preuves [2], et avec M. Raynal, le danger qu'il y aurait pour l'hygiène publique à admettre sans preuve suffisante la spontanéité de la pustule maligne [3], ou enfin, avec M. Gibert, l'inutilité d'une hypothèse nouvelle quand, depuis tant d'années, la contagion de la pustule maligne par contact a été prouvée [4], arguments que nous ne plaçons pas sur la même ligne, mais qui ont chacun leur valeur.

Pour condenser cette discussion, disons donc que les maladies virulentes propres à une espèce peuvent se transmettre à une espèce voisine ou étrangère, mais qu'elles restent spéciales

1. *Op. cit.*, p. 54.
2. *Bulletin de l'Académie de médecine*, t. XXIX, p. 962 et 997.
3. *Ibid.*, p. 990.
4. *Ibid.*, p. 992 et 1000.

à la race où elles se révèlent primitivement et ne peuvent conséquemment se montrer spontanément que dans celle-là, que le charbon n'est réellement spontané que chez certains animaux, et que ce qu'on a pris pour des cas spontanés chez l'homme se réduit, en dernière analyse, à des observations dont le mode de contagion a échappé, observations à cause indirecte, interne, mais avec dépendance de foyers enzootiques ou provenant de dépouilles d'animaux charbonneux destinées à l'industrie (1).

Avant de terminer cette étude si importante, ajoutons que la plupart des auteurs s'accordent à penser que, dans la grande majorité des cas, la contagion externe détermine la variété la plus commune, la pustule maligne, et la contagion interne les autres variétés que nous avons admises. Les faits contraires à cette doctrine ne sont pas rares, car il existe des exemples de pustule maligne secondaires à un empoisonnement préalable, et d'autres de charbon symptomatique, d'œdème malin et de fièvre charbonneuse, causés par l'inoculation directe, par un mode quelconque de contagion externe; mais ils n'en demeurent pas moins comme exceptionnels, sans influence contre l'ensemble des faits observés.

1. M. le docteur Brochard vient de publier une observation intéressante de pustule maligne simulant la spontanéité, dont, après des investigations sérieuses, il a pu établir l'origine animale : il s'agit d'un charpentier atteint de pustule maligne à la main, après s'être blessé en déchargeant d'un navire des bois qui avaient été en contact prolongé avec des ballots de toisons d'Amérique. (Voir *Journal de médecine* de Bordeaux, août 1866.) Combien de prétendues pustules malignes spontanées de ce genre!

CHAPITRE III

Symptomatologie, Marche et durée, Variétés.

La maladie charbonneuse de l'homme est une dans son principe, dans son essence, mais variable quant à son expression morbide, à ses caractères objectifs. L'étude de ses symptômes, pour être exacte, doit conséquemment être faite non d'une manière générale, ce qui prêterait au doute et jetterait infailliblement dans la confusion, mais d'une manière nette et distincte dans chaque variété principale, sauf à faire ressortir ensuite le fond commun sur lequel reposent les descriptions séparées.

PUSTULE MALIGNE.

La variété dominante, la seule qu'aient observée nombre de médecins, la seule aussi, sans doute pour les mêmes raisons, qu'admettent quelques auteurs, est la pustule maligne. C'est par elle que nous commencerons et sur elle que rouleront la plupart des considérations que nous aurons à développer. Avant d'aborder sa description, nous avons à faire, comme pour la définition générale de la maladie [1], des réserves critiques sur la justesse de la dénomination qui lui a été appliquée, dénomination tellement fautive que le mot pustule, signifiant « une très-petite tumeur qui suppure au sommet » [2], tend de prime abord à induire en erreur en faisant croire à un signe, la formation et l'existence du pus, non-seulement des plus rares

1. Voir p. 1.
2. *Dictionnaire de Nysten*, p. 1252, 12e édit.

dans cette variété du charbon humain, mais qui impliquerait, s'il se révélait à l'observateur instruit, ainsi qu'on le verra plus tard, la négation même de la nature charbonneuse qu'on lui aurait attribuée. A l'exemple de plusieurs de nos devanciers, non moins choqués que nous de ce non-sens nosologique, irons-nous proposer une appellation plus exacte de la maladie? de la nommer, par exemple, vésicule ou papule maligne? Pas le moins du monde; la force de l'habitude l'emporterait d'ailleurs sur tous nos efforts, et peut-être ne réussirions-nous qu'à augmenter l'incertitude, déjà si grande, qui règne, pour beaucoup d'esprits, à propos de cette classe de maladie. La pustule maligne a une telle notoriété qu'il faut se garder de toucher au nom qu'elle porte, si peu légitime qu'il soit, et que nous nous serons mis suffisamment en règle avec la vérité et la logique en formulant ces réflexions. Arrivons maintenant à notre sujet.

La division des symptômes d'Énaux et Chaussier en quatre périodes, fondée sur les caractères apparents de la pustule maligne, ne nous semble ni rationnelle, ni conforme à une judicieuse observation, car il est un grand nombre de pustules malignes qui se terminent par la mort ou par la guérison sans compléter leur développement. Nous ne pouvons pas adopter non plus la division de M. Bourgeois ne comprenant que deux périodes, *locale* ou d'*éruption* et d'*intoxication*, auxquelles M. Raimbert a cru devoir en ajouter deux, la première ou d'*inoculation*, et une quatrième dite d'*incubation* (1). Cette division n'est, en effet, guère plus rationnelle que celle d'Énaux et Chaussier, car, tandis que ces derniers prenaient l'affection telle qu'elle s'offrait à leurs yeux, MM. Bourgeois et Raimbert regardent comme fait démontré et constant l'inoculation, qui n'est tout au plus qu'un des modes de production de la pustule

1. *Traité pratique de la pustule maligne*, p. 134.

maligne, et considèrent l'intoxication comme une conséquence de l'éruption, tandis qu'elle peut, dans quelques circonstances, en être le point de départ. Cela ne serait donc juste que si l'affection provenait toujours de cause externe, ce qui est loin d'être exact et confirmé par l'expérience.

La division symptomatologique qui ne préjugerait en aucune manière soit la cause, soit les caractères physiques, mais qui donnerait accès à tous les faits, à toutes les nuances symptomatiques, serait, à notre avis, plus naturelle et plus en rapport avec nos exigences séméiologiques. Pouvons-nous espérer échapper de la sorte à cette confusion de descriptions, source inévitable de la confusion de traitement, qu'ont fait ressortir MM. Maunoury et Salmon avec une force de conviction qui touche cependant parfois à l'exagération (1), quand on sait que pour eux le seul moyen de diagnostic infaillible, qui ne l'est pas toujours, comme on le verra plus loin, consiste dans la pratique de l'inoculation de la maladie charbonneuse aux animaux. Aussi nous contenterons-nous, dans notre description, de partager la maladie en trois périodes : *incubation*, *invasion*, *terminaison*. La première, ou l'incubation, s'appliquera aussi bien à la pustule maligne inoculée qu'à la pustule maligne résultat de la simple imbibition des tissus ou de la contagion par absorption interne. La seconde, ou l'invasion, permettra de décrire la marche et les différents caractères de l'affection, ce que voulaient Énaux et Chaussier, et ce que leurs continuateurs, MM. Bourgeois et Raimbert, ne peuvent obtenir ni exprimer en s'arrêtant à la dénomination d'éruption qui ne comprend, de toute évidence, qu'une variété de pustule maligne. Enfin la troisième, ou la terminaison, embrassera à la fois et facilement les différents modes de guérison et d'aggravation, jusques et y compris l'intoxication prompte, foudroyante, et l'intoxication lente, pro-

1. *Gazette médicale* de Paris, 1857, p. 734 et suiv.

gressive, la fièvre charbonneuse. C'est beaucoup, dans les sciences naturelles, que de simplifier sa marche et de savoir l'adapter à l'observation elle-même, cette clef de voûte de toute description exacte et rationnelle.

Incubation. — Les symptômes propres à cette période ne varient pas moins pour leur caractère que pour leur durée, suivant que la maladie provient de cause externe ou de cause interne. Dans le premier cas, au point où l'inoculation, le dépôt et l'absorption du virus se sont effectués, il se produit une sensation de chaleur, de prurit, de picotement, de fourmillement et même d'engourdissement; il existe parfois en même temps un malaise général, un sentiment de lassitude, et l'appétit diminue. Cet état, qui souvent dure peu, à peine quelques heures, et fait place à des symptômes plus ou moins alarmants, ne se prolonge guère au delà de cinq jours; puis il est remplacé par les signes externes, constituant la deuxième période. Assez habituellement les malades, surtout à la campagne, ont de la difficulté à bien déterminer la durée de ces symptômes primitifs; ils en éprouvent davantage encore à indiquer le rapport existant entre ces accidents et leur cause présumée, excepté toutefois quand celle-ci est manifeste, comme une blessure quelconque, une piqûre. Dans le second cas, les troubles généraux l'emportent sur les phénomènes locaux : malaise, inappétence, nausées, diminution des forces devenant peu à peu une véritable prostration; découragement, tristesse, quelquefois idées singulières et lugubres, crainte et pressentiment de la mort; abaissement du calorique, frissons, mouvements fébriles, puis fièvre et apparition des symptômes locaux; parfois même la maladie se borne aux symptômes de cette première période, qui vont en s'aggravant de plus en plus et constituent la fièvre charbonneuse proprement dite, dont le souvenir des antécédents du malade, tels que l'usage de la viande d'animaux charbonneux, la cohabitation avec les animaux malades, leurs dépouilles ou avec des personnes atteintes de pustule maligne, et aussi les signes microscopiques, aident à déterminer la nature; mais, il faut le reconnaître, les symptômes locaux font rarement défaut, et le diagnostic reste indécis tant qu'ils sont absents. La durée de cette période, lorsque la contagion a eu lieu par absorption interne, par infection, est généralement plus prolongée; elle peut être de huit jours et plus; je l'ai vue aller jusqu'à quinze jours (6e obs.). Bidault de Villers a cité des exemples de maladie charbonneuse survenue douze à quinze jours après l'usage d'une viande qui l'avait communiquée à un grand nombre de personnes. Bayle rapporte, de son côté, l'observation d'un officier de santé qui n'en aurait été atteint que quatre-vingt-dix-neuf jours après s'être inoculé le virus en ouvrant une mule morte du charbon [1]. Ce n'est pas, après tout, plus inadmissible que l'invasion de la rage après cent trente jours d'incubation, comme j'en ai rapporté un cas bien authentique [2]. Cependant, nous estimons avec M. Rayer que cette période d'incubation ne dépasse guère, en général, une durée de quelques heures à cinq ou six jours.

Invasion. — Il est peu ordinaire que les personnes atteintes de pustule maligne réclament les soins du médecin avant l'arrivée des accidents morbides qui constituent cette seconde période. Au point où se percevaient la chaleur, la démangeaison ou le fourmillement dont il a été parlé, apparaît un bouton rougeâtre de petite dimension, plus ordinairement une tache rougeâtre, une sorte de tache de puce [3], qu'il est rarement possible de constater tant elle est fugace ou faiblement prononcée, qui s'agrandit

1. Raimbert, *op. cit.*, p. 123.

2. *Recueil de mémoires de méd. et de pharm. milit.*, t. XVII, 2e série, p. 181.

3. Aussi, dans quelques pays, en Bourgogne notamment, cette affection est-elle connue vulgairement sous le nom de *puce maligne*.

rapidement sans dépasser guère les proportions d'une lentille, se fait saillante, comme papuleuse et en partie vésiculeuse; puis change de coloration, devient livide, d'une teinte ardoisée, parfois noire; s'aplatit et se plisse, s'entoure, à ce moment, d'un cercle ou aréole de couleur plus claire, tantôt rougeâtre, tantôt orangée, où s'élèvent de petites phlyctènes en nombre variable, peu perceptibles d'abord, puis se développant, se juxtaposant et se confondant en partie et par places, et formant une sorte de bourrelet, donnant issue, quand on les déchire, à une sérosité citrine ou roussâtre, et se reformant après leur rupture. Dès lors la tache ou papule centrale se durcit, se déprime, semble parfois devenir tuberculeuse, et forme un point gangréneux qui fait rarement défaut et prend un accroissement rapide si l'art n'intervient pas. Cet état ne reste pas longtemps stationnaire : le tissu cellulaire sous-jacent se durcit, s'œdématie dans un rayon encore restreint, mais déjà considérable; parfois, mais plus rarement, des traînées rougeâtres, partant de la tumeur et aboutissant aux ganglions collecteurs, témoignent de la participation des lymphatiques à l'irritation morbide. La démangeaison augmente aussi et alterne avec une sensation cuisante, ce qui excite le malade à y porter sans cesse les doigts. C'est le moment propice par excellence pour agir et arrêter les développements du mal, comme nous le verrons à l'article de la terminaison.

D'après Énaux et Chaussier, vingt-quatre ou trente-six heures suffisent pour que la pustule maligne accomplisse ses différentes phases d'éruption [1]; mais nous croyons que cette règle, si elle existe réellement, subit de nombreuses exceptions. Nous avons observé, en effet, et l'enquête nous a appris que, chez bien des personnes, les signes locaux, tels que la papule et l'aréole vésiculaire, restent stationnaires pendant plu-

1. *Op. cit.*, p. 185.

sieurs jours, n'ayant guère qu'un diamètre de 3 ou 4 millimètres, et que ce n'est que lentement et après ce laps de temps écoulé qu'ils acquièrent leur complet développement, qui peut atteindre jusqu'à 3 centimètres, l'eschare centrale, l'aréole vésiculaire et l'engorgement sous-jacent ou tumeur charbonneuse compris. Nous avons vu des pustules plus étendues encore (7e obs.). Très-souvent, cependant, elles sont plus restreintes, et ce ne sont pas les moins graves. Enfin, quoique ce soit assez rare, il se rencontre des pustules dépourvues ou d'eschare centrale, ou de cercle vésiculaire, et se continuant sans démarcation avec les parties ambiantes.

Il est regrettable, nous le répétons, que l'usage ait prévalu de donner à cette affection le nom de pustule maligne, puisque le bouton qui la caractérise ne contient jamais de pus, mais toujours de la sérosité; pourtant, serait-il plus juste et plus avantageux, comme M. Bourgeois, qui a donné une si bonne étude de ses divers symptômes, l'a proposé depuis longtemps, de l'appeler vésicule maligne ([1]), la vésicule n'étant pas le symptôme initial et pouvant même faire défaut? Il est permis d'en douter.

L'affection procède-t-elle de cause interne, les caractères symptomatiques subissent une modification plus ou moins notable. « Dans quelques cas, dit M. Bourgeois, qui n'a en vue que l'affection charbonneuse de cause externe, il arrive qu'à peine le bouton a-t-il paru, que déjà quelques troubles généraux se manifestent. » ([2]) Or, nous croyons que si le médecin d'Étampes y avait regardé de plus près, il aurait vu que dans plus d'une circonstance ces symptômes généraux avaient précédé les accidents locaux. La fièvre d'incubation, encore peu prononcée, devient plus continue et plus intense ; le malade accuse une soif que rien n'apaise, une ardeur, une chaleur intérieure gé-

1. *Archives générales de médecine*, 1843, t. I, p. 186.
2. *Traité pratique de la pustule maligne*, p. 55.

nérale ou fixée tantôt dans la poitrine, tantôt dans la cavité abdominale; au dehors, les points rouges et cuisants se durcissent, se noircissent et se dépriment à leur centre, leurs bords et leur base se gonflent, s'œdématient, prennent une coloration rouge sombre, se recouvrent de phlyctènes qui dépassent souvent leurs limites; si la région sur laquelle apparaît la tumeur charbonneuse est riche en tissus extensibles, comme le cou, le sein, etc., le gonflement atteint, en très-peu de temps, vingt-quatre heures, une seule nuit même, les plus grandes proportions, et change d'une manière effrayante la configuration normale. Souvent les points charbonneux se multiplient : on en compte deux ou trois ou un plus grand nombre sur une surface plus ou moins étendue, mais presque toujours pourtant dans la même région du corps, ce qui a fait penser à quelques observateurs que le virus charbonneux avait de la tendance à s'accumuler sur les mêmes points au lieu de se disséminer, et l'on a voulu faire reposer sur ce caractère un élément de pronostic. Dans ces circonstances, les systèmes lymphatique et glandulaire prennent une part plus ou moins grande à l'inflammation charbonneuse. On observe alors, surtout si le siége de la pustule se trouve sur les membres, des traînées rouges qui commencent vers la pustule et se dirigent suivant le trajet des lymphatiques superficiels, analogues en cela, dit M. Bourgeois, aux traînées inflammatoires qu'on rencontre dans beaucoup d'autres cas; ce qui ne doit pas, par conséquent, faire admettre par cela seul, à l'exemple de beaucoup de gens des campagnes, l'existence du charbon [1].

Il n'est pas rare non plus que les glandes, les ganglions lymphatiques engorgés se couvrent de taches ecchymotiques et de points charbonneux secondaires (6e obs.).

La nature de ces divers accidents est la même dans les deux

1. *Op. cit.*, p. 188.

cas; les caractères secondaires seuls ne sont pas entièrement semblables, et l'on s'explique sans peine comment, tout en étant d'accord sur le fond et le principe de la maladie, les auteurs les plus rigoureux et les plus compétents ont admis, sur la foi de ces signes extérieurs, plusieurs espèces d'affection charbonneuse de l'homme.

D'autres, moins bien avisés, y veulent voir autant de maladies distinctes: une étude plus complète, plus raisonnée des causes, une analyse plus réfléchie et plus pénétrante des symptômes, de la corrélation existant dans chaque série de charbon par cause externe, et de charbon par cause interne, par inoculation ou par infection, entre les symptômes généraux et locaux et ces mêmes circonstances étiologiques, dissiperaient sans retour le doute qui pèse à cet égard sur les meilleurs esprits. Que n'a-t-on pas dit, que n'a-t-on pas écrit des divers cancers, des différents types de fièvre typhoïde, jusqu'au jour où les découvertes cliniques et anatomiques ont permis de se prononcer souverainement sur l'unité de chacune de ces affections! Il en doit être de même du charbon et de toutes les maladies spécifiques, comme nous le démontrerons bientôt.

Pour ce qui est de la tumeur mobile, dure, circonscrite, sur laquelle reposerait la vésicule initiale, et qu'après Énaux et Chaussier beaucoup d'auteurs ont continué à décrire, nous ne l'avons pas constatée dans les cas soumis à notre observation : aussi nous sommes-nous abstenu de la mentionner dans notre description, d'accord en cela avec les médecins de la Beauce qui, de nos jours, ont le plus porté de lumières dans cette étude, et notamment MM. Salmon et Maunoury [1]. Ces derniers vont jusqu'à dire que c'est l'absence de noyau à la base de la pustule qui leur sert à différencier la maladie de l'anthrax et du

1. *Gazette médicale* de Paris, 1857, p. 785.

furoncle [1]. Il ne faut toutefois pas confondre ce noyau avec l'engorgement périphérique consécutif, qui peut prendre les plus grands développements, ainsi que nous le verrons tout à l'heure.

Terminaison. — Sauf la fièvre charbonneuse sans manifestations externes, qui, après des progrès rapides, fait périr les malades ou se termine, ce qui est plus rare, par la guérison, les deux types de charbon, par cause externe et par cause interne, se rapprochent par les plus grands traits de ressemblance. Abandonnée à elle-même, ou, ce qui est à peu près le même sinon pire, attaquée mollement avec des moyens insuffisants, la maladie suit les phases suivantes : le point central noir se gangrène, se sépare des parties rouges, tombe en détritus; le gonflement périphérique augmente en profondeur et en étendue; il devient parfois emphysémateux, c'est-à-dire qu'on y perçoit de la crépitation due à l'infiltration gazeuse, signe certain d'une décomposition interstitielle déjà avancée, mais assez rare du reste, puisque M. Bourgeois, malgré sa longue expérience, l'a peu observé [2]; les vésicules phlycténoïdes se multiplient au-dessus et au-dessous de la tumeur; il s'en développe même parfois secondairement loin des premières, voire sur un membre opposé, ce que l'ignorance fait prendre pour autant de pustules nouvelles, et que le médecin ne doit considérer que comme une des manifestations de l'intoxication générale. L'œdème gagne les parties les plus lointaines; la peau des régions voisines devient livide, ecchymotique, se distend démesurément, d'où résulte pour les organes des formes et des dimensions monstrueuses. Ce gonflement présente généralement une grande dureté, comme squirrheuse, et diffère en cela non moins de l'œdème que du gonflement inflammatoire; en d'autres termes, plus on se rapproche

1. *Op. cit.*, p. 786.
2. *Traité pratique de la pustule maligne*, p. 9 et 65.

du centre et plus la consistance est grande; plus, au contraire, les parties sont excentriques et moins elles présentent de résistance au toucher. Une odeur infecte, *sui generis,* s'exhale autour du malade; le pouls devient de plus en plus fréquent et perd du côté de l'ampleur et de la force ce qu'il a gagné du côté de la fréquence; c'est la fièvre d'intoxication dans toute sa force : le patient gémit, se plaint d'être dévoré par la soif, par des douleurs cuisantes de poitrine ou de ventre, tandis qu'il assure que ses plaies et les surfaces charbonneuses sont insensibles; il est privé de tout sommeil, de tout repos; conserve, au milieu d'un demi-délire intermittent, rarement plus prononcé, quoique nous en ayons vu des exemples (11e obs.), notamment quand la maladie siége à la tête, l'intelligence la plus nette et la conscience de sa position; s'agite, veut se lever, se désespère, appelle la mort, fait horreur et pitié, et succombe épuisé dans une lutte des plus douloureuses. D'autres fois, la période ultime se caractérise par une grande prostration et par un ensemble de symptômes que M. Bourgeois a comparé, non sans raison, à l'algidité cholérique (1).

Quand, au contraire, la guérison doit survenir, les divers symptômes dont il vient d'être parlé, l'œdème surtout, rétrogradent avec une grande rapidité; les vésicules, les phlyctènes se flétrissent, la coloration devient de moins en moins foncée, la chaleur locale augmente, la tumeur charbonneuse et les points d'engorgement voisins, lymphatiques, celluleux ou glandulaires, offrent encore de la persistance et font saillie sur les parties environnantes qui se dépriment; mais la pustule ou plaque charbonneuse, cautérisée ou non, se déterge, s'étale, s'élargit, par suite de la perte de substance résultant du sphacèle des portions charbonneuses ou de la destruction causée par le cautère; les téguments voisins de la tumeur prennent

1. *Op. cit.,* p. 14.

une teinte rosée; une suppuration de plus en plus louable s'établit parfois dans le voisinage sous forme d'abcès, ordinairement dans la tumeur elle-même; enfin, des bourgeons charnus apparaissent. En même temps le pouls se ralentit, devient plus ample et plus fort, la peau plus humide, le moral se relève, l'espoir se réveille, l'appétit renaît, la soif s'éteint, et si des accidents secondaires, dépendant d'une suppuration ou d'un travail de réparation irrégulière, ne surviennent pas, la résolution s'opère naturellement et assez vite, et il ne reste plus souvent de ces vastes lésions qu'une cicatrice peu visible, à moins que des organes importants, tels que les paupières, le nez et les lèvres, n'aient été envahis par le mal ou n'aient dû être détruits par les agents curatifs. On ne peut assez admirer la puissance réparatrice de la nature, qui fait que des pertes de substances même profondes, avec dénudation des muscles, des vaisseaux et des nerfs, n'entraînent la plupart du temps ni infirmités, ni trouble des mouvements ou de la circulation.

Le charbon a cependant parfois une marche et des caractères autres que les précédents et qui lui ont fait donner le nom de foudroyant. Il convient que nous en disions quelques mots, quoique nous pensions aussi qu'un certain nombre de cas semblables soient entachés d'erreur au point de vue de la date de l'apparition du mal, le public n'y prenant garde souvent que quand ils ont revêtu toute leur gravité : les différentes périodes sont écourtées ou même font à peu près défaut; après quelques heures à peine de malaise, d'accablement, de frissons mêlés de chaleur, la pustule ou la tumeur symptomatique apparaissent, les parties voisines conservent leur état normal plutôt qu'elles ne se gonflent, tous les topiques, les caustiques même sont impuissants, l'état s'aggrave rapidement, les signes d'intoxication générale s'annoncent, tels que le frisson, la lassitude, la céphalalgie, le délire avec agitation ou une prostration extrême, et à peine a-t-on eu le temps de constater la nature du mal que la mort survient (9e et 10e obs.). La terminaison funeste peut même avoir lieu sans agonie, en pleine connaissance, sans que le malade, la famille et le médecin s'attendent à une fin aussi soudaine. Moins de vingt-quatre heures parfois, cinq jours au plus, marquent le début et la fin de cette redoutable affection, qu'on a aussi bien constatée dans le cas d'inoculation que dans celui d'absorption interne, comme, par exemple, après un séjour prolongé dans une étable où se trouvent beaucoup d'animaux charbonneux et après l'alimentation avec des viandes imprégnées du virus.

Durée et marche. — La durée et la marche de la maladie n'ont donc rien de fixe ni de déterminé, puisque celle-ci peut être d'une brièveté et d'une rapidité extrêmes, ou, au contraire, d'une longueur et d'une lenteur très-grandes.

Sans invoquer une différence dans la nature de la maladie pour rendre raison de ces irrégularités morbides, il est plus simple et plus vrai de penser que le même virus a plus ou moins de concentration, de force, que les individus ont plus ou moins de prédisposition, de puissance de réaction; c'est ce qu'a voulu exprimer le docteur Boursier en disant que la rapidité si variable de la marche du charbon « tient à la nature plus ou moins corrompue (virulente?) du principe inoculé et à la susceptibilité de l'inoculé. » Dans la plupart des maladies contagieuses et virulentes n'observe-t-on pas les mêmes différences, qui n'impliquent en aucune manière une différence de nature? La variole n'est-elle pas souvent rapide et des plus graves dans son évolution? La fièvre typhoïde n'est-elle pas tantôt très-lente, à périodes bien tranchées, mais longues à se dessiner, tantôt, au contraire, promptement grave et même mortelle? Il ne faut donc pas s'en laisser imposer par ces nuances, et ne pas s'étonner qu'il y ait des charbons presque bénins dans leurs allures et d'autres auxquels le nom de malin ne suffit en quelque sorte plus. En considérant bien ce qui se passe en pathologie épidémique surtout, on cesse de voir là une exception, on n'y reçonnaît plus que le caractère propre à toutes les affections de ce genre; l'exception serait plutôt qu'il en fût autrement, c'est-à-dire que les maladies charbonneuses se montrassent toujours identiques non-seulement pour le type, mais pour leur marche et leur durée.

La marche de la maladie, éclairée par la connaissance des causes, est en général régulière et suffisamment appréciée. La durée, au contraire, n'a rien de fixe, rien de certain, ni pour chacune des périodes admises par les auteurs ou par nous, ni pour l'ensemble de la maladie. On peut l'établir approximativement, et rien de plus. Pour ceux qui ne veulent que des symptômes visibles ou matérialisés en quelque sorte, la période d'incubation se borne à fort peu de chose, si même ce n'est pas déjà le début de l'invasion; celle-ci, que les auteurs qui n'acceptent pas franchement la possibilité de la maladie par absorption interne du virus dénomment plus volontiers période d'éruption, n'est pas plus exactement limitée, quoiqu'on se plaise à lui donner une durée d'environ neuf jours, que nous avons vue souvent être moindre ou supérieure; quant à la troisième, elle est ou très-courte, en cas de mort, ou très-longue, pour ainsi dire illimitée, en cas de guérison et de lésions profondes.

C'est donc, d'une part, la difficulté de déterminer le commencement, les premiers symptômes de la maladie, et, de l'autre, la manière arbitraire avec laquelle les praticiens notent la terminaison, la prenant les uns quand la fièvre d'intoxication ou quand les progrès du mal sont jugés et arrêtés, les autres à la fin du travail de réparation ou dans le cours même de cette période, qui fait qu'on ne s'entend pas sur la durée et qu'elle paraît tantôt si courte et tantôt si longue.

Nous en avons la preuve la plus convaincante dans les documents de l'enquête [1] : sur 66 observations où la durée a été inscrite, nous trouvons :

De	1	à	10 jours	....	28 cas.
—	11	à	20	....	13
—	21	à	30	....	10
—	31	à	40	....	4
—	41	à	50	....	2
—	51	à	60	....	4
—	61	à	70	....	0
—	71	à	80	....	2
—	81	à	90	....	1
—	91	à	100	....	0
—	101	à	110	....	0
—	111	à	120	....	2

Les durées extrêmes sont 4 jours et 120 jours. On voit que dans les premières séries de ce tableau, de beaucoup les plus fournies, on s'est laissé guider surtout par l'idée de fixer la terminaison de la maladie au moment où les principaux accidents sont conjurés, et que dans les dernières, qui sont de moins en moins remplies, on a eu en vue le travail de cicatrisation, qu'on a compris dans la durée générale.

En groupant ces chiffres, nous trouvons que 51 cas sur 66, soit 77 pour 100, ou plus des trois quarts, se sont terminés dans les trente premiers jours. Nous pensons qu'il faut s'arrêter à cette donnée.

En décomposant les trois séries qui représentent ce total, on obtient :

Pour la série de	1 à 10 jours	28 cas.
—	......	11 à 20	13
—	......	21 à 30	10

D'où il ressort qu'en fixant la durée totale de la maladie de

1. P. justific. n° 4.

dix à trente jours, on se rapproche autant que possible de la vérité. Nous estimons que cette durée totale peut être exprimée dans chacune des périodes que nous avons admises par les chiffres suivants, qui concordent pleinement avec la majorité des faits observés :

Période d'incubation	1 à 6	jours.
— d'invasion	8 à 15	
— de terminaison	3 à 9	
	12 à 30	jours.

Nous nous rangeons donc à l'avis des médecins qui considèrent la maladie comme jugée, quand les accidents généraux sont dissipés et que la résolution des organes envahis s'est prononcée et établie d'une manière certaine. Le reste n'est plus qu'un travail de réparation et pour ainsi dire de convalescence chirurgicale, absolument comme on compte la terminaison des maladies aiguës, pneumonies, fièvres typhoïdes et autres, au moment où la médication active est suspendue et où la convalescence est confirmée.

VARIÉTÉS.

La pustule maligne peut avoir les caractères physiques les plus différents, être saillante ou déprimée, sèche ou humide, large ou étroite, entourée d'une large surface enflammée, érysipélateuse ou isolée au milieu d'une région saine en apparence, sans que ces signes extérieurs puissent non-seulement influer sur sa nature, toujours la même, ou sur sa dénomination. Nous n'admettons donc pas plus qu'Énaux et Chaussier et les auteurs contemporains, les variétés qu'on a voulu faire reposer sur de simples différences symptomatiques pouvant se diversifier à l'infini.

Il est cependant plusieurs variétés véritables de la maladie charbonneuse qu'on ne saurait méconnaître, mais sur le compte desquelles il est bon de s'entendre : ce sont l'*œdème malin*, la *tumeur charbonneuse symptomatique* et la *fièvre charbonneuse* sans manifestation externe, et qui correspondent, la première, à ce qu'on a appelé le charbon blanc des animaux; la seconde, aux tumeurs charbonneuses symptomatique et idiopathique de la race chevaline, chez laquelle même la pustule ne serait pas très-rare; la troisième, à la fièvre charbonneuse ou charbon interne, sang de rate, maladie de sang, qu'on observe principalement dans les races ovine et bovine.

1° Œdème malin.

Cette forme a été signalée par M. Bourgeois et a été admise par la plupart des médecins qui ont publié des travaux sur les maladies charbonneuses, sauf par M. le docteur Babault, d'Angerville, qui pense qu'elle n'est autre que l'œdème gangréneux (1). Or, il suffit de remarquer que M. Babault prétend avoir guéri la plupart des œdèmes de ce genre avec les sangsues, et que, de l'aveu de MM. Bourgeois, Raimbert et autres, auxquels nous pouvons ajouter notre propre témoignage, l'œdème malin résiste généralement aux sangsues et aux moyens de traitement les plus énergiques.

M. Bourgeois a cru tout d'abord que cette variété avait pour siége unique les paupières, car c'est la région où on la rencontre de préférence; mais l'expérience lui a fait voir depuis qu'elle peut se rencontrer ailleurs, et quoiqu'elle ne repose pas encore sur un nombre de faits considérable, elle présente des caractères assez tranchés pour qu'on ne la confonde pas avec la pustule maligne proprement dite, dont elle partage du reste la

1. In *Union médic.*, 1858, numéro du 9 janvier.

nature et les principaux attributs. On verra d'ailleurs plus loin que des expériences d'inoculation et l'examen microscopique entrepris dans un cas bien tranché d'œdème malin ont entièrement justifié les idées du médecin d'Étampes. Nous en fournirons un spécimen intéressant dans les quelques observations dont nous ferons suivre ce travail (10e et 11e obs.). Le docteur Colson, de Beauvais, cite de son côté deux exemples d'affection charbonneuse sans pustule qui m'ont paru appartenir à l'œdème malin.

Étiologie. — L'œdème malin ayant été rencontré surtout aux paupières, aux lèvres, autour des seins, sur les parties supérieures et latérales de la poitrine, et, en général, dans les régions où les tissus profonds sont recouverts par un épiderme ténu, par une muqueuse, et sont facilement perméables, on en a conclu que le virus devait y être absorbé par imbibition plutôt que par inoculation, et que c'était là une des causes de cette variété. On a cru en trouver une autre dans la dilution du virus dans un liquide de facile absorption, tel que la salive, la sueur; enfin on s'est demandé, en face de l'insuffisance de ces explications, si l'œdème malin ne provenait pas quelquefois de l'infection préalable de l'économie par l'introduction du principe septique dans les voies digestives ou respiratoires. Examinons rapidement la question.

Nous ne voyons pas d'abord quelle différence assez radicale existe entre l'absorption par simple imbibition des tissus ou par inoculation, pour rendre un compte satisfaisant de caractères si opposés dans les résultats de l'absorption. Par l'un et l'autre procédé, le principe contagieux arrive sur les couches absorbantes et doit produire les mêmes effets. N'avons-nous pas prouvé d'ailleurs que l'inoculation proprement dite était de beaucoup la cause la moins ordinaire, et que, parmi les causes externes, l'imbibition par simple dépôt, par frottement, par contact répété, l'emporte sur elle? or, pourquoi l'œdème malin, produit par une circonstance si fréquente, est-il pourtant si rare et si peu étudié encore? Nous citerons un exemple de contagion par simple imbibition : la contagion a été lente, mais il en est résulté une pustule et des accidents formidables (7e obs.). L'analogie combat, du reste, victorieusement cette interprétation : la syphilis est-elle différente en cas d'inoculation ou d'absorption interstitielle, c'est-à-dire d'imbibition, qui est son mode de propagation le plus habituel? Le virus vaccin n'a-t-il pas donné, entre les mains de plusieurs observateurs, d'aussi belles pustules par le frottement, c'est-à-dire encore par imbibition? Qu'on choisisse pour cela une surface recouverte d'une muqueuse, d'un épiderme très-mince, c'est tout naturel; mais le fond des choses n'en reste pas moins le même. C'est aussi ce qui contribue à faire comprendre la fréquence plus grande de la maladie charbonneuse dans ces sortes de régions, ainsi que nous l'avons dit en étudiant le siége où elle apparaît.

L'explication de la dilution du virus par la salive, la sueur, etc., n'est pas moins hypothétique et insuffisante. Nous avons annoncé, en effet, au chapitre de l'étiologie, que la dilution du principe charbonneux, dilution qui ne peut jamais être considérable, est au contraire une condition favorable à la contagion; et puis, faut-il une si grande quantité de virus pour produire une maladie contagieuse? La particule la plus déliée, si elle n'a pas subi d'altération intime, n'est-elle pas un germe fécond et apte à la reproduction du type dont il provient? Que plusieurs germes réunis, qu'une portion de tissu charbonneux donnent une plus grande certitude d'action, je le conçois sans peine; que leur produit ait plus de force, plus d'activité morbide, soit encore; mais je ne vois pas là de raison pour que le virus charbonneux plus ou moins dilué ou absorbé en nature donne ici une pustule maligne et là l'œdème malin, qui, par parenthèse, est plus grave souvent et plus rapide dans sa marche que la simple pustule (10e et 11e obs.), ce qui prouve encore que le principe d'où il découle n'a rien perdu de sa force, et que le fait de la dilution n'y est pour rien.

Reste la théorie de l'infection préalable ou l'introduction du virus soit par la digestion, soit par la respiration. Je ne prétends pas assurément que cette circonstance, que plusieurs auteurs admettent avec timidité, comme à regret, soit facile à établir, au moins directement; mais je pense que, puisqu'on n'a trouvé pour se tirer d'affaire que deux causes qui n'ont pour elles ni l'analogie, ni la réalité des faits, il n'est pas déraisonnable d'accepter celle-ci, qui réunit en sa faveur, ainsi que nous l'avons surabondamment démontré, l'induction, l'analogie et l'expérience, preuves suffisantes s'il en fut. Nous croyons donc que la contagion interne, dans un certain nombre de cas, est l'explication la plus plausible de la différence dans la manifestation et les caractères physiques de la maladie charbonneuse. Nous croyons de plus qu'il faut faire la part de la nature même du virus, de son activité plus ou moins grande, de la composition des tissus vivants, de la constitution des individus. Suivant nous, l'inoculation, l'imbibition interstitielle pourront aussi donner lieu à l'œdème malin, non parce que le virus aura été introduit en nature ou atténué, ou dilué et en quelque sorte épanché dans les tissus, mais précisément parce qu'il a une force d'expansion, de contagion plus grande, et que l'œdème se prononce davantage, comme dans d'autres cas les engorgements cellulaires, les vésicules, les phlyctènes, les lésions lymphatiques ou vasculaires.

Symptomatologie. — L'œdème malin débute le plus généralement par une simple démangeaison, bientôt suivie d'empâtement, d'engorgement de la paupière, du sein, de l'aisselle, suivant qu'il se présente dans l'une ou l'autre de ces régions. On n'aperçoit que rarement des traces de pustule ou de plaques charbonneuses; cependant, comme les progrès du mal sont très-rapides et que le médecin n'est guère appelé que lorsque le gonflement est considérable, que le point charbonneux primitif est comme perdu au milieu de la distension des tissus, qu'il peut surtout se dissimuler dans les poils du sourcil et des autres régions, que d'ailleurs il est d'autant moins développé que l'œdème prend de plus grandes proportions (11e obs.), il est facile de comprendre qu'il échappe à l'attention des médecins même les plus expérimentés (10e obs.).

Sans discuter davantage ce côté de la question, qui n'est pourtant pas indifférent, nous dirons qu'il y ait eu un point vésiculeux, manifeste ou non, l'engorgement des tissus adjacents et de la région envahie par le charbon augmente rapidement, s'étend au voisinage, à la jouc, à la tempe, au front, à l'autre œil, au cuir chevelu tout entier, au visage, au col, si le mal a débuté sur l'une des paupières; au sein, à la poitrine, au col encore, à l'épaule et au bras, si c'est à la région mammaire; au côté de la poitrine, au tronc en totalité, si c'est vers l'aisselle. Dans tous les cas, les caractères de l'œdème se retrouvent à la périphérie, c'est-à-dire que la teinte de la peau est mate, que le doigt la déprime aisément; mais au point de départ, la dureté des tissus devient de plus en plus complète et comme ligneuse; dans le voisinage même se remarquent des engorgements partiels plus prononcés, dont la résistance à l'impression du doigt est complète aussi. L'aspect des parties centrales et les plus engorgées change également et rapidement; il est d'un rouge sombre, livide, brun noirâtre par places; la forme des organes n'est plus reconnaissable : les yeux restent clos, sont énormes et se rejoignent; le nez, les lèvres et les oreilles sont triplés de volume, la tête en totalité participe au développement des tissus et prend des dimensions monstrueuses; le col se distend et atteint le niveau du menton. Si la mort ne survient pas avant que ces symptômes se soient complétés, les parties les plus dures ou qui sont le siége de plaques brunes recouvertes souvent elles-mêmes de phlyctènes, quoique en petit nombre, se sphacèlent, et si la guérison peut être obtenue, de larges portions de tissus tombent en détritus. C'est la variété de charbon la plus redoutable, non-seulement au point de vue de l'existence, mais encore pour les infirmités qui en résultent trop souvent, car les paupières, le nez, les lèvres, une fois envahis par la gangrène, se cicatrisent ensuite irrégulièrement et des difformités à peu près incurables subsistent pour toujours. Mais, je le répète, la mort ne laisse pas le plus ordinairement le temps à ce sombre tableau de s'achever.

En effet, dit M. Raimbert, qui figure pourtant parmi les auteurs dont nous avons combattu l'opinion sur les causes de l'œdème malin, « dès le deuxième ou le troisième jour de l'apparition de l'œdème, les symptômes généraux se manifestent et les malades succombent en général beaucoup plus promptement que lorsqu'ils sont atteints de pustule maligne; il en résulte que les phénomènes locaux n'ont pas le temps d'acquérir leur entier développement. » (1) Ce que nous venons de dire s'applique également, à quelques variantes près qu'il est facile de se représenter, à l'œdème malin du sein, des côtés du tronc, et en général de chacune des régions où il peut se rencontrer. Nous ajouterons seulement que le sphacèle des parties profondes ne dépend pas toujours des ecchymoses ou taches gangréneuses de la surface, qu'il se produit souvent aussi sur les points où l'engorgement a été très-dur et a formé comme des noyaux secondaires, soit qu'un foyer charbonneux y ait pris naissance, soit qu'il n'y ait là qu'un résultat d'étranglement.

1. *Loc. cit.*, p. 255.

On ne peut rapporter qu'à l'œdème malin les notes suivantes que nous extrayons du consciencieux rapport de M. le docteur Colson, de Beauvais : « Il y a quatre ou cinq ans, deux autres malades, tous deux marchands de peaux de lapin, étaient entrés à l'hôpital dans des conditions semblables de fièvre grave avec stupeur, de gonflement de la face, du col et de la poitrine, plus dur et plus élastique que le gonflement de l'œdème, moins rouge et plus rapide dans sa marche que l'érysipèle, et si considérable que les différentes parties comprises dans le gonflement étaient confondues et que toute saillie naturelle avait disparu. Il me paraissait évident, à raison de leur profession, que ces deux malades avaient subi l'inoculation d'un virus septique qui avait pénétré dans le tissu cellulaire sous-cutané, et cependant on n'apercevait ni chez l'un ni chez l'autre de ces malades ni piqûre, ni vésicule, ni pustule, ni tubercule, ni l'aréole inflammatoire qui concentre pendant quelque temps, dans un point déterminé, le virus de la pustule maligne, et qui permet de l'atteindre et de le neutraliser avant que l'infection soit devenue générale. On peut admettre chez le premier une affection charbonneuse, car, après quelques jours, il apparaissait à la paupière une énorme eschare noirâtre qui se propagea rapidement au reste de la face, en faisant un ravage épouvantable qui a déterminé la mort; mais, chez le second, quoique l'affection parût bien de la même nature, il n'est survenu aucune gangrène locale, mais seulement une énorme tuméfaction de la peau qui, incisée largement à plus de trois centimètres de profondeur, était infiltrée d'une matière gélatineuse qui la faisait ressembler à une tranche de citron. Quoiqu'il n'y ait pas eu d'eschare dans ce cas, il est resté, ainsi que le premier, dans ma mémoire comme un exemple de l'effet de l'inoculation d'un virus septique analogue à celui qui produit la pustule maligne, à laquelle ces deux malades étaient prédisposés par leur profession. » Notre confrère ne mentionne pas le mode de terminaison de cette seconde affection; mais les incisions profondes dont il parle et les caractères symptomatiques autorisent à penser qu'il pas été autre que celui de la première.

2° Charbon symptomatique.

Cette variété, qui correspond au charbon symptomatique des animaux, ne nous arrêtera pas aussi longtemps que les précédentes, d'abord parce que la plupart des considérations étiologiques de l'œdème malin lui sont applicables, ensuite parce que par ses symptômes elle se rapproche davantage de la pustule maligne proprement dite. Nous pourrions ajouter qu'elle est presque inconnue dans les contrées où règne le plus habituellement la pustule maligne; mais si elle a pu se montrer souvent dans le midi de la France et même en Lorraine, rien ne dit qu'elle ne nous viendra pas comme nous sont venues les autres variétés de la maladie, qui naguère encore ne se révélaient chez nous qu'exceptionnellement. Croyant à la possibilité de son existence, nous n'imiterons donc pas la conduite des auteurs qui, ne l'ayant pas observée, se sont refusés à lui donner place dans leurs descriptions et l'ont même révoquée en doute. Combien de médecins, cependant, sont aussi ignorants des caractères de l'œdème malin, de la fièvre charbonneuse, et les rejetteraient volontiers si des hommes autorisés n'en affirmaient l'existence! Notre étonnement a été grand, nous l'avouons, de voir M. Raimbert lui-même, après avoir accueilli cette variété dans son traité, la combattre dans un travail plus récent, en déclarant qu'il ne peut comprendre que le même virus donne lieu tantôt à la pustule maligne, tantôt au charbon symptomatique, alors qu'il ne fait nulle difficulté d'admettre, quelques lignes plus loin ainsi que dans son livre, l'existence bien plus singulière de l'œdème malin, qui relève du même principe [1].

Le charbon malin symptomatique, dit à tort *spontané*, est un legs de la tradition la plus reculée. C'est une tumeur se terminant par la gangrène et naissant dans les pays où règnent les enzooties charbonneuses. Cette circonstance, jointe à l'absence de cause directe appréciable et de plusieurs des caractères physiques de la pustule maligne, a fait croire pendant longtemps qu'il se développait spontanément et sous l'empire des mêmes causes générales que le charbon des animaux. Cette croyance, générale au siècle dernier, nous nous étonnons de la voir partager par MM. Bérard et Denonvillers [2], et par M. Nélaton, qui, ne s'apercevant pas de l'inconséquence qu'on serait en droit de leur reprocher, n'ont pas hésité à se prononcer contre la spontanéité de la pustule maligne; ils reconnaissent, du reste, que le même virus produit les deux affections, avec cette différence assez problématique que la pustule maligne ne peut être contractée que par la peau, tandis que le charbon symptomatique peut l'être à la fois par la peau et par les membranes muqueuses [3]. Cependant, si l'on avait réfléchi qu'il n'apparaît que près des foyers épizootiques ou après l'usage des viandes charbonneuses, il eût été plus simple et plus logique d'en attribuer l'origine à ces mêmes foyers et à ce mode d'alimentation, au lieu de consacrer une vieille erreur en le déclarant spontané.

Aussi M. Littré, dont tout le monde connaît la sagacité et la haute compétence critique, n'hésite-t-il pas à penser que le virus charbonneux a « deux moyens de s'introduire dans l'économie humaine, à savoir : le contact avec la peau entamée ou non, et le contact avec les voies respiratoires »; il aurait pu

1. *Étude historique sur le charbon,* in *Gazette médicale* de Paris, 1867, p. 136 et 138.

2. *Compendium de chirurgie,* t. I, p. 278 et *passim.*

3. *Op. cit.,* p. 279 et 281.

dire et avec les organes disgestifs; puis il ajoute avec beaucoup de sens: « Je crois que cette considération pourrait lever plusieurs obscurités qui enveloppent encore l'histoire du charbon et de la pustule maligne, et permettra de reconnaître dans ces deux maladies deux formes d'une seule et même affection. » (1)

Il faut le reconnaître, les anciens confondaient sous cette dénomination toutes les tumeurs pouvant se terminer, en totalité ou en partie, par la gangrène, à savoir : la pustule maligne, le charbon pestilentiel, l'anthrax ou charbon malin, l'anthrax bénin, etc. Ce n'est que depuis Fournier (2) que ce nom a été réservé à toute tumeur charbonneuse autre que la pustule maligne et pouvant s'inoculer. Il n'en est pas moins vrai que cette variété de la maladie charbonneuse de l'homme est assez rare pour que des médecins expérimentés ne l'aient pas observée. Le docteur Colson, de Noyon, aurait-il été plus favorisé, car, dans les excellentes notes qu'il a bien voulu me communiquer, il dit en propres termes : « J'ai observé le charbon sous la forme de pustule maligne et sous la *forme diffuse* (phlegmon gangréneux) chez l'homme, à diverses époques de ma vie de médecin, principalement dans les années chaudes, l'été et l'automne. » Il n'y a pas à s'en étonner, quand on sait que la contagion interne du charbon n'est pas fréquente, et qu'elle peut produire aussi bien la pustule maligne, et surtout l'œdème malin, qui se rencontrent plus souvent. M. Raimbert a donc eu raison de dire que les idées de Fournier ont plutôt été adoptées que confirmées par des observations et des travaux ultérieurs (3). Nous emprunterons notre description au premier de ces auteurs.

Le charbon malin ou symptomatique est caractérisé d'abord

1. *Traduct. des œuvres d'Hippocrate*. Préambule du 2e livre des Epid.

2. *Observations et expériences sur le charbon malin, avec une méthode assurée de le guérir*; 1769.

3. *Traité des maladies charbonneuses*, p. 270.

par un mouvement fébrile général avec abattement des forces, des nausées, une disposition à la syncope, souvent des douleurs violentes à l'épigastre, puis par l'apparition à l'extérieur d'une tumeur peu saillante, dure et très-douloureuse, noire à son centre, d'un rouge vif et luisant à sa circonférence, et précédée ou accompagnée de vésicules livides qui se déchirent promptement et laissent échapper une sérosité roussâtre, très-corrosive [1]. Cette tumeur, qui, contrairement à la pustule maligne, est le siége d'une chaleur cuisante, de douleurs très-vives tenant de la constriction, est entourée à sa base d'un cercle enflammé prenant ensuite différentes couleurs, et s'étend plus ou moins rapidement dans les parties voisines et profondes. Une fièvre violente l'accompagne, puis elle s'affaisse; le délire, le hoquet, des suffocations, parfois des convulsions surviennent et la mort a lieu. Sa marche est souvent des plus rapides: aussi Fournier l'appelait-il *tumeur de surprise*.

Il se déclare surtout dans les fortes chaleurs, chez les classes laborieuses et soumises aux privations et à une mauvaise hygiène. On a accusé aussi les eaux croupissantes et le voisinage des étangs desséchés, comme quelques vétérinaires l'ont fait pour le charbon des animaux; mais cette supposition est loin d'être d'accord avec une observation rigoureuse, et a dû être inspirée par l'influence d'idées théoriques. Sauf le département de la Meurthe, c'est dans le midi, en Languedoc et en Provence surtout, qu'il a été remarqué jusqu'ici. Fodéré, qui l'a observé aussi le long des chaînes élevées des cols de Pol et de Senestre, a fourni ce détail, important à noter, que les habitants *s'y servent pendant la nuit des mêmes couvertures dont ils recouvrent pendant le jour leurs bêtes de somme, qui sont très-sujettes aussi au charbon* [2].

1. Raimbert, *op. cit.*, p. 269 et suiv.

2. Le mot *charbon* est un terme générique qui appartient à toutes les

Quant à l'influence de l'alimentation, elle est manifeste. Sauvage ([1]), Fournier ([2]), le reconnaissent formellement. D'après ces auteurs, en Languedoc, où les épizooties charbonneuses étaient trés-fréquentes de leur temps, les pauvres gens de la campagne avaient pour principale nourriture la chair de moutons charbonneux que les bergers et les bouchers leur vendaient furtivement, et contractaient ainsi le charbon avec une grande facilité. Ceci vient tout à fait à l'appui de ce que nous avons dit de l'étiologie des maladies charbonneuses. Si cela est vrai pour l'œdème malin, pour le charbon symptomatique et même, dans quelques circonstances, pour la pustule maligne, à plus forte raison doit-on l'appliquer à la fièvre charbonneuse sans manifestation externe, dont nous allons nous occuper.

Le charbon symptomatique a une marche aussi rapide et une issue aussi funeste, généralement, que l'œdème malin. Il siége surtout au cou et sur les parties supérieures de la poitrine, ce qui en augmente encore la gravité. Quant aux symptômes généraux, ils sont ceux, avec plus d'intensité et de rapidité, de la pustule maligne arrivée à la période d'intoxication.

3° Fièvre charbonneuse sans manifestation externe.

Ces accidents fébriles sont au charbon ce que la fièvre varioleuse sans pustules, la fièvre scarlatine et rubéolique sans éruption, sont à la variole, à la scarlatine et à la rougeole or-

variétés de la maladie; néanmoins, par abréviation, on l'applique de préférence au *charbon symptomatique;* c'est une habitude nosographique vicieuse et propre à perpétuer la confusion dont je me suis plaint déjà plusieurs fois. Mieux vaut donc répéter l'épithète *symptomatique*, quand on parle de la variété de ce nom, et réserver le mot *charbon* pour exprimer la maladie charbonneuse en général.

1. *Nosolog. méthod.*, traduct. de Gouvion, t. I, p. 525.

2. *Op. cit.*

dinaires. Ces sortes de fièvres, que les anciens admettaient sans difficulté, seraient méconnues par les plus habiles en dehors des temps d'épidémie de maladies dont elles dépendent. J'en ai déjà noté, pour ma part, plus d'un exemple. J'ai vu notamment une jeune mère, dont les enfants étaient atteints de scarlatine, éprouver de la fièvre, un mal de gorge, souffrir pendant huit à douze jours, et quand la fièvre s'était dissipée, éprouver une desquammation de la peau sans que celle-ci eût été le siége d'aucune éruption. J'en ai observé un autre cas analogue tout récemment encore, mais sans desquammation consécutive. J'ai des raisons de croire que la fièvre charbonneuse proprement dite n'est pas aussi rare qu'on le pense dans nos contrées, et pour ma part, depuis que l'expérience et la réflexion ont complété mes connaissances sur ce sujet, j'ai noté des faits que j'aurais été embarrassé autrefois de placer dans les cadres nosologiques ordinaires (12e obs.). M. Maunoury partage la même opinion, ayant observé des cas positifs de fièvre charbonneuse simple, sans éruption de pustule, d'œdème ou de tumeur extérieurs. Ils se passaient dans la Beauce, et les praticiens du pays en rencontrent quelquefois de semblables qu'ils ne peuvent rapporter à aucune des maladies connues autres que les maladies charbonneuses [1]. Au surplus, cette variété est fréquente chez les animaux, au point de se rencontrer presque uniquement dans la race chevaline.

Les symptômes de la fièvre maligne ou charbonneuse proprement dite sont les suivants : la maladie débute après de courts prodromes qui, parfois, semblent faire défaut, et revêt d'emblée un caractère grave; le pouls s'élève et prend beaucoup de fréquence; les malades ont de l'oppression, de la peine à respirer, se plaignent de fatigue, de brisement, de douleurs abdominales, de diarrhée, d'anorexie, avec nausées et soif intense;

1. *Gazette médicale* de Paris, 1855.

souvent le visage s'injecte, il y a de l'agitation, du délire; d'autres fois, on note une prostration profonde et continue, des lipothymies et même des syncopes avec conservation de l'intelligence jusqu'à la mort, qui arrive, après des sueurs froides plus ou moins abondantes et la cyanose du visage, dans l'espace de trente-six à quarante-huit heures, et rarement au bout de huit ours. Ce sont tous les signes d'un empoisonnement général.

Tel est l'état actuel de la science sur cette partie de notre étude, et nous ne nous dissimulons pas qu'à plus d'un égard il laisse à désirer et appelle de consciencieuses recherches et un contrôle rigoureux. Dans notre désir de le faire avancer quelque peu, nous avons inséré dans l'enquête générale la question de savoir si l'on a pu distinguer des variétés dans la maladie charbonneuse de l'homme. Toutes peu décisives qu'elles soient, les opinions qui se sont produites doivent être enregistrées dans leur ensemble, ne serait-ce que pour montrer combien les esprits sont encore mal préparés sur ce point. Les praticiens se partagent en deux catégories, les uns niant l'existence des variétés, les autres les admettant. Les premiers pensent qu'il n'y a de variétés que celles qui résultent soit de différences d'intensité, soit d'une période plus ou moins avancée de la maladie, soit encore de son siége; les caractères objectifs ou symptomatiques pouvant varier suivant que les parties atteintes sont plus ou moins riches en tissu cellulaire. Parmi les seconds on en distingue qui, admettant simplement une variété bénigne et une variété maligne, une pustule maligne déprimée et une pustule maligne proéminente, doivent rentrer dans la première catégorie, et d'autres qui spécifient nettement leur opinion. Ce sont ceux, d'abord, qui acceptent et déclarent avoir observé des variétés véritables déjà connues, telles que la pustule maligne, l'œdème malin, le charbon proprement dit ou *anthrax malin,* dont un médecin de Lizy-sur-Ourcq

(Seine-et-Marne) dit avoir traité trois cas, tous suivis de mort, dans une pratique de trente-neuf ans; puis ceux qui ajoutent quelques caractères à des formes connues, par exemple M. Raphaël, qui propose d'admettre des variétés de pustule maligne et d'œdème malin fondées simplement sur leur sécheresse ou leur humidité.

Le docteur Vicherat, faisant en partie retour aux idées des anciens et de quelques écoles étrangères, reconnaît deux variétés de maladies charbonneuses de l'homme : la pustule maligne qu'il appelle encore charbon essentiel, ayant pour cause un virus unique, et l'affection charbonneuse proprement dite, symptomatique ou spontanée; la première contractée par inoculation ou contagion médiate; la seconde, toujours symptomatique d'une affection générale, pouvant être précédée ou accompagnée de maladies diverses, comme la peste, une fièvre typhoïde ou éruptive (rougeole, scarlatine grave), pouvant aussi succéder à l'ingestion d'aliments végétaux ou animaux qui possèdent des qualités toxiques. Cette division tout hypothétique, favorable jusqu'à un certain point à la doctrine de la spontanéité, ne repose que sur des données difficiles à apprécier et plus encore à établir dans la pratique. Aussi arbitrairement conçue, elle ne saurait être admise scientifiquement, et se trouve en contradiction avec tous les caractères connus des maladies spécifiques.

Tel est l'état de la science et des esprits sur la question si importante et si grave de la physionomie morbide de la maladie charbonneuse : efforts éclairés et soutenus, certitude de plus en plus grande chez les uns, doute et ignorance avec affirmations peu fondées chez les autres. Il n'y a pas à s'en étonner quand on sait que naguère encore la pathologie vétérinaire elle-même, à laquelle pourtant ni les matériaux ni la lumière ne font défaut, était plongée dans le même désordre d'idées et de principes. Loin de nous la prétention de croire que la doctrine de l'unité des différentes formes de maladie charbonneuse, telle que nous la présentons, soit irréfutable; mais nous pensons que nulle autre ne donne une explication aussi plausible de faits mal connus, plus mal définis, juxtaposés plutôt que rapprochés par le lien si fort de l'expérience, de l'analogie et de la raison. Le charbon humain a ses variétés comme tant d'autres maladies; mais ces formes, ces variétés proviennent de la même source : le charbon des animaux; elles sont de même nature, ainsi que comme nous le montrerons au chapitre suivant; elles s'accompagnent des mêmes lésions générales, se ressemblent par leurs symptômes principaux, et ne diffèrent surtout que par leurs symptômes du début et par leur marche, encore que parfois, là aussi, leurs caractères se confondent. Ces différences, d'ailleurs, sont presque toujours justifiées par le mode suivant lequel s'est opérée la transmission du virus propagateur dans chaque variété. Que faut-il de plus pour légitimer une division nosologique? Tout n'est pas dit sans doute sur la question; mais nous avons la ferme conviction qu'on est entré dans la bonne voie et qu'un avenir prochain achèvera de l'éclairer.

CHAPITRE IV

Nature de la maladie. — Siége. — Nombre des pustules. — Variétés.

1° NATURE.

Les auteurs qui ont écrit sur les enzooties et les épizooties, en dénommant la maladie d'après l'idée qu'ils se faisaient de ses caractères les plus apparents et de sa nature, d'après l'influence aussi des doctrines médicales régnantes, n'ont pas peu contribué à augmenter la confusion léguée par les anciens sur ce côté de la médecine comme sur tant d'autres.

Ainsi, de nos jours encore, tandis que les uns ne voient qu'une seule et même maladie dans la *fièvre charbonneuse* du cheval, dans la *maladie de sang* de la race bovine et le *sang de rate* de l'espèce ovine, d'autres ne reconnaissent à ces deux dernières maladies que les signes de la pléthore, causée par la trop grande richesse et l'excès de l'alimentation, prenant de la sorte la cause ou une des causes pour la maladie elle-même; quelques-uns enfin, fidèles aux doctrines de Broussais, ne trouvent dans chacun de ces types que des formes de la gastro-entérite.

Une observation plus sévère, appuyée sur des expériences nombreuses et savamment poursuivies, dont le principal mérite revient à MM. Barthélemy, Dupuy et Leuret, mais surtout aux membres de l'Association médicale d'Eure-et-Loir, a apporté la lumière et l'unité dans cette grave question, comme Pinel et Louis ont eu la gloire de le faire pour la question non moins obscure et controversée des diverses formes de fièvre typhoïde. Dès lors, les hommes les plus sévères et les plus intelligents n'ont plus hésité à penser que la fièvre charbonneuse, la maladie de sang, le sang de rate, aussi bien que la pustule maligne de l'homme, sont de même nature et ne font qu'une même maladie, variable seulement pour ses manifestations symptomatiques, suivant l'espèce animale où elles se montrent; que toutes sont constituées par un principe propre, ou virus, transmissible aux espèces les plus différentes, et reproduisant, dans chacune de ces espèces, le type qui lui est propre.

Cependant, jusqu'à ces derniers temps, les observateurs précédents, au nombre desquels il est juste d'ajouter MM. Gaspard, Gendrin et Renault, avaient fait prévaloir la doctrine de la nature putride du virus charbonneux, en appuyant leur opinion d'expériences destinées à démontrer que des inoculations sous-cutanées et des injections veineuses de liquides animaux putréfiés peuvent donner lieu aux symptômes et aux lésions anatomiques du charbon. M. le docteur Raimbert, de son côté, déclare avoir répété les mêmes tentatives avec des matières animales en putréfaction et avec des liquides ou tissus empruntés à des animaux charbonneux, et être arrivé à des résultats identiques, c'est-à-dire que les expériences « *ont fait périr les lapins* qui y ont été soumis. » [1] Nous transcrivons et soulignons ces expressions à dessein ; on verra pourquoi.

Jusque-là tout est pour le mieux, et la science ne fait que confirmer l'opinion généralement accréditée qu'il suffit que les tissus animaux soient abandonnés à la décomposition pour que le principe charbonneux s'y développe et puisse y être puisé pour propager la maladie. A la vérité, tous les médecins ne partageaient pas entièrement cette manière de voir; M. Raimbert, par exemple, après avoir déduit de ses études que « les résultats de l'expérimentation prouvent d'une manière *incontestable* la nature *putride* des affections charbonneuses, du principe qui leur donne naissance et les constitue », n'hésite pas à dire sans la moindre transition que « la propriété dont jouit ce principe délétère de reproduire chez les animaux un état pathologique et des lésions anatomiques toujours les mêmes, révèle sa spécificité. » [2] Cet auteur ajoute, il est vrai, en manière de restriction, que « les substances animales en putréfaction inoculées à l'*homme* ne produisent pas des effets tout à fait semblables » [3]; mais la confusion et l'erreur, quant à la nature du virus charbonneux, n'en résultent pas moins de semblables

1. *Op. cit.*, p. 13.
2. *Ibid.*, p. 15.
3. *Ibid.*

paroles et de l'interprétation des expériences tentées par ces différents médecins.

Or, la philosophie médicale, non moins que le progrès de l'observation et de l'analyse, ne permettent pas de ratifier cette opinion. Le fluide et les tissus provenant de décomposition animale peuvent engendrer la putridité, développer une infection putride, faire mourir enfin les animaux soumis à leur action, mais non donner naissance au virus charbonneux, qui n'est virus que parce qu'il est spécifique, qu'il a sa manière d'être propre, son essence, ses lois. Et de même qu'un virus ne saurait se transformer en un virus de nature différente, le virus rabique en virus syphilitique, etc., pourquoi l'animal mort et arrivé à un état plus ou moins avancé de putréfaction, mais non primitivement atteint de charbon, aurait-il le pouvoir d'échanger le principe putride dont il est la source contre le virus charbonneux qui est un produit vivant et ayant ses conditions d'existence? Et s'il avait ce pouvoir, pourquoi n'engendrerait-il pas de même tous les virus? Il ressort donc de là que les liquides animaux putréfiés peuvent faire périr, mais non de charbon; car, ainsi que l'a sagement rappelé M. Bouillaud, toutes les fois qu'une maladie spécifique apparaît, il y a derrière elle une cause spécifique (1), ou encore, suivant M. J. Guérin, le charbon est spécifique par son origine et par la manière dont il se contracte, toute maladie contagieuse étant par cela même spécifique (2).

La justesse de cette conclusion, entrevue par M. Leuret, vient de recevoir la consécration expérimentale. M. Davaine, en effet, a démontré récemment que non-seulement les liquides et les tissus putréfiés ne peuvent pas communiquer le charbon, mais encore que l'animal charbonneux, livré à la putréfaction,

1. *Bulletin de l'Académie de médecine,* t. XXIX, p. 1001.
2. *Ibid.,* p. 1026.

perd par ce fait même la faculté de transmettre le charbon dont il a été atteint. Ces expériences ont une portée théorique et pratique trop grande pour que je ne reproduise pas, au moins en substance, la communication dont elles ont fait l'objet à l'Institut de la part de notre savant confrère :

1° M. Davaine a inoculé du sang putréfié à des lapins et à des cobayes à la dose d'une goutte, quantité qui suffit pour l'inoculation du sang charbonneux; une dose de 10, 15 gouttes tue assez souvent ces animaux, mais avec des symptômes autres que ceux du sang de rate, et leur sang ne contient pas d'infusoires;

2° Des portions (5 grammes) de foie putréfié d'animaux sains ont été mangés par 8 lapins ou cobayes : un seul mourut; au contraire, sur 6 lapins ou cobayes ayant mangé chacun 5 grammes de foie frais d'animaux morts du sang de rate, 5 moururent;

3° L'inoculation ayant été faite avec le sang d'animaux morts d'infection due à des substances putréfiées, des portions de viscères des animaux ainsi inoculés n'ont donné lieu après l'ingestion à aucun accident pathologique, et le sang est resté exempt d'infusoires.

D'où il faut admettre que les effets des substances putréfiées ne vont pas au delà de l'animal qui les a ingérées ou en a été imprégné, que l'agent toxique des matières putrides ne se régénère pas comme celui du sang charbonneux; en un mot, que la putréfaction agit sur l'économie animale comme un poison, et que le charbon agit comme un virus (1).

Aux quelques membres de l'Académie qui se sont prononcés en faveur de la septicité pure et simple du charbon, M. Bouley a répondu par un argument extra-scientifique, non

1. *Académie des sciences*, séance du 22 août 1864, in *Gaz. médic.* de Paris, 1864, p. 549.

sans valeur, tant s'en faut : c'est « que si la pustule maligne de l'homme avait sa cause dans le contact des matières septiques, putrides ou gangréneuses, ce devrait être à Paris une maladie beaucoup plus fréquente qu'elle ne l'est réellement. » [1] Elle devrait être très-fréquente aussi, ajoute M. Bouley, dans les écoles vétérinaires et dans les ateliers d'équarrissage.

J'ajouterai un témoignage des plus positifs à l'opinion de l'éminent professeur : dans l'arrondissement de Sainte-Menehould, le charbon est très-rare chez les bestiaux et presque inconnu chez l'homme; or, d'après M. le docteur Nidart, praticien très-estimé, à l'obligeance duquel je dois ces renseignements, c'est à peine si l'on commence à y enfouir les cadavres des animaux. « J'ai vu encore il y a deux ans et par les plus grandes chaleurs, m'écrit M. le médecin en chef de l'hôpital de Sainte-Menehould, qui est aussi médecin des épidémies, un arbre auquel un taupier avait suspendu 100 ou 150 de ses victimes; il est impossible d'imaginer un plus fétide foyer d'infection, et cependant, je le répète, *nous n'avons pas de maladies charbonneuses.* »

Eu égard à la théorie des bactéries ou bactéridies de M. Davaine, d'après laquelle ces infusoires formeraient un caractère constant et tout à fait spécial des affections charbonneuses, car on les retrouverait en grand nombre non-seulement chez les animaux atteints naturellement de la maladie, mais aussi dans le sang de ceux auxquels on l'a inoculée, et cela dans le plus bref délai, nous nous prononcerons avec plus de réserve, d'abord parce que, en admettant qu'ils soient propres au charbon, rien ne prouve qu'ils n'en soient pas aussi bien le résultat que la cause, ensuite parce que des corpuscules à peu près semblables ont été trouvés dans les liquides les plus indifférents. En effet, peu de temps après la communication de M. Davaine, en 1863,

1. *Bulletin de l'Académie de médecine,* t. XXIX, p. 1056.

M. Signol trouva des bactéries chez les chevaux atteints de typhus à Paris, et M. Meyerhoffer, de Berlin, en découvrit dans les lochies de femmes atteintes de fièvre puerpérale; enfin, M. F.-A. Pouchet annonça que, dans certaines circonstances, lorsque les sécrétions des muqueuses ou de quelques parties de la peau sont altérées par une phlegmasie, il s'y produit des bactéries, des vibrions et des monades, tandis que dans les sécrétions normales on ne rencontre pas ces animalcules : « Leur apparition, dit ce savant, coïncide avec l'altération morbide de ces sécrétions, lorsque la température est élevée et que celles-ci restent à la surface des membranes et s'y altèrent rapidement, sous l'influence des causes les plus propres à déterminer la putréfaction, telles que la chaleur, l'air et la lumière. » [1] M. Davaine a, jusqu'à un certain point, sanctionné cette manière de voir, en reconnaissant, dès 1860, la possibilité de la présence d'infusoires vibrioniens des genres *Bacterium* et *Vibrion* dans les produits pathologiques les plus divers [2]. MM. Coze et Feltz ne viennent-ils pas de démontrer aussi la présence en grand nombre des bactéries dans les maladies infectieuses, telles que la fièvre typhoïde, la variole et la putridité, au milieu du sérum du sang, sans qu'il soit facile de distinguer les unes des autres? [3] Est-ce à dire que la communauté de caractères microscopiques implique une identité de nature entre ces différentes maladies ou états morbides et le charbon? Évidemment non. Mais on ne pourra pas conclure davantage que les bactéries constituent le signe propre, pathognomonique de cette dernière affection.

M. Davaine, on le pense bien, n'a pas reculé devant les

1. Séance de l'Académie des sciences du 7 novembre 1864, in *Gaz. méd.* de Paris, 1864, p. 723.

2. *Traité des Entozoaires,* p. v.

3. *Mémoires de la Société de médecine de Strasbourg,* t. V, 1866, p. 157 et suiv.

objections, et s'est fait fort de prouver expérimentalement l'exactitude de sa découverte. En pareille matière, quelque estime qu'on professe pour un savant, ce n'est qu'après un débat contradictoire et suffisamment éclairé qu'on peut porter un jugement définitif. Nous craignons que la question ne soit pas tranchée absolument dans le sens des doctrines de M. Davaine, en voyant les recherches de différents micrographes aboutir à des résultats trop peu différents des siens pour qu'il n'en résulte pas du doute dans l'esprit. Tout en appuyant les doctrines de M. Davaine, leur ont-ils apporté plus de certitude, les travaux de M. Tigri de Sienne (1), qui déclarait récemment :

1° Avoir signalé le premier une forme particulière de bactéridies dans le sang humain, puis dans les intestins, chez des malades atteints d'affections à type typhoïde, fait dont l'exactitude a été contrôlée par les expérimentateurs de Strasbourg cités plus haut;

2° Avoir signalé la présence de ces êtres, avec modifications morphologiques et vitales, dans la gonorrhée virulente et dans l'inflammation chronique du sac lacrymal et du conduit nasal;

3e Avoir montré, pour le second groupe, l'efficacité des préparations balsamiques qui exercent une action toxique sur ces parasites, et amènent par suite la guérison de la maladie?

Les expériences de M. Davaine, par leur précision et la netteté de leurs conclusions, n'en ont pas moins avancé l'étude des maladies charbonneuses bien mieux que la découverte des infusoires du sang, entrevue déjà par d'autres observateurs, notamment par Fuchs en Allemagne, qui, en 1848, annonça la présence des bactéries dans certaines maladies septiques des animaux (2), fait également établi par les travaux du professeur

1. *Gazette médicale* de Paris, 1866, p. 119.

2. Coze et Feltz, *op. cit.*, p. 110; M. Davaine n'a fait sa première communication à la Société de biologie qu'en 1850. Les recherches de Brauel ne datent que de 1855.

Brauel, de Dorpat, et que quelques médecins, empressés d'accepter sans contrôle ni critique les données positives, regardent déjà comme le dernier mot de la question, oubliant que les beaux travaux de M. Pasteur ont prouvé que le ferment, soit végétal, soit animal, est un organisme vivant, et que des infusoires vibrioniens, très-analogues aux bactéries du charbon, existent et se reproduisent avec la plus grande fécondité dans toute fermentation putride, et que c'est au moins de l'imprudence que de se hâter de conclure.

Il reste donc acquis que les affections charbonneuses sont constituées par un principe propre et spécifique, par un virus totalement distinct des produits de la décomposition animale; que ce virus est susceptible de s'altérer et de se détruire par la putréfaction, ce qu'avait déjà établi M. Leuret ([1]); que, par conséquent, pour pouvoir comparer son action avec celle des substances putrides, il faut le recueillir sur l'animal vivant ou mort aussi récemment que possible.

D'un autre côté, l'observation tend à démontrer que le virus charbonneux n'est pas dans toute sa force à son début, et qu'il n'acquiert sa plus grande activité que lorsque la maladie est arrivée à son apogée. Ces deux circonstances se résument fort bien par cette formule que nous empruntons à M. Raimbert : « Le degré d'activité du virus charbonneux est donc variable; il paraît être en raison inverse de la putréfaction que cette matière a subie, et en raison directe de l'intensité de la maladie de l'animal qui l'a fourni. » ([2]) La maladie est donc toujours identique dans sa nature; sa marche seule varie, pouvant être tantôt lente et tantôt d'une rapidité extrême, suivant des circonstances que nous avons cherché à définir plus haut.

Les expériences de physiologie pathologique ont établi aussi,

1. Raimbert, *op. cit.*, p. 170.
2. *Ibid.*, p. 177.

ce qui n'est pas moins intéressant au point de vue de la pratique que de la science pure, que les différentes parties du corps ne sont pas également chargées de virus, que le sang et même la sérosité de la pustule maligne en contiennent peu, que la pustule en substance en contient davantage, que les viscères et surtout la rate en sont le plus chargés, propriété dont on peut tirer un bon parti, ainsi que nous le verrons plus tard.

Nous pensons, en outre, que l'influence des causes que nous avons longuement étudiées au chapitre de l'étiologie, et notamment de la saison ou de la chaleur, de l'accumulation des animaux charbonneux dans un même lieu, dans un même pays, de la constitution ou de la prédisposition morbide des individus, doit être prise en grande considération, et qu'elle n'est pas pour peu de chose dans le plus ou moins d'énergie et de promptitude de la contagion des affections charbonneuses. Ainsi se trouveront appréciés à leur juste valeur les différents éléments de ce difficile problème. Expérimentateurs et hommes de pratique doivent mettre en commun leurs découvertes et leurs observations, et c'est de cette union seule que sortira toute la vérité.

Les qualités chimiques et physiques du virus charbonneux, en dehors des recherches de M. Davaine, ont été encore peu étudiées. Beaucoup de médecins, entraînés par la conviction de l'existence constante de l'inoculation directe, n'accordent à ce produit pathologique que la forme solide ou liquide, sans se douter qu'il n'est pas de solide ni de liquide qui ne puissent se volatiliser au moins partiellement, ainsi que nous l'avons dit plus haut. D'autres, éclairés par l'expérience et la raison, acceptent franchement l'idée du virus charbonneux volatil, c'est-à-dire des miasmes charbonneux, qui suffit pour leur expliquer l'apparition du charbon interne par suite d'infection charbonneuse, auquel les premiers ne peuvent opposer que le silence ou la négation (1).

Avant d'abandonner ce sujet, je dois dire que j'ai reconnu, comme plusieurs médecins, une assez grande analogie d'action du virus charbonneux avec le venin de la vipère.

2° SIÉGE.

Les parties découvertes du corps sont le plus ordinairement atteintes par la pustule maligne; c'est un fait incontestable : aussi les personnes qui croient à la constance de l'inoculation comme cause de la maladie trouvent-elles dans cette circonstance un des principaux soutiens de leur opinion. Il n'est pas rare cependant que les parties recouvertes, telles que le tronc, les membres inférieurs, en soient le siége; et d'ailleurs nous avons déjà dit que cet argument n'a pas l'importance qu'on lui suppose, puisque la plupart des maladies spécifiques ont, elles aussi, un siége d'élection, soit une région déterminée, soit un appareil anatomique tout entier, comme la peau, les glandes lymphatiques, le système nerveux, l'intestin, la rate, etc.

En complétant les notes fournies par l'enquête (P. justific. n° 4), nous trouvons, sur 74 cas où le siége a été inscrit :

39 régions ou parties de région, qui peuvent être classées ainsi :

Visage	29 cas.
Mains	16
Bras	12 (2)
A reporter	57 cas.

1. De tous les travaux que j'ai lus sur cette question, celui qui la résume le plus nettement a été publié récemment par M. le docteur Brochard. Voir *Journal de médecine* de Bordeaux, août 1866.

2. Y compris un cas du coude.

Report.	57 cas.
Avant-bras	7 (1)
Cou	3
Jambe	3
Cuisse	2 (2)
Pied	2
Fesse	1
Total	75 (3)

Ou, en résumant dans chaque région :

Membres supérieurs	35 cas.
Visage	29
Membres inférieurs.	7
Cou	3
Tronc.	1

Ou encore, en partageant le corps par sa partie moyenne :

Pour la moitié supérieure	66 cas.
— inférieure.	9

Soit aussi :

Pour les parties habituellement découvertes du corps . . .	67 cas.
— — couvertes . .	8

Ce qui ne représente, en faveur de celles-ci, qu'environ un neuvième, résultat bien différent de celui qui a été publié par quelques médecins, entre autres par M. Babault, dont le relevé

1. Y compris deux cas du poignet.

2. Y compris un cas du genou.

3. La différence entre le total 75 et le nombre 74 représentant les cas où le siége a été noté, provient d'une observation où une double pustule a existé au bras et à la main, et a dû figurer dans les deux régions.

de 34 pustules malignes en compte 8, ou plus du quart, ayant eu leur siége sur des parties ordinairement couvertes par les vêtements [1].

Une remarque qui ressort également de ces recherches, c'est que, dans chacune des régions du corps, ce sont les parties où la peau est la plus mince ou le tissu cellulaire plus abondant, qui ont présenté le plus de cas ; par exemple :

Au visage, un des siéges de prédilection de la maladie ; les lèvres, les joues, le pourtour des yeux ;

Au cou : la nuque, les parties latérales ;

A l'avant-bras : la partie antérieure ;

A la main : la partie dorsale ;

Au pied : la partie dorsale.

Voulant voir si, en considérant les côtés du corps, je trouverais quelque particularité à noter, je n'ai relevé que 27 observations où cette circonstance a été indiquée, soit :

Pour le côté gauche	15
— droit	12

Cette différence n'est pas assez sensible pour qu'elle puisse entrer en ligne de compte.

3° NOMBRE DES PUSTULES OU DES TUMEURS CHARBONNEUSES.

Le charbon, chez l'homme, se révèle communément à l'extérieur par une seule pustule ou tumeur : dans les 72 cas où l'enquête a répondu à cette question, 67 sont marqués pour 1 pustule, 2 pour 3, 1 pour 5, et enfin 1 pour 10. Il est donc avéré que, dans la grande majorité, la maladie se traduit à l'extérieur par une pustule unique.

1. Gallard, *op. cit.*, p. 46.

Les cas contraires ne sont pourtant pas d'une rareté extrême, puisqu'il s'en est rencontré 5 sur 72. M. Bourgeois dit aussi en avoir traité plusieurs fois deux simultanées, mais jamais un plus grand nombre (1). Le docteur Vicherat, de son côté, a observé six fois la pustule maligne multiple, contractée généralement après des opérations, telles que l'équarrissage et l'extraction des cotylédons placentaires d'animaux charbonneux. M. Raphaël a vu aussi deux fois deux pustules malignes simultanées chez des bergers. Ces pustules ne sont pas toujours primitives ou plutôt n'ont pas toujours une apparition simultanée; mais dire qu'elles sont constamment le produit d'une intoxication locale, d'un transport interstitiel de voisinage du principe virulent, c'est dépasser les limites d'une sage observation. M. Bourgeois, partisan de la contagion directe et externe, tout en admettant que ces différentes pustules ont une cause semblable, sont du même âge, n'hésite pas à reconnaître qu'il pourrait n'en pas être ainsi (2). Il est plus probable que la multiplicité de pustules tient plutôt, dans certaines circonstances, à la nature même de la maladie, à la cause intérieure qui la détermine. Qu'après l'inoculation la pustule reste unique, nous le comprenons, et encore n'est-il pas rare qu'on voie, après les accidents généraux annonçant la participation de l'économie, des pustules secondaires se déclarer, comme on voit des pustules vaccinales apparaître en dehors des points d'inoculation; mais après l'absorption du virus par les voies digestives ou respiratoires, en un mot quand l'affection procède de l'intérieur, il est naturel de penser que la même cause qui aura déterminé une pustule ou une tumeur charbonneuse pourra en provoquer plusieurs autres.

Cette production de tumeurs charbonneuses est ordinaire-

1. *Traité pratique de la pustule maligne*, p. 72.
2. *Ibid.*, p. 73.

ment continue ou séparée par de courts intervalles; parfois il s'écoule plusieurs jours entre chaque apparition. Une personne digne de foi m'a cité deux exemples de répétition de pustule, l'un après huit jours, l'autre après six semaines d'intervalle. J'admets le premier cas sans peine, mais le second m'inspire quelque défiance : je ne comprends pas un temps d'arrêt, un sommeil aussi long de la manifestation charbonneuse une fois mise en jeu. Je croirais plus volontiers ou à une récidive, ou à quelque tumeur secondaire de caractère différent; mais le fait m'a été donné comme certain, et j'ai cru devoir le rapporter.

Quant aux vésicules périphériques ou aréolaires, aux phlyctènes répandues sur les régions voisines, aux taches ecchymotiques, aux engorgements glandulaires pouvant prendre une teinte sombre, un aspect gangréneux, c'est tout autre chose, et il n'y aurait qu'un ignorant qui pourrait les confondre avec la pustule ou la tumeur charbonneuse quelle qu'elle soit (6e et 7e obs.). Les gens de la campagne prennent d'ordinaire ces accidents symptomatiques pour des pustules nouvelles, et quelques praticiens gardent le silence sur ces dires par un autre sentiment que celui du dédain, d'autant mieux que cela rehausse leur réussite ou atténue leurs revers. Il ne faut pas craindre de dire la vérité aux ignorants comme aux personnes éclairées : la vérité et la lumière font toujours leur chemin.

CHAPITRE V

Anatomie pathologique.

Notre volonté eût été de réunir ici les signes nécroscopiques de chaque variété de la maladie charbonneuse et les recherches faites sur le sang charbonneux; mais ce côté de la maladie a été peu exploré encore et n'a été abordé sérieusement, pour la pustule maligne, que par M. Raimbert (1), et plus récemment par M. Debrou, chirurgien en chef de l'Hôtel-Dieu d'Orléans (2) pour l'œdème malin. Nous sommes heureux d'emprunter à ces auteurs la plupart des détails qui suivent. Est-il nécessaire d'ajouter que les signes nécroscopiques généraux doivent être à peu près les mêmes dans chaque variété de la maladie dès que l'intoxication est produite?

Aspect cadavérique. — Signes de putréfaction nombreux et rapides; teinte violacée des parties déclives du corps, en arrière surtout et le long du trajet des veines sous-cutanées. Transsudation fréquente du sang par la bouche et les narines.

Siége de la pustule. — L'examen ne peut guère en être fait que sur le vivant, car, à l'autopsie, on la trouve presque toujours détruite par un caustique.

La tache noire ou *eschare centrale déprimée* a deux ou trois millimètres d'épaisseur; elle est dure, sèche, résiste au bistouri et sa section ne donne pas de sang; ce liquide n'apparaît que lorsque l'instrument tranchant dépasse les limites de l'eschare. Examinée au microscope, la pustule maligne n'a présenté à M. Robin que l'apparence granuleuse des tissus gangrenés. Le liquide des vésicules aréolaires contient des globules sanguins plus ou moins altérés. Le tissu cellulaire sous-jacent à l'eschare centrale et à l'aréole vésiculaire est vascularisé, d'une densité parfois squirrheuse (7e obs.), d'une couleur rouge-noir inégalement répartie, plus marquée à la surface, faisant place à une teinte mate, grisâtre, quand la tumeur est considérable et présente une forte résistance; le sang qui s'écoule de ce tissu cellulaire induré est tantôt séreux, tantôt nor-

1. *Op. cit.*, p. 188 et suiv.
2. *Archives générales de médecine*, 1865, vol. II, p. 403.

10

mal; il est presque toujours abondant; enfin, dans les parties éloignées de la tumeur, et qui ont été le siége de l'œdème pendant la vie, on trouve après la mort qu'elles ont la consistance et l'aspect gélatiniformes. On a justement comparé leur section à une tranche de citron.

En cas de gangrène étendue, la peau, le tissu cellulaire souscutané et intermusculaire sont mortifiés; il en est de même parfois, mais plus rarement, des muscles, voire des os. Le tissu cellulaire qui avoisine la tumeur est ramolli, pulpeux, fétide et infiltré de liquide séreux et rougeâtre.

Appareil circulatoire. — Les cavités du cœur ne contiennent presque pas de sang; les vaisseaux, au contraire, sont gorgés d'un sang noir, visqueux et fluide; les parois des grands vaisseaux sont loin de présenter toujours une coloration violacée résistant au lavage. Le sang se putréfie rapidement; d'après M. Clément, le sang des vaches et des moutons charbonneux a perdu plus des deux tiers de sa fibrine, et a subi une augmentation de la matière colorante rouge; M. Delafond a trouvé l'enveloppe des globules du sang déchiquetée et dentelée; pour M. Brauel, de Dorpat, les modifications du liquide sanguin à la suite de la mort sont les mêmes dans toutes les espèces animales : ce liquide, surtout dans la rate, contient des vibrions qui ne sont pas le résultat d'une décomposition *post mortem,* car on les constate déjà dans le sang vivant, ainsi que M. Davaine l'a si bien démontré depuis. Malheureusement, on a rencontré de ces animalcules dans le sang normal et dans de nombreux produits pathologiques, ainsi que nous l'avons dit plus haut et que nous l'établirons plus explicitement encore à propos des recherches microscopiques dans leur rapport avec le diagnostic, ce qui en détruit la valeur absolue, comme signe certain et en quelque sorte pathognomonique des maladies charbonneuses.

Appareil respiratoire. — Sérosité sanguinolente dans les plèvres; indices de congestion des poumons, surtout dans leur partie postérieure; les vaisseaux pulmonaires sont distendus par un sang noir. Les bronches elles-mêmes contiennent parfois un liquide spumeux et sanguinolent.

Appareil digestif. — La cavité péritonéale renferme ordinairement un liquide jaunâtre et visqueux; les vaisseaux de l'épiploon et du mésentère sont également remplis de sang.

Le tube digestif, depuis l'œsophage jusqu'au cœcum, offre à l'extérieur, et surtout aux parties déclives, une teinte violacée, plus foncée aux intestins; les vaisseaux sont généralement injectés; on remarque parfois à la surface interne de l'estomac une infiltration séreuse sous forme de mamelons de 1 à 2 centimètres de diamètre, souvent parsemés de taches jaunâtres. M. Ripamonti a vu une légère phlyctène sur l'un de ces mamelons; plus fréquemment, ce sont de petites tumeurs noires, hémorrhagiques, circonscrites, de 3 à 10 millimètres de diamètre, formées par l'infiltration sanguine dans l'épaisseur de la muqueuse et dans le tissu cellulaire sous-jacent; on y observe enfin des taches violacées, irrégulières et plus ou moins étendues. Les taches et tumeurs noires sont souvent ramollies, ulcérées ou gangrenées à leur sommet. Les tissus périphériques sont généralement vascularisés. Ces différentes tumeurs ou taches peuvent être réunies dans l'estomac ou se rencontrer séparément.

Les mêmes caractères anatomiques s'observent à la surface interne des intestins grêles, vers le bord libre des valvules conniventes, principalement à la partie supérieure du viscère. Ils sont beaucoup plus rares dans le gros intestin. On a voulu considérer ces tumeurs et lésions diverses du tube digestif comme les analogues de la pustule maligne : nous pensons plutôt, avec M. Raimbert, « qu'elles sont les effets locaux d'un état général, d'une viciation du sang par le virus (charbonneux); que ce sont des tumeurs charbonneuses analogues à celles qu'on a vues se développer sur la peau, par suite d'une altération *spontanée* (?) du fluide sanguin sous l'influence de causes générales, ou consécutivement à l'absorption du principe charbonneux *par les voies respiratoires* ou par *les voies digestives,* après l'ingestion (de substances) provenant d'animaux morts du charbon. » [1] Cette juste remarque, qui contraste avec les réserves et les affirmations du même auteur que nous avons cru devoir relever dans différentes parties de son livre si estimable, vient entièrement à l'appui des doctrines défendues par nous à propos de l'étiologie et de la nature des maladies charbonneuses; il était impossible qu'un esprit aussi sagace et aussi sincère ne la fît pas.

Rate. — Cet organe est constamment augmenté de volume et ramolli.

Foie et reins. — Comme la plupart des viscères, ils présentent une congestion prononcée.

Appareil nerveux. — Les vaisseaux qui l'alimentent sont également gorgés de sang; la pulpe cérébrale est piquetée du même liquide.

Appareil musculaire. — La consistance des muscles a généralement diminué; leur teinte est plus brune et violacée par places.

Si nous analysons à présent les signes nécroscopiques de l'œdème malin notés avec tant de précision par M. le docteur Debrou, nous verrons que l'analogie est si frappante du côté des lésions intérieures et générales, qu'on est forcé de proclamer avec cet auteur, comme MM. Bourgeois et Raimbert l'avaient fait avant lui, l'identité de nature de l'œdème malin et de la pustule maligne. Il s'agit d'un ouvrier boyaudier, âgé de

1. *Op. cit.*, p. 199.

47 ans, mort le quatrième jour d'un œdème malin de la face, malgré le traitement le plus énergique et le plus prompt. A l'autopsie, pratiquée trente-trois heures après la mort et par une température de plus de 18 degrés, on constate une injection des veines de la surface antérieure du corps; en arrière, infiltration sanguine sous-cutanée ayant produit une teinte d'un bleu livide de la peau. Il n'y a de phlyctènes nulle part; l'épiderme se décolle aux paupières. Le cadavre dégage une odeur acide pénétrante.

En disséquant les paupières de l'œil gauche, par où a débuté la maladie, on ne trouve ni sphacèle, ni rien qui indique la présence d'une pustule; pas de traces de pus à l'incision des paupières ou de la face. L'œil, examiné avec soin, est exempt de toute altération.

Coloration d'un rouge livide, foncé et uniforme, de l'intérieur du larynx, de la trachée et des bronches; point d'arborisations ni de produits de sécrétion. Sérosité sanguinolente dans les cavités pleurales. Tissu pulmonaire d'un rouge brun, mou, facile à déchirer, sans hépatisation, sans ecchymoses; il est assez gorgé de sang, mais point comme dans la mort par asphyxie.

La surface du cœur, qui est lisse, ne présente pas de tache d'ecchymose; les ventricules contiennent une faible quantité de sang liquide, noir même à gauche, et ressemblant à de la gelée de groseilles noirâtre; leur face interne a de la peine à perdre la teinte noire après le lavage; les valvules surtout paraissent avoir été imbibées par macération dans du jus de pruneaux. Pas de tache ecchymotique dans le tissu cardiaque, qui est simplement plus brun, moins résistant à la déchirure qu'à l'ordinaire. L'aorte et les carotides contiennent aussi un sang fluide et noir; leur face interne a un aspect violet foncé, plus clair par conséquent que les valvules auriculo-ventriculaires.

Rien à noter pour la bouche, qui est assez pâle, ni pour l'œsophage.

L'estomac et les intestins, vus par transparence, offrent des taches brunes qui paraissent être dans leur intérieur. Péritoine et épiploon à l'état normal. Vacuité des veines abdominales. Pas d'arborisation de la surface du tube digestif.

A l'ouverture, l'estomac présente : un liquide trouble, brun sale, sans aliments; une teinte générale grise en avant de la muqueuse, rougeâtre en arrière; pas de distension ni d'arborisations vasculaires, mais des plaques ou taches brunes, au nombre de 14 ou 15, arrondies, très-régulières et saillantes, distribuées dans les culs-de-sac et sur les courbures. En les raclant avec le bistouri, on obtient un enduit semblable à de l'encre de Chine ou à la matière mélanique que l'on vomit dans le cancer de l'estomac. Si on les coupe perpendiculairement, on trouve une substance brune, homogène, presque tout à fait noire. Si, autour de l'une d'elles, on détache la membrane muqueuse, qui à son pourtour est tout à fait saine, et qu'on enlève avec cette membrane la tache noire, on voit alors que celle-ci ne dépasse pas l'épaisseur de la muqueuse. La membrane fibreuse sous-jacente est teintée de rouge-brun, comme par imbibition; la membrane musculaire est saine. Le lavage était sans action sur les taches, et le grattage ne les enlevait pas; elles faisaient corps avec la muqueuse. A leur pourtour, la muqueuse avait sa couleur et son aspect ordinaires, et il n'y avait ni arborisation vasculaire, ni vaisseaux quelconques. Dans l'intestin grêle, on trouve 25 à 30 taches ou plaques, irrégulièrement distribuées à partir de trois pieds environ au-dessous du duodénum : elles sont moins larges et moins saillantes qu'à l'estomac; plusieurs offrent à leur centre une tache grise qui paraît être due à l'imbibition de la matière intestinale; elles sont sans rapport avec les plaques de Peyer. Elles sont complétement absentes dans le gros intestin. Rate petite, ramollie, se déchirant en bouillie noirâtre. Le foie et les reins sont mous et friables, de teinte plutôt livide que noire.

Le jour même de l'autopsie, un morceau de la paupière inférieure et de la rate de cet homme, imbibé de sang, fut introduit sous la peau d'un jeune chat et maintenu par une suture : l'animal qui, pendant trois jours, ne parut pas souffrir, mourut le cinquième. Enfin, l'examen microscopique, fait par M. Davaine, le quatrième jour après la mort, donna les résultats suivants : sang fétide; globules non distincts; nombreuses bactéridies, courtes et sans mouvement, ce qui les distingue des vibrions de la putréfaction. Un cobaye inoculé immédiatement avec ce sang, et examiné le lendemain, montra de nouveau des bactéridies, que la potasse et l'acide sulfurique laissèrent intactes. La rate contenait un nombre considérable de ces corpuscules. Élevures noires uniquement constituées par du sang, dans lequel on reconnaissait encore des hématies et un nombre considérable de granules ou de granulations amorphes d'hématoïdine. Le sang est infiltré dans l'épaisseur de la couche muqueuse superficielle; il n'y a pas de gangrène ([1]).

L'œdème malin est donc bien évidemment, au point de vue clinique et nécroscopique, une maladie de nature charbonneuse, et le microscope ne fait que confirmer l'opinion, que nous désirerions voir se généraliser davantage, qui admet l'identité de cette maladie avec les autres variétés de charbon humain, et principalement la pustule maligne, la mieux étudiée et la plus fréquente de toutes. Puissent le charbon symptomatique et la fièvre charbonneuse donner lieu à des recherches et à des travaux aussi concluants, et l'histoire médicale du charbon sera constituée définitivement dans ses principaux éléments !

1. Debrou, *op. cit.*, p. 403 et suiv.

CHAPITRE VI

Diagnostic.

L'étude des symptômes, de la marche de la maladie, des caractères anatomiques, va nous aider à établir le diagnostic, seule base solide du traitement. La connaissance des causes, si elle n'était pas toujours enveloppée de tant d'obscurité et de fausses croyances, pires encore que l'ignorance, serait du plus précieux secours : elle ne nous servira cependant qu'en seconde ligne; mais, toutes les fois qu'on pourra l'invoquer avec certitude, j'ai la conviction que la pratique et la science y gagneront également.

Une vérité qu'il importe tout d'abord de faire ressortir, c'est que la maladie charbonneuse, si bien caractérisée dans la majorité des cas, est une de celles qui donnent lieu aux plus fâcheuses méprises. Étant très-redoutée, on s'en croit atteint bien plus souvent qu'on ne l'est réellement : on va trouver le médecin, on l'influence par ses craintes, par le récit exagéré de souffrances et de circonstances parfois imaginaires; si le médecin n'est pas ferme, s'il n'est pas complétement instruit des signes positifs de la maladie, il peut se laisser aller à pratiquer une opération, ce qui est plus facile que de résister aux sollicitations du malade et d'un mérite apparent plus grand que les discours les plus persuasifs. Or, sans parler de la répugnance invincible que doit éprouver l'homme consciencieux, savant et honnête, à se guider plutôt sur les préjugés et de vaines alarmes que sur la vérité et une saine appréciation des faits, à s'inspirer plutôt du soin de sa réputation que de l'intérêt de ses malades, ne faut-il pas y regarder de près avant de prendre un parti? Si l'on se prononce légèrement pour ou contre l'idée de la nature charbonneuse, c'est, dans un cas, une opération avec toutes ses chances, avec ses traces indélébiles, et dans l'autre les accidents les plus graves, la mort même, qu'on fait encourir. En mainte autre circonstance, le diagnostic peut se redresser : ici, l'hésitation, l'erreur, ont parfois les effets le plus promptement irréparables. Et pourtant quelle pratique aveugle et incertaine dans plusieurs contrées! Quelle superstition et quelles absurdes ressources dans les masses; quelles connaissances étroites et quel empirisme chez quelques hommes chargés de la grave responsabilité de la santé de leurs semblables! Celui-ci opère tout et toujours : le hasard et sa témérité lui seront peut-être favorables; le public exaltera son coup d'œil et ses succès, ne se doutant pas qu'il est peut-être la victime d'entreprises faites sans nécessité; mais, en face de sa conscience, à moins d'être profondément ignorant ou indifférent, que doit se dire un pareil médecin? Assurément, il en saura encore un peu moins après qu'avant; car le premier et légitime châtiment de l'empirisme grossier et égoïste, c'est qu'il nuit à la science non moins qu'à la dignité de celui qui s'y livre. Celui-là aborde timidement le malade, devine la gravité des accidents plus qu'il ne la reconnaît, les laisse marcher imperturbablement ou les attaque mollement, et, le danger patent arrivé, se réfugie dans des moyens impossibles et presque toujours insuffisants, croyant avoir tout fait pour conjurer le mal, quand la première condition de succès sérieux, l'opportunité et la netteté de jugement, a été négligée. Les médications les plus actives et les plus rationnelles sont dès lors impuissantes : l'intoxication est générale.

Un bon diagnostic des maladies charbonneuses est donc indispensable à toute pratique éclairée et prudemment active.

Nous allons l'exposer d'une manière générale; puis nous rapprocherons et distinguerons la maladie des différentes affections qui peuvent lui ressembler et, par là même, prêter à l'incertitude; enfin, nous terminerons ce chapitre par un tableau des signes différentiels de chacune des maladies que nous aurons passées en revue.

Le charbon de l'homme, révélé par sa forme la plus fréquente, la pustule maligne, se traduit par les signes suivants : démangeaison, sensation plus incommode que douloureuse sur un point très-circonscrit, sans rougeur ni chaleur; engourdissement général de la région atteinte, plus souvent picotements vifs mais passagers; les malades croient avoir une épine ou un fragment de bois, de paille, sous la peau; apparition d'une petite tache rouge bientôt vésiculeuse; déchirée par le frottement, la vésicule se reforme après avoir donné issue à un liquide séreux, jaunâtre, qui peut devenir sanieux, rougeâtre, par une excitation répétée, mais jamais purulent. Cette tache ne tarde pas à se déprimer, à brunir et à se durcir; en même temps, ses bords se relèvent, des vésicules fines, puis plus grosses, y apparaissent; le prurit du commencement a fait place à un sentiment de chaleur, de cuisson sourde et continue. En piquant avec la lancette soit la partie centrale, noire et dure, soit l'aréole vésiculaire, on n'obtient pas de pus, circonstance importante à noter, mais un liquide séreux plus ou moins trouble et tout au plus sanguinolent. Ces signes, qui s'accompagnent habituellement d'apyrexie, d'abattement, d'inappétence, de nausées, sont déjà suffisants pour éclairer le médecin. Observe-t-il dans un pays où règne une endémo-épizootie charbonneuse; apprend-il que le malade vit dans l'intérieur ou le voisinage d'une ferme, qu'il est cultivateur, berger, ou qu'il manipule les peaux d'animaux les plus susceptibles de contracter la maladie, tels que le mouton, la vache ou le bœuf, le cheval; découvre-t-il, d'une manière positive, qu'il y a eu contact plus ou moins prolongé des tissus charbonneux, du sang des animaux abattus, avec la partie atteinte de pustule, et, à plus forte raison, qu'il y a eu inoculation avec un instrument ou un corps quelconque chargés de sang, qu'il a été constaté enfin une piqûre certaine d'insecte pouvant avoir sucé le sang ou les dépouilles d'animaux charbonneux? le doute n'est plus possible. Le signe le plus frappant, le plus général et le plus caractéristique, est l'absence de douleurs locales proprement dites. Est-on appelé plus tard? les renseignements qui précèdent font-ils défaut? les symptômes locaux et généraux se complètent et se dessinent de plus en plus : en effet, la tache centrale de la pustule devient tout à fait noire et semblable à une eschare produite par un caustique; elle prend une dureté ligneuse; l'aréole vésiculaire est plus boursouflée et plus sombre; les tissus sous-jacents s'œdématient et s'engorgent; au voisinage, il y a déjà de l'empâtement. En même temps, le malade accuse de la diminution de la cuisson; on comprime et on pique la tumeur, et il le sent à peine; ses nausées, son dégoût pour les aliments, augmentent; il a plus d'accablement et de tristesse; il éprouve des frissons, des nausées; son pouls commence à s'animer. A ce moment encore propice, il n'est plus possible de s'y méprendre, et si l'on ne se hâte d'agir, les signes d'influence générale, d'intoxication, qui commencent de se prononcer, vont marcher rapidement; les accidents locaux se développeront et l'empoisonnement charbonneux deviendra manifeste, aussi bien que l'impuissance de l'art.

L'œdème malin, indépendamment du secours des connaissances anamnestiques que je viens de signaler, se reconnaît à la présence assez ordinaire d'une très-petite pustule, en quelque sorte avortée, du voisinage, et, en tous les cas, aux signes suivants : l'œdème débute à la paupière, au cou, au sein ou vers l'aisselle; il est pâle d'abord, il s'étend rapidement tout en se durcissant à son centre; le malade n'y ressent aussi d'abord que du prurit, une cuisson intermittente, puis une insensibilité complète; les troubles gastriques, le brisement général, l'accélération du pouls, se prononcent vite, si même ils n'ont pas précédé l'invasion des symptômes locaux; les émollients, les résolutifs n'ont aucune action sur ceux-ci : ils marchent et progressent quand même; des taches rouges, violacées, ecchymotiques, s'y ajoutent et apparaissent par places : la nature maligne et charbonneuse de la maladie ne peut être révoquée en doute.

On a proposé plusieurs moyens de s'assurer du caractère charbonneux de l'œdème malin : M. Girouard, par exemple, conseille de racler assez rudement, avec une spatule, la peau de la partie malade pour la dépouiller des matières étrangères qui la recouvrent; puis de la badigeonner rapidement avec de l'ammoniaque liquide : sous l'influence de cet agent, toute vésicule initiale, toute piqûre, d'abord imperceptible, noircissent immédiatement, et dès lors, le siége du mal d'où part l'œdème étant connu, on peut porter sur lui l'agent destructeur. Le même médecin conseille encore une forte cautérisation de la partie œdématiée avec le crayon de nitrate d'argent mouillé, qu'on remplace pendant cinq à six heures par une couche d'onguent de la mère. Si la peau n'est pas le siége d'une affection charbonneuse, le nitrate d'argent soulève l'épiderme en petites vésicules miliaires argentées et contenant un peu de pus. Si, au contraire, l'épiderme n'a pas été soulevé ou si les vésicules ne contiennent qu'une sérosité limpide et citrine, il n'y a pas à hésiter, l'œdème est véritablement charbonneux. Nous avons employé, pour notre compte (15e obs.), ce moyen dans un cas douteux d'œdème malin de la paupière, et nous devons dire que nous n'avons vu apparaître ni vésicules argentées, ni vésicules citrines.

M. Harreaux signale un autre caractère diagnostique qui consiste dans l'absence de froncis de la peau entre les mains placées à plat autour du mal, ce qu'il attribue à l'infiltration de gaz sous-cutanée dans l'œdème charbonneux, et ce qu'il serait plus juste d'attribuer avec MM. Salmon et Maunoury, à qui nous empruntons ces détails (1), à l'engorgement sanguin et séreux des parties sous-jacentes et périphériques. M. Harreaux se base également sur l'absence de ce froncis pour répéter la cautérisation le lendemain ou les jours suivants. Enfin, M. Mougeot, médecin en chef de l'hôpital de Bar-sur-Aube, recommande, pour tous les cas douteux ou non, une pratique qu'il tient de son père, et qui, 11 fois sur 17, en 1848, lui a fait voir qu'il n'avait pas affaire à une pustule maligne. Elle consiste à inciser dans son plus grand diamètre tout bouton suspect : l'incision démontre la nature des tissus traversés ; la plus petite gouttelette de pus suffit pour faire rejeter l'idée du charbon (2). Nous avons, dans plusieurs circonstances, mis en usage ces sages conseils, qui nous ont été utiles. Récemment encore, appelé près d'un homme de trente ans, très-inquiet de la présence d'un bouton noirâtre avec gonflement périphérique siégeant à sa lèvre supérieure, qu'il est d'autant plus disposé à prendre pour le charbon qu'il habite un pays où cette maladie est fréquente et qu'un de ses proches vient d'en être gravement malade, je demande une forte épingle, et, après avoir soulevé la couche superficielle du bouton qui n'était autre qu'une croûte mince enchâssée dans la peau, j'aperçois plusieurs grumeaux purulents, à la vue desquels je n'hésite plus à me prononcer. En y regardant de plus près, je ne tardai pas constater que ce bouton avait dû être occasionné par l'irritation encore évidente de la narine voisine.

1. *Gazette médicale* de Paris, 1857, p. 786.
2. *Ibid.*, p. 818, et *Moniteur des hôpitaux*, 1857, p. 956.

Le charbon symptomatique ou anthrax malin, comme son nom l'indique, se reconnaît à ces deux signes capitaux : préexistence de troubles fébriles et généraux plus ou moins intenses; apparition d'une tumeur qui ne reste pas d'abord stationnaire et peu dessinée comme la pustule maligne, qui ne présente pas d'aréole vésiculaire, mais qui marche à l'instar de l'anthrax, avec plus d'intensité et de rapidité, c'est-à-dire qui commence par une tumeur unique ou par une collection de petites tumeurs qui se confondent, n'en forment plus qu'une seule qui grossit, rougit et noircit, présente quelques points noirs, d'autres où l'épiderme se soulève et forme une phlyctène; les tissus adjacents se gonflent à leur tour, l'œdème s'étend, des phlyctènes y apparaissent aussi; la prostration, le découragement du malade, l'état fébrile, augmentent; des douleurs généralement vives, continues, cuisantes et constrictives se manifestent dès le début. On a dit encore, avec assez de raison, quoique ce ne soit pas là un signe absolu, que cette variété du charbon ressemble dès le début, pour les caractères physiques et généraux, à une pustule maligne arrivée à ses dernières périodes. Dans cette situation, où l'on peut s'éclairer, de plus, des précédents du malade, de sa demeure, de son genre d'existence, etc., le diagnostic ne saurait offrir de difficulté sérieuse.

Quant à la fièvre charbonneuse sans pustule, ni œdème, ni tumeur de l'enveloppe extérieure, heureusement beaucoup plus rare que les précédentes variétés, que nous avons étudiées, elle pourra se reconnaître à ses caractères insolites, à sa gravité, à la grande prostration du malade, au sentiment d'ardeur qu'il éprouve intérieurement, aux douleurs du ventre, à la soif, au développement du pouls qui n'est exagéré ni par sa fréquence, ni par sa lenteur ou sa faiblesse; mais surtout, j'ai hâte de le dire, au pays, aux habitudes d'existence, à la profession du malade, à sa promiscuité intime et prolongée avec les animaux charbonneux, ou à sa cohabitation avec des individus et surtout des parents atteints de cette maladie, à l'usage qu'il aura pu faire de viandes d'animaux morts ou tués par suite du charbon.

DIAGNOSTIC DIFFÉRENTIEL.

Tel est le diagnostic général et en quelque sorte absolu de la maladie charbonneuse de l'homme. Aidé de ces données importantes, nous allons les reporter dans l'étude comparée des différents types morbides pouvant induire le praticien en erreur; en d'autres termes, nous nous proposons de tracer le diagnostic différentiel du charbon et des maladies qui s'en rapprochent le plus, au moins en apparence.

Piqûre d'abeille, de cousin. — Cette piqûre ne provoque ordinairement qu'une douleur plus ou moins vive, à laquelle fait place une démangeaison assez prolongée avec coloration rosée circonscrite, rarement une phlyctène, plus souvent un tubercule ou une élevure cutanée qui grossit et s'étend en raison du frottement, qui est pâle ou rougeâtre et non livide; pas de dépression centrale non plus, ni d'aréole vésiculaire; par contre, en y regardant bien, on peut retrouver le passage ou la persistance de l'aiguillon de l'insecte au travers des chairs. Enfin, les moyens les plus simples, tels que les émollients, les bains, l'ammoniaque liquide, l'eau blanche, etc., suffisent pour enrayer le mal et dissiper l'enflure parfois étendue qui a succédé à la piqûre, et qui, s'accompagnant chez les personnes nerveuses ou pusillanimes de défaillances ou d'autres troubles généraux, tels que frissons, chaleur à la gorge, nausées, coliques, est de nature à causer un embarras momentané au praticien : l'enquête a cité des cas analogues qui ont été judicieusement écartés du tableau des maladies charbonneuses proprement dites.

Herpès labialis. — L'herpès se présente non-seulement

aux lèvres, mais au menton et à la face; j'ai vu des plaques isolées de zona se fixer au cou et inspirer de l'inquiétude. Pour le médecin, il ne saurait y avoir de doute; mais il peut se produire une anomalie, une bizarrerie dans l'aspect de l'éruption : son centre se déprime parfois et prend une teinte presque foncée, tandis que ses bords se boursouflent et que les tissus adjacents se gonflent et rougissent. Consulté dans ces conditions, il faut se souvenir que l'herpès labialis est généralemeut précédé de fièvre éphémère ou au moins d'un mouvement de fièvre prononcé qui cède au moment de l'éruption; que l'herpès zona, si faible, si restreint qu'il soit, est précédé de malaise et surtout de cuisson ou de douleurs locales assez prolongées avant l'apparition des vésicules ; que la compression de la pustule maligne est à peine sentie, et qu'elle est douloureuse, au contraire, dans l'herpès; enfin, que les vésicules charbonneuses contiennent un liquide séreux, limpide et à peine trouble, tandis que celui des vésicules herpétiques est franchement trouble et ne tarde pas à devenir purulent.

Acné. — Il arrive parfois qu'un bouton d'acné s'enflamme, que ses bords se chagrinent, en même temps que son point noir central persiste et se déprime : une erreur de diagnostic est possible en pareil cas, et l'on en possède des exemples. On l'évitera en réfléchissant que la pustule maligne est ordinairement unique, et que l'éruption d'acné est plus ou moins abondante; que certains boutons sont plus ou moins saillants et irrités, que des boutons précédents ont laissé des cicatrices faciles à reconnaître; en second lieu, que la pustule maligne est insensible à la pression, et que l'acné enflammé est très-douloureux quand on le comprime; que l'acné n'a pas de vésicules périphériques; enfin et surtout que la pustule maligne comprimée pourra donner issue à de la sérosité, et jamais à de la matière sébacée ou à du pus comme l'acné.

Furoncle. — Le furoncle, par la variété de ses formes, de son siége, par son plus ou moins d'intensité, par sa dépression et sa gangrène centrales ou par la présence d'une vésicule à son sommet, ce qui n'est pas très-rare, par l'inflammation et l'engorgement œdémateux de la région sur laquelle il repose, peut assez facilement donner lieu à une méprise que les praticiens les plus expérimentés ne sont pas toujours sûrs d'éviter (19e obs.). On y échappera par cette remarque que le furoncle a une forme plutôt conique que lenticulaire, qu'il n'a pas une couleur livide, qu'il donne une sensation de douleur aiguë et non prurigineuse; puis on invoquera le souvenir des signes déjà mentionnés, tels que l'absence de l'aréole vésiculaire, la provocation de la douleur à la pression; s'il repose sur un tissu œdématié, par l'incision exploratrice on trouvera, à la base de la vésicule ou au fond de la plaie étanchée de sa sérosité et sur le derme, une petite collection de liquide jaune, purulent; enfin, il n'est pas de furoncle sans bourbillon central, et la présence de ce signe suffit pour tirer d'embarras. Il n'en est pas moins vrai, ainsi que l'a fait remarquer M. Bourgeois et qu'on l'observe trop fréquemment, que c'est « sur cette méprise qu'est fondée la grande réputation de certains médicastres campagnards qui, on le conçoit, doivent avoir d'immenses succès, puisque pour un véritable charbon ils traitent cinquante clous ou boutons de ce genre. Pour eux, tout est pustule maligne, et si par malheur ils ont affaire à un mal de cette nature, ils échouent le plus souvent. » [1] « J'ai honte de le dire, s'écrie ailleurs cet honorable médecin, mais il n'est pas sans exemple de voir dans le corps médical des hommes qui agissent comme les charlatans dont je viens de parler, et ce n'est pas toujours par ignorance. » [2] Triste mais juste ré-

1. *Archives générales de médecine*, 1843, t. I, p. 335.
2. *Traité pratique de la pustule maligne*, p. 195.

vélation, dirai-je à mon tour, et qui ne s'applique pas malheureusement au traitement seul du charbon.

Pemphigus. — Cette dermatose est, comme on sait, caractérisée par des vésicules transparentes, dont le volume varie depuis celui d'un pois jusqu'à celui d'un œuf, qui sont précédées de démangeaison et de tache rouge, et se terminent, en un ou deux jours, par l'effusion de la sérosité qu'elles contiennent et par la dessiccation. Quand elle apparaît isolée, avec un développement peu considérable, en été, chez une personne pusillanime qui prend pour la réalité les chimères de son imagination, le médecin hésitera un instant dans son jugement; mais en considérant que cette éruption ne se présente guère que chez les enfants, chez les personnes lymphatiques ou affaiblies, qu'elle a pris un développement rapide, que la vésicule ou la bulle ne se reforment plus quand on a évacué le liquide qu'elles contiennent, que la surface sur laquelle elles reposent, même étant dénudée, se dessèche et se guérit promptement, on n'aura plus de peine à se prononcer. J'ai observé il y a peu de temps un cas semblable qui, jusqu'à mon arrivée, avait jeté la malade et son entourage dans les plus vives alarmes. Il s'agissait d'une dame assez âgée, lymphatique et dartreuse, atteinte la nuit de cuisson et de démangeaison au milieu de la joue gauche : à son réveil, la peau devint à cette place le siége d'une petite vésicule qui grossit rapidement et prit en quelques heures la forme et le volume d'une forte noisette; pas de gonflement ni d'autres lésions au pourtour. La ponction avec la lancette donna issue à une sérosité citrine; la surface du derme avait une teinte rosée. La malade se trouva soulagée sur-le-champ; un pansement au cérat acheva la guérison.

Ecthyma. — Ce que nous venons de dire du pemphigus peut s'appliquer en grande partie à l'ecthyma qui, isolé, enflammé, avec un point noir central, situé sur le bras ou la jambe, en imposera au malade d'abord et peut-être au médecin ensuite. Les signes distinctifs de cette variété d'ecthyma sont les suivants : douleurs lancinantes, élevures conoïdes, dures, du volume d'une lentille à celui d'un gros pois, reposant sur une base enflammée, prenant vite à sa pointe un aspect purulent; c'est, en d'autres termes, un petit furoncle sans bourbillon; le point noir central succède à la suppuration.

Pustules innommées à base ulcéreuse ou gangréneuse. — Ces pustules, assez rares du reste, commencent à la manière du pemphigus, par une vésicule contenant une sérosité louche et restant stationnaire pendant plusieurs jours, après quoi leur base s'ulcère ou se gangrène; elles s'accompagnent en outre de douleurs vives comme dans l'ecthyma. Plusieurs auteurs compétents avouent s'être trompés sur la nature de cette éruption, et l'avoir prise pour une pustule maligne. L'absence d'aréole vésiculaire, la permanence de la vésicule initiale pendant plusieurs jours, l'existence de douleurs vives dans la pustule et la région envahie, seront les signes auxquels on recourra pour établir son diagnostic.

Érysipèle ou œdème gangréneux. — Cette forme d'érysipèle, que M. Babault et quelques autres confondent avec l'œdème malin, grâce à ses eschares, ses phlyctènes plus ou moins nombreuses, son apparition ordinaire à la face, à sa marche rapide et à sa gravité, donne parfois le change, et nous avons été appelé nous-même à nous prononcer, avec un de nos honorables confrères, sur un cas analogue succédant à deux autres suivis de mort dans la même commune. L'imagination publique était d'autant plus frappée qu'on prétendait que ces maladies avaient fait invasion dans le village à la suite de l'usage d'une viande malsaine. Nous n'y reconnûmes aucunement les signes du charbon, et le malade guérit après quelques pointes de feu appliquées sur les parties qui menaçaient de se sphacéler. Les signes distinctifs de cet érysipèle sont : au début, symptômes généraux marqués, embarras gastro-intestinal, gonflement inflammatoire des tissus, bientôt suivi de foyers profonds de suppuration avec eschares irrégulières. A la vérité, le charbon par contagion interne pourrait se confondre davantage avec l'érysipèle gangréneux ; mais il apparaît alors sous la forme de tumeur régulière, noire à son centre, rouge sur ses bords ; il est précédé par une fièvre ardente accompagnée de soif, de douleurs d'entrailles. L'érysipèle s'étend plutôt en surface. Nous en avons observé un autre cas depuis, où il nous a été possible de pratiquer l'autopsie, qui ne nous a révélé aucun des signes principaux des affections charbonneuses, tels que le gonflement et le ramollissement de la rate, les taches brunes du tube gastro-intestinal et la déliquescence du sang.

Œdème simple ou bénin. — Avec cette idée que le charbon provoque un gonflement rapide des tissus, chacun s'effraye de l'œdème qui survient facilement en été à la suite des piqûres de cousin, ou d'une irritation de la peau par une substance âcre chez les personnes lymphatiques et les enfants. J'en ai vu maints exemples, et encore tout récemment deux, assez remarquables pour être cités : l'un concerne une dame de 45 ans qui, à la suite d'une petite piqûre à la joue gauche, y ressentit un empâtement douloureux ; cette personne était naturellement couperosée ; la piqûre prit une teinte bleuâtre, presque livide, et fit saillie ; du reste, pas de vésicules périphériques, quoique le mal datât de deux jours : on était inquiet et on réclamait la cautérisation d'autant plus instamment que la même personne avait été atteinte déjà de pustule maligne. Je prescrivis de simples applications d'huile d'amandes douces et de petits cataplasmes de fécule : tout alla pour le mieux. Le second se rapporte à une jeune femme délicate et assez lymphatique, âgée de 25 ans : quand je fus appelé près d'elle, sa main gauche et la moitié inférieure de l'avant-bras étaient gonflées, pâles ; le doigt en comprimant laissait son empreinte ; les accidents remontaient à vingt-quatre heures à peine ; la malade ne se rappelait pas d'avoir été piquée, mais d'avoir éprouvé de la démangeaison et de s'être grattée. D'ailleurs, pas de fièvre, pas d'abattement, de nausées ni de perte d'appétit. Je conseillai des bains locaux à la guimauve et des fomentations résolutives. Le surlendemain, le gonflement avait entièrement disparu, et la malade me fit voir sur le dos de l'annulaire une petite élevure qu'elle avait du plaisir à frotter et qui était évidemment la suite d'une piqûre de cousin. La soudaineté de l'œdème simple, ses rapports, toujours assez faciles à saisir, avec la cause qui l'a produit, l'absence de phlyctènes, de symptômes généraux, d'induration centrale, seront des points de repère certains. Au surplus, une médication appropriée réussit promptement à dissiper les accidents.

Érysipèle. — Chez quelques personnes, comme les vieillards, les jeunes gens lymphatiques, il se rencontre une forme d'érysipèle subaigu, peu enflammé, s'étendant assez rapidement, s'accompagnant de phlyctènes, de fièvre, d'abattement, de nausées, et que dans certaines circonstances, dans une ferme, par exemple, ou un pays envahi par le charbon, on pourrait prendre pour la pustule maligne ou pour l'œdème malin. Voici, suivant nous, les moyens diagnostiques qu'on peut invoquer : ces phlyctènes sont disséminées irrégulièrement autour d'un noyau central ; elles sont remplies d'un liquide clair qui ne tarde pas à se troubler, à devenir lactescent ou même purulent ; il n'y a ni eschare, ni engorgement considérable ; en outre, l'érysipèle subaigu ou atonique débute le plus souvent par l'oreille ou le nez, ensuite seulement il gagne les paupières, le visage, le front ; il provoque une cuisson constante et de la douleur au toucher ; l'empâtement qui en résulte est uniforme ; il donne plutôt au doigt une sensation générale de dureté que de mollesse; on y perçoit aussi une chaleur âcre; enfin, le plus ordinairement, il y a eu plusieurs récidives de ce genre de maladie et, dans tous les cas, sa marche est bien moins rapide.

Lymphangite. — L'inflammation des vaisseaux lymphatiques, avec ses traînées rougeâtres ou plutôt rosées, se dirigeant ordinairement vers les ganglions du même système, s'accompagnant de plaques érysipélateuses et de gonflement, ayant un siége anatomique déterminé, provoquée le plus souvent par quelque lésion traumatique souvent peu étendue, à laquelle elle se rattache, donnant lieu parfois à des foyers purulents disséminés, naissant habituellement chez les personnes lymphatiques, n'occasionnant d'accidents graves que par ses complications, notamment l'infection purulente, ou quand elle envahit de grandes surfaces, suivant une marche peu rapide, n'offrant pas de pustule vésiculaire, de phlyctènes ni de taches brunes, causant enfin des douleurs aiguës, exaspérées par la pression, ne peut prêter à aucun soupçon fondé de maladie charbonneuse. Il n'en est pas moins vrai qu'autant, dans les pays où cette dernière maladie est rare, on est exposé à la méconnaître, autant, là où elle est fréquente, le vulgaire et certains hommes peu instruits ou peu réfléchis sont portés à englober, sous le nom de charbon, tout ce qui présente avec lui l'affinité même la plus superficielle, la plus incomplète, soit qu'ils tiennent à justifier un insuccès qui a son explication dans la gravité de la lymphangite elle-même, soit qu'ils cherchent à mettre en défaut le diagnostic du médecin.

La pustule maligne, le charbon symptomatique, à une certaine période de leur développement, se compliquent assez souvent d'angioleucite; mais celle-ci procède visiblement de la pustule maligne ou de la tumeur charbonneuse, tandis que dans l'inflammation des vaisseaux lymphatiques proprement dite elle naît spontanément et le plus souvent d'une lésion profonde, préexistante, ou d'une lésion traumatique facile à reconnaître et à caractériser.

Anthrax bénin. — Cette affection, de nature furonculeuse, parfois grave, se distingue des tumeurs charbonneuses, et en particulier du charbon symptomatique ou anthrax malin, à l'aide des signes suivants : il atteint généralement les vieillards, les personnes lymphatiques ou affaiblies; il débute par un petit furoncle auquel s'en ajoutent plusieurs qui se réunissent et forment une tumeur rouge, fortement enflammée, très-douloureuse, sans fièvre au début, prenant une teinte violacée quand on abandonne les accidents à eux-mêmes, pâlissant et se calmant quand on emploie les émollients, les antiphlogistiques; diminuant enfin au moyen du débridement, des incisions cruciales ou sous-cutanées; enfin, ne tardant pas à présenter des points de suppuration qui se confondent peu à peu, et à donner issue à un énorme bourbillon, à une suppuration consécutive des plus abondantes, accidents ultimes qui constituent précisément les principaux dangers de la maladie.

Parfois, cependant, l'anthrax se rapproche de la pustule maligne ou du charbon symptomatique par sa forme hémisphérique, sa coloration violacée au centre et surtout par la présence de phlyctènes dans le voisinage ou à sa surface; mais, parvenue à un semblable développement, la tumeur charbonneuse offre des caractères si tranchés : la dureté et la coloration noire centrales, le gonflement énorme de la périphérie, qu'il est en général facile d'éviter la confusion, laquelle n'est pas cependant impossible (20e obs.).

Il est presque superflu d'ajouter que la pustule maligne se distingue, à plus forte raison, de l'anthrax simple par sa vésicule ou sa plaque noire centrale, par son aréole vésiculaire, par l'œdème périphérique, par son état indolent, par sa dépression centrale et l'absence de toute suppuration superficielle ou profonde.

Fièvre pernicieuse. — Au premier abord, il semble singulier que l'on compare la fièvre pernicieuse à la fièvre charbonneuse, et peu vraisemblable que l'on confonde l'une avec l'autre. Cependant, ce fait s'est vu, et je sais que quelques praticiens, en cas de charbon intense, et pour ainsi dire foudroyant, invoquent plus volontiers le caractère pernicieux que la puissance du virus. Quiconque a observé dans les pays à fièvres d'accès sait combien est varié le type pernicieux; qu'il y en a, entre autres, de congestifs avec prostration des forces, douleurs locales et intérieures qui n'en imposent pas à l'homme expérimenté, mais qui, ailleurs, par leur fréquence moindre, pourraient mettre l'attention la plus grande en défaut. Il n'est donc pas inutile de tracer en quelques mots la caractéristique de cette affection.

La fièvre pernicieuse, quelle qu'elle soit, surtout dans nos climats, est précédée, le plus ordinairement, d'accès ignorés ou négligés; assez souvent ils ont empiété les uns sur les autres, c'est-à-dire qu'ils sont subintrants; le malade ne se remet pas franchement dans leur intervalle; une des périodes, celle de froid, de chaleur ou de sueurs, s'est prolongée; il reste de la céphalalgie; quand survient l'accès pernicieux, c'est presque toujours l'exagération de la même période qui a lieu. La fièvre charbonneuse sans manifestation extérieure n'offre pas cette intermittence préalable, ces stades de fièvre si prononcés; les progrès de la maladie sont plus réguliers, sa gravité plus continue; en outre, elle se déclare après un ensemble de circonstances faciles à apprécier, comme la cohabitation au milieu de troupeaux infestés par le charbon ou avec des personnes qui en ont été atteintes, et l'usage de viandes charbonneuses ou réputées malsaines.

Fièvre putride. — Enfin, pour ne négliger aucune des maladies offrant quelque analogie avec celle dont nous nous occupons, nous comparerons la fièvre charbonneuse proprement dite avec cette variété de fièvre typhoïde appelée si longtemps fièvre putride ou adynamique. Les anciens croyaient à la nature putride, à l'origine putride des maladies charbonneuses, car ils avaient remarqué une grande analogie de symptômes et de lésions entre elles et le typhus, par exemple. Des deux côtés, en effet, tendance des plus marquées à la décomposition, à la gangrène; dans la fièvre charbonneuse, comme dans la fièvre adynamique, fièvre, prostration, douleurs intestinales. Ce qui les distingue, c'est l'étiologie, le caractère et la marche des symptômes, l'influence de la médication : les causes de la fièvre adynamique ne sont pas aussi spécifiques; ce sont les fatigues, les privations, l'encombrement, les peines morales, une mauvaise hygiène, le voisinage de fièvres typhoïdes; ses symptômes débutent par une fièvre plus franche, par une forte céphalalgie, de la courbature plutôt que par de la prostration; l'adynamie n'arrive que peu à peu après la disparition des symptômes inflammatoires du début; la langue se sèche, les dents deviennent fuligineuses, des hémorrhagies se déclarent, des taches lenticulaires, des pétéchies apparaissent sur le tronc et les membres, etc. Reste la médication, qui repose sur les stimulants, les toniques, les acides, et qui est suivie généralement de résultats sensibles, d'amélioration et souvent de guérison. C'est un des types de fièvre typhoïde où la médecine a le plus d'influence quand elle intervient à temps et avec des moyens appropriés. Ces différents caractères, on le voit, ne sont pas ceux de la fièvre charbonneuse; ils serviront amplement à établir la distinction entre les deux maladies.

Quant aux autres affections présentant plus ou moins d'analogie avec la maladie charbonneuse, comme la piqûre de vipère, le charbon pestilentiel, la morve, etc., nous ne voyons véritablement aucune utilité pratique à en exposer, à l'exemple de quelques auteurs, le diagnostic différentiel.

TABLEAU synthétique et synoptique des signes différentiels de la maladie charbonneuse de l'homme d'avec les maladies qui lui ressemblent le plus.

SIGNES DISTINCTIFS :

1° *Entre la pustule maligne et l'herpès.*

PUSTULE MALIGNE.	HERPÈS.
Pas ou peu de fièvre *antérieure.*	Fièvre *éphémère* avant l'éruption.
Insensibilité à la pression.	Vive *sensibilité* à la pression.
Sérosité *claire* des vésicules.	Sérosité *trouble*, puis *purulente*, *des* vésicules.

2° *Entre la pustule maligne et l'acné.*

PUSTULE MALIGNE.	ACNÉ.
Est ordinairement *unique.*	Est généralement *multiple.*
Insensible à la pression.	*Très-sensible* à la pression.
Aréole vésiculaire.	Pas de *vésicules périphériques.*
Issue de *sérosité* de la pustule.	Issue de matière *sébacée* ou *purulente.*

3° *Entre la pustule maligne et le furoncle.*

PUSTULE MALIGNE.	FURONCLE.
Aréole *vésiculaire.*	Aréole *enflammée.*
Pression *indolente.*	Pression *très-douloureuse.*
Pas de pus sous la pustule.	Liquide *purulent* à la base du furoncle.
Absence de bourbillon.	Présence *constante* de bourbillon.

4° *Entre la pustule maligne et le pemphigus.*

PUSTULE MALIGNE.	PEMPHIGUS.
Se montre à *tout âge.*	Atteint principalement les *enfants.*
N'affecte de préférence pour *aucune constitution.*	Se montre principalement chez les personnes *affaiblies* ou *lymphatiques.*

Les vésicules charbonneuses *se reproduisent* sur place.	Les vésicules pemphigoïdes ne *se reproduisent pas* sur place.
Ne se *dessèche pas* et ne *guérit pas* après avoir été dénudée.	*Se dessèche* et se *guérit promptement* après avoir été mis à nu.

5° *Entre la pustule maligne et l'ecthyma.*

PUSTULE MALIGNE.	ECTHYMA.
Est précédée de *prurit.*	Est précédé de douleurs *lancinantes.*
Présente une *vésicule* au début.	Présente une élevure *dure* au début.
Ne suppure pas.	Ne tarde pas à *suppurer* à sa pointe.
Le point noir central a été précédé de vésicule *séreuse.*	Le point noir central a été précédé de *suppuration.*

6° *Entre la pustule maligne et quelques pustules innommées qu'on peut appeler bénignes.*

PUSTULE MALIGNE.	PUSTULES BÉNIGNES.
Vésicule initiale *peu durable.*	Vésicule initiale *stationnaire* pendant plusieurs jours.
Aréole vésiculaire.	*Pas d'aréole vésiculaire.*
Absence de douleurs vives.	*Douleurs vives* dans la pustule et la région.

7° *Entre la pustule maligne et l'érysipèle gangréneux.*

PUSTULE MALIGNE.	ÉRYSIPÈLE GANGRÉNEUX.
Symptômes généraux *peu marqués* au début.	Symptômes généraux *très-marqués* au début.
Inflammation *faible et circonscrite.*	Inflammation *étendue.*
Eschare *régulière* avec *aréole vésiculaire.*	Eschares *irrégulières sans aréole vésiculaire.*
Pas de suppuration.	*Foyers de suppuration* profonds.

8° *Entre l'œdème malin et l'œdème simple ou bénin.*

ŒDÈME MALIN.	ŒDÈME BÉNIN.
Symptômes généraux.	*Absence* de symptômes généraux.
Pas de cause externe *appréciable.*	Cause externe *facile* à constater.
Induration centrale.	*Absence* d'induration.
Phlyctènes disséminées.	*Pas* de phlyctènes.
Inutilité des topiques.	*Succès prompt* des topiques émollients ou astringents.

9° *Entre l'œdème malin et l'érysipèle subaigu.*

ŒDÈME MALIN.	ÉRYSIPÈLE SUBAIGU.
Débute par la *paupière* ou le *sein*, le *cou*, l'*aisselle*.	Débute par l'*oreille* ou le *nez*.
Pas de *cuisson;* pas de *douleur* à la pression.	Cuisson *constante; douleur* à la pression.
Tuméfaction *considérable*, *irrégulière*, *molle*, excepté sur un certain point.	Gonflement *modéré*, *uniforme*, *dur* partout.
Pas de changement de température au toucher.	Chaleur *âcre* au toucher.

10° *Entre le charbon symptomatique ou anthrax malin et l'anthrax bénin.*

CHARBON SYMPTOMATIQUE.	ANTHRAX BÉNIN.
Est précédé ou accompagné de symptômes généraux *très-prononcés*.	Symptômes généraux *faibles* au début.
Tumeur *unique* qui grossit rapidement et devient *violacée*, *noire*, modérément *douloureuse*.	Débuts par plusieurs petits furoncles qui se réunissent et forment une tumeur *rouge*, à peine *violacée*, *très-douloureuse*.
Apparition de *phlyctènes* dans le voisinage.	*Pas de phlyctènes* dans le voisinage.
Marche *rapide*.	Marche *lente*.
Pas de suppuration ni de *bourbillon*.	*Suppuration ; bourbillon considérable*.

11° *Entre la fièvre charbonneuse et la fièvre pernicieuse.*

FIÈVRE CHARBONNEUSE.	FIÈVRE PERNICIEUSE.
Pas d'accès intermittents préalables.	Accès intermittents *préalables*.
Absence de stades de fièvre.	Stades de fièvre *plus ou moins marqués*.
Progrès de la maladie *réguliers et continus*.	Progrès de la maladie *irréguliers et brusques*.
Contagion interne par la *respiration* ou la *digestion*.	*Pas de contagion appréciable*.

12° *Entre la fièvre charbonneuse et la fièvre adynamique ou putride* (variété de fièvre typhoïde).

FIÈVRE CHARBONNEUSE.	FIÈVRE ADYNAMIQUE.
Pas de caractère typhoïde.	Symptômes typhoïdes *prononcés*.
Absence de taches rosées, de pétéchies.	*Taches rosées*, *pétéchies*.

Douleurs abdominales *peu constantes*, *générales*, *spontanées*.	Douleur dans la *fosse iliaque droite*, *constante*, *provoquée*.
Marche *rapide*.	Marche *plus lente*.
Médication *incertaine*, *peu utile*.	Médication *bien indiquée* et *ordinairement utile*.

De l'inoculation aux animaux et de l'examen microscopique au point de vue du diagnostic.

La science est aujourd'hui en possession de deux nouveaux moyens de diagnostic des maladies charbonneuses : l'inoculation du virus charbonneux de l'homme aux animaux ou d'un animal charbonneux à un animal non malade, et l'examen microscopique des parties charbonneuses et même du sang.

Non indispensables dans les cas bien tranchés de pustule maligne et de tumeur charbonneuse pour démontrer leur caractère, leur nature, ils le sont pour reconnaître tous les cas douteux et pour asseoir définitivement nos connaissances à propos de la fièvre charbonneuse, voire de l'œdème malin, qui ont déjà pour eux la triple sanction de l'analogie, de l'induction et de l'expérience clinique. Ils sont d'une nécessité plus pressante encore quand il s'agit de faire adopter ou prévaloir un nouvel agent thérapeutique qui ne peut s'accréditer qu'autant que le diagnostic est certain.

Toutefois, quelle que soit l'utilité de ces deux procédés d'investigation et de contrôle encore si récents dans la science et si peu appliqués dans la pratique, ils ont des qualités et une valeur différentes, sur lesquelles on nous saura gré d'attirer l'attention, d'éveiller la critique.

L'inoculation nous paraît plus sûre et plus à la portée de chacun que l'examen microscopique, qui suppose, chez le plus grand nombre des praticiens, la possèssion et l'habitude d'un instrument dispendieux et difficile à manier. Par contre, tandis que l'inoculation, sauf pour la pustule et la tumeur charbonneuses, ne saurait se faire sûrement sans autopsie, c'est-à-dire sans la mort du malade, quelques gouttes de sang suffisent aux recherches microscopiques, à la constatation des bactéries ou animalcules qui peuvent s'y trouver. Les objections ne s'arrêtent pas là. En effet, quand il y a doute, mais que pourtant les signes objectifs et indirects du charbon l'emportent, que notamment l'incision exploratrice n'a fait trouver aucune trace de pus, ne serait-ce pas s'exposer à de graves mécomptes que d'attendre, avant d'agir, la lumière fournie par l'inoculation, laquelle peut échouer même étant faite convenablement ou ne réussir que tardivement, parfois au bout de trois, cinq, sept jours et plus? Il pourrait arriver qu'en se confiant dans cette épreuve on laissât marcher et s'aggraver la maladie, comme en cas de diagnostic douteux, mais affirmatif, on s'expose à recourir à des moyens de traitement inopportunément énergiques. Or, qui ne préférerait le second inconvénient au premier?

On a reproché aussi à ce procédé de donner le change en faisant prendre les effets souvent très-sérieux et même mortels de l'inoculation d'un produit simplement septique pour ceux du charbon lui-même (1); mais, après les expériences des médecins d'Eure-et-Loir et de M. Davaine, nous considérons cette objection sinon comme mal fondée, car l'erreur est possible partout et principalement dans des recherches de ce genre, du moins comme exagérée, les suites de l'inoculation septique différant beaucoup de celles de l'inoculation charbonneuse au point de vue des lésions anatomiques, et la mort étant aussi rare après la première qu'elle est fréquente après la seconde. Enfin, on a objecté que les débris de la même pustule maligne inoculés

1. Dans la discussion académique, M. J. Guérin s'est fait l'avocat de cette idée, à laquelle, du reste, les expérimentateurs ne doivent pas rester indifférents. (*Bulletin de l'Académie de médecine*, t. XXIX, p. 1020.)

chez des animaux de même espèce sont loin d'amener les mêmes conséquences.

Pour nous résumer, nous dirons que l'inoculation est excellente en principe, mais bien moins comme moyen de diagnostic courant, pratique, que comme procédé scientifique; qu'on a eu le tort de lui donner une portée trop absolue, car il a le double défaut de n'être pas facilement applicable ni toujours certain. D'où il faut conclure que si le succès de l'inoculation est une preuve décisive en faveur du caractère charbonneux, sa non-réussite implique la probabilité, mais non la certitude complète de l'absence de ce caractère.

En ce qui concerne l'examen microscopique, il se fait tantôt sur le malade lui-même, sur son sang, sur la sérosité des pustules, sur les portions charbonneuses, tantôt indirectement sur les humeurs ou les solides de l'animal inoculé. Dans ces deux circonstances, ce mode de recherche est prompt, facile pour qui sait l'employer, et il peut servir à vérifier et à compléter les résultats de l'inoculation elle-même. Mais, outre les défauts que nous lui avons déjà reconnus, il en possède d'autres qu'il n'est pas possible de passer sous silence : le premier, et le plus sérieux, c'est que les bâtonnets animés du sang et des produits charbonneux ne diffèrent pas d'une manière assez sensible des bactéries trouvées à la suite d'autres produits morbides naturels ou provoqués par l'inoculation, tels que le mucus du catarrhe bronchique, nasal, etc. (Pouchet), des lochies (Mayerhoffer), de la matière blanche qui s'amasse autour des dents, de la leucorrhée, de la diarrhée cholérique, de la diarrhée simple (Davaine), de la fièvre typhoïde (Tigri), de la variole (Coze et Feltz), etc., pour que la confusion soit facile à éviter; en sorte que l'on sera bien autorisé à dire, en procédant par exclusion, que les infusoires constatés sont ceux

1. Bourgeois, *Traité pratique de la pustule maligne*, p. 137.

du charbon, parce qu'il n'existe chez le malade aucune des autres affections pouvant les fournir d'après les données actuelles de nos connaissances, mais non qu'ils prouvent son existence sans réplique, qu'ils en constituent en quelque façon le signe pathognomonique. En second lieu, si le jugement clinique est faillible, si l'épreuve inoculatrice est sujette à l'erreur et exposée à l'insuccès, qui ne sait combien il faut de soins, d'attention, d'expériences répétées ou faites simultanément par des observateurs également compétents, avec le même produit et à l'aide d'instruments de même force grossissante, pour éviter l'illusion et l'erreur; car, dans ce monde des infiniment petits, tout peut être vu, tout peut rester obscur?

Quoi qu'il en soit de ces objections que nous n'avons voulu ni négliger ni affaiblir, nous sommes heureux d'applaudir aux efforts des médecins et des physiologistes qui ont le plus contribué à nous initier à ces nouvelles ressources du diagnostic vraiment scientifique, progrès dont nul ne saurait nier l'importance. C'est donc faire chose utile et équitable que de donner quelques indications qui pourront guider l'expérimentateur dans leur application.

Inoculation. — Il ressort évidemment de l'observation médicale aussi bien que des différentes recherches expérimentales, que le charbon est essentiellement inoculable. Les caractères, du reste, que MM. Salmon et Maunoury reconnaissent à la pustule inoculable, diffèrent peu de ceux que nous avons admis de notre côté pour la pustule grave : exiguïté de ses dimensions, forme ombiliquée, couleur noirâtre et dureté coriace du point central, bords chagrinés, aréole vésiculeuse, sensation prurigineuse plutôt que douloureuse, gonflement flasque, d'abord peu apparent, du tissu cellulaire sous-jacent, gonflement plutôt élastique qu'œdémateux, grande vascularisation des tissus sous-jacents, tandis que le point noir central est exsangue, insensible et rude sous le scalpel; marche rapide des accidents locaux et généraux [1].

On dispose, pour pratiquer l'inoculation, de plusieurs procédés, qui sont : 1° la simple insertion par la lancette, dans le tissu cellulaire sous-cutané, du sang, de la sérosité, de parcelles, de débris de la pustule ou de la tumeur charbonneuses, de portions ramollies de la rate, si l'expérience se fait après la mort, en cas d'œdème malin, de fièvre charbonneuse; 2° l'injection sous la peau ou dans une veine, à l'aide de la seringue d'Anel ou de Pravaz, de ces mêmes substances délayées au besoin dans de l'eau distillée, opération familière aujourd'hui à la plupart des praticiens, depuis que la médication hypodermique a pris sa place dans la thérapeutique; 3° l'introduction, sous la peau de la cuisse, de l'aine ou d'une autre région vasculaire, des débris de la pustule, de la tumeur charbonneuse, de la bouillie splénique : c'est à cette dernière manière d'opérer que les médecins de Chartres et les membres de l'Association d'Eure-et-Loir donnent la préférence : une simple incision et une suture suffisent pour en assurer l'exécution; 4° l'introduction des mêmes substances solides ou liquides dans le rectum; 5° dans l'estomac, en faisant manger à l'animal des portions de viscères crues et non putréfiées; 6° dans le poumon, en insufflant ou faisant respirer des portions charbonneuses desséchées et pulvérisées.

Il faut agir le plus possible sur des produits très-récemment recueillis, la décomposition cadavérique ou putride détruisant promptement, d'après M. Davaine, le virus charbonneux. En cas de doute, on recourra à l'inoculation successive, qui consiste à inoculer à un ou plusieurs animaux le sang ou les autres produits de la première inoculation, le résultat obtenu pouvant être indéfini ou même prendre une énergie

1. *Gazette médicale* de Paris, 1857, p. 821.

croissante par la rénovation du virus dans chaque organisme nouveau [1].

La sérosité ou le sang qui s'écoulent de l'incision d'une pustule réussissent rarement à transmettre la maladie aux animaux; ces liquides sont donc peu virulents [2]. Mais, nous demanderons-nous, ce mode d'inoculation, pratiqué suivant la méthode hypodermique ou par l'injection dans les veines, ne réussirait-il pas plus souvent, quand on voit l'inoculation de simples produits septiques amener, par ces derniers procédés, des accidents à peu près constants? [3]

Les débris d'une pustule excisée donnent un résultat presque toujours positif. La bouillie de la rate de l'homme mort du charbon a une action plus certaine et plus prompte encore [4].

Le mouton, le lapin, sont, d'après les médecins d'Eure-et-Loir, les animaux chez lesquels l'opération réussit le mieux. M. Davaine paraît accorder la préférence au cobaye ou cochon d'Inde.

Les régions les plus propices pour la pratiquer sont celles qui sont le plus riches en tissu cellulaire et surtout en vaisseaux absorbants, telles que le plat des cuisses, le pli des aines, les aisselles. Les voies d'absorption ont été classées, du reste, suivant leur ordre d'importance, comme il suit : 1° veines; 2° tissu cellulaire; 3° rectum; 4° estomac; 5° poumons [5]. M. Lebert,

1. Coze et Feltz. « En créant ainsi quelques générations infectieuses, disent ces auteurs, on arrive à se convaincre que les éléments infectieux des derniers sont plus actifs que les matières putrides elles-mêmes. Il semblerait que les bactéries, après avoir passé dans un organisme, se soient révivifiées. » (*Op. cit.*, p. 150.)

2. Salmon et Maunoury, *Gazette médicale* de Paris, 1855, p. 553 et suiv.

3. Coze et Feltz, *op. cit.*, p. 122 et suiv.

4. Salmon et Maunoury, *op. cit.*

5. Coze et Feltz, *op. cit.*, p. 123 et 156.

cependant, place en première ligne le tissu cellulaire, à la condition d'employer les injections hypodermiques [1].

La mort de l'animal survient généralement dans les six jours suivants, rarement plus tard. Elle eut lieu une fois le quinzième jour seulement [2], circonstance qu'il ne faut pas perdre de vue; enfin, nous ne devons pas laisser ignorer que l'expérience la mieux faite peut être négative [3].

Les lésions trouvées sur les animaux morts par suite de l'inoculation sont celles du sang de rate : ecchymoses, pétéchies au pourtour de l'inoculation, sur le péritoine, sur les poumons; infiltrations séreuses; intestins gorgés de sang; écume sanguinolente des bronches; rate gonflée, diffluente, d'un rouge grenat [4].

Examen microscopique. — Ce qu'on se propose de constater dans cet examen, c'est la présence des bactéries. Or, comme ces infusoires se rencontrent dans le sang, où ils se multiplient avec une incalculable rapidité, c'est dans ce liquide qu'il faut les rechercher. On les trouvera plus sûrement, et en plus grande abondance, dans les viscères où le cours du sang est ralenti, comme la rate, le foie, le poumon, et où ils semblent s'arrêter, suivant M. Davaine, comme des bâtons flottants.

MM. Coze et Feltz, ayant remarqué que les bactéries ont une grande diffusibilité et qu'il peut s'en rencontrer fortuitement dans les liquides d'expériences, ont tracé les précautions à prendre avec une grande netteté pratique [5]. Aussi, manquant d'expérience personnelle à cet égard, nous empressons-nous d'emprunter les détails suivants à ces auteurs.

On ne saurait trop insister sur l'entretien et la propreté des

1. *De la transmission des tubercules par inoculation.* (*Bulletin de l'Académie de médecine*, 1866-67, t. XXXII, p. 144.)

2. Salmon et Maunoury, *op. cit.*

3. *Ibid.*

4. *Ibid.*

5. *Op. cit.*, p. 114 et suiv.

instruments. Si l'on fait des expériences comparatives avec le sang d'animaux sains, on évitera d'employer ceux qui ont servi pour des animaux malades. Il s'agit ici surtout des instruments destinés à l'inoculation. Il sera toujours bon, du reste, de les nettoyer à la benzine, puis à l'eau distillée pure.

L'eau distillée, qu'on emploie souvent pour dégager les infusoires des autres corpuscules sanguins, peut contenir elle-même des germes et des infusoires : on se met à l'abri de cette chance d'erreur en se servant non d'eau distillée soumise simplement à l'ébullition, ce qui ne suffit pas pour détruire ces éléments, ainsi que l'a prouvé M. Pasteur, mais d'eau distillée surchauffée, c'est-à-dire dont la vapeur a passé à travers un tube de porcelaine chauffé au rouge. Cette eau est reçue, au fur et à mesure de la distillation, dans de petits flacons à l'émeri, lavés à la potasse et à l'acide sulfurique. Ces flacons seront remplacés eux-mêmes par des vases semblables après quelque temps d'usage. Les plaques du microscope doivent être nettoyées d'abord à l'acide sulfurique, à la potasse, puis avec la même eau distillée. Enfin, pour les essuyer, on se servira d'un linge fin et d'une peau de chamois très-souple. Par l'habitude, on arrive à étudier le sang sans addition d'eau distillée, en le laissant déposer et en prenant autant que possible le sérum, dans lequel on distingue nettement les infusoires. Pour ce qui est des particules charbonneuses solides ou des portions viscérales, il va de soi qu'on est forcé de les délayer préalablement dans de l'eau distillée.

Le microscope doit avoir un fort grossissement, de 900 à 1000 diamètres, lequel peut augmenter encore en tirant l'oculaire. Pour bien reconnaître entre les vibrioniens les différences d'aspect et de forme, il est utile de recourir à une lampe pétrole qui donne une lumière égale et vive, ou mieux encore à la lentille à immersion, si appréciée des micrographes, et à l'éclairage Dujardin.

D'après MM. Coze et Feltz, dont les recherches ne se sont pas étendues au delà des bactéries putrides, typhoïdes et varioleuses, ces corpuscules ont des caractères assez tranchés pour qu'on puisse les différencier les uns d'avec les autres. Nous regardons comme un point de départ important de donner un résumé sommaire des observations de ces expérimentateurs, qui nous permettra de mieux apprécier les études concernant les corpuscules charbonneux.

Bactéries putrides : éléments simples, doubles ou triples, d'apparence vermiculaire, ayant, à un fort grossissement, les plus simples la forme sphérique, les plus complets la forme d'une chaînette; animés d'un mouvement propre et assez lent, oscillant et vermiculaire (*Bacterium ponctum* et *Bacterium catenula* de Dujardin) :

Largeur.	$0^{mm}.0016$.
Longueur.	$0^{mm}.004$ à $0^{mm}.02$.

Bactéries typhoïdes : nombreuses et plus petites que les précédentes, mais de forme analogue; sensiblement actives aussi :

Largeur.	$0^{mm}.0004$ à $0^{mm}.0008$.
Longueur	$0^{mm}.004$ à $0^{mm}.01$ en moyenne.

Bactéries varioleuses : très-nombreuses, formées d'éléments isolés, non striés ni disposés en chaînette comme les précédents; lisses, plus ou moins fines, ressemblant à de petits rectangles; incomplétement rigides, pouvant se courber par un mouvement vermiculaire, avec lenteur; doivent être rangées dans les genres *Bacterium bacillus* de Pasteur et *Bacterium termo* de Müller. Tantôt elles sont accolées et comme articulées deux à deux :

Épaisseur.	$0^{mm}.0008$ à $0^{mm}.001$.
Largeur.	$0^{mm}.007$ à $0^{mm}.01$ [1].

1. *Op. cit.*, p. 130, 157, 173, 185.

Les corpuscules charbonneux, si bien étudiés par M. Davaine, ont les caractères suivants :

Filaments droits, quelquefois infléchis à angle obtus en deux, trois ou quatre points; conservent, après avoir été desséchés, leur forme et leur apparence; résistent à l'action de l'acide sulfurique et de la potasse, disparaissent par la putréfaction, ce qui suffit pour les distinguer d'avec les cristaux qu'on rencontre parfois dans le sang, et pour établir leur nature organique; sont tantôt immobiles, tantôt agités de mouvements (probablement browniens); ont beaucoup d'analogie avec les infusoires filiformes du genre *Bacterium termo;* mais leur longueur souvent beaucoup plus grande, qui les fait ressembler à certaines conferves filamenteuses, a porté M. Davaine à les ranger dans une catégorie séparée d'infusoires, sous le nom de *bactéridies,* espèce qui lui semble bien définie et qui implique sa parenté étroite avec les vibrions ou bactéries, quoique ses propriétés la rapprochent davantage des cryptogames. Leur nombre est très-variable suivant les individus, plus grand dans les capillaires et les organes parenchymateux que dans les gros vaisseaux. Leur longueur ordinaire est de 4 à 12 millièmes de millimètre; parfois, presque tous ces filaments ont des dimensions beaucoup plus petites et ne dépassent pas, dans leur plus grande longueur, 3 ou 4 millièmes de millimètre. Ce sont ces derniers qui sont agités de plus de mouvements [1].

Un autre caractère à noter est la propriété qu'ont les globules du sang charbonneux à s'agglomérer, à s'agglutiner, à former des îlots disséminés dans le sérum.

La production des bactéridies s'observe plusieurs heures avant la mort de l'animal inoculé; on peut de même alors,

1. Les infusoires du genre *Bacterium,* suivant M. Davaine (*Traité des Entozoaires,* p. v), n'auraient que 2 à 5 millièmes de millimètre de longueur.

en examinant le sang à de courts intervalles, suivre leur multiplication et leur accroissement en longueur; après la mort, leur nombre et leur longueur n'augmentent plus; au bout d'un, deux ou trois jours, plus ou moins, suivant la chaleur atmosphérique, le sang des vaisseaux, même à l'abri de l'air, contient de moins en moins de ces corpuscules. La putréfaction les détruit en même temps qu'elle fait cesser l'état agglutinatif des globules, et le sang charbonneux cesse d'être inoculable, tout en pouvant développer une maladie ou amener la mort chez l'animal inoculé, mais avec de tout autres caractères que ceux du sang de rate.

Il ne faut point passer sous silence cette remarque importante, c'est que la putréfaction engendre aussi des vibrioniens particuliers, comme dans tous les produits animaux et végétaux, lesquels, à un certain moment, en imposent facilement à l'observateur; mais avec de l'attention et de la suite dans les recherches on évitera l'erreur; ces filaments de nouvelle formation jouissent d'ailleurs de mouvements plus prononcés.

Il est utile de noter encore que la dessiccation rapide du sang charbonneux lui conserve la faculté de propager les bactéridies, sans doute en s'opposant à la putréfaction; mais l'inoculation se fait moins sûrement avec le sang desséché qu'avec le sang frais (1). M. Davaine a eu l'idée de conserver aussi le sang frais dans des tubes capillaires, scellés à la lampe, comme on le fait du vaccin (2). Des débris de pustule maligne séchés rapidement servirent au même observateur à inoculer la maladie à un cobaye qui mourut cinq jours après : son sang offrit des bactéridies en quantité considérable. Une parcelle très-mince de la même pustule fut placée sous le mi-

1. *Nouvelles recherches sur la maladie du sang de rate.* (*Gazette médicale* de Paris, 1864, p. 452 et suiv.)

2. *Ibid.*, p. 548.

croscope et dissoute par une solution concentrée de potasse caustique : on y constata les mêmes filaments (1).

Telles sont les données fournies par l'étude microscopique. Tout avancées qu'elles soient, elles offrent encore trop de prise au doute et à la contradiction pour qu'on doive les accepter sans réserve; car, ainsi qu'on a pu s'en convaincre, les différences constatées entre chaque série de corpuscules putrides, typhoïdes, varioleux et charbonneux, sont loin d'être bien tranchées. M. Davaine lui-même, dans son bel ouvrage sur les *entozoaires*, reconnaît que les vibrioniens sont les protozoaires les plus répandus, et les caractères microscopiques qu'il admet pour les genres *Bacterium* et *Vibrion* de cette famille se rapprochent trop de ceux qu'il trace pour les bactéridies, pour que, à moins d'une grande expérience, on ne soit pas exposé à les confondre avec ceux des différents animalcules appartenant au même genre (2). L'épreuve du microscope procure donc un signe d'une grande probabilité; mais elle n'est décisive et n'a toute sa valeur qu'autant qu'elle est corroborée par l'inoculation, qu'elle a contribué du reste, pour beaucoup, à éclairer et à perfectionner. La science, avant de se prononcer définitivement, a besoin d'un complément d'étude et surtout de recherches comparatives sur les différents infusoires physiologiques et accidentels, recherches qu'on ne saurait trop encourager, car elles élucideront peut-être plus d'un problème naturel et pathologique.

1. *Loc. cit.*, p. 563-4.
2. *Traité des Entozoaires*, 1860, p. v.

CHAPITRE VII

Pronostic.

Quoique la communication des maladies charbonneuses à l'homme soit le but essentiel que je me suis proposé dans ce travail, et que ce qui touche à l'origine de l'affection chez les animaux ne m'ait occupé que secondairement, en raison des avantages qui en peuvent découler pour l'élucidation des questions les plus importantes, disons cependant que le développement des épizooties charbonneuses n'est pas seulement dangereux pour la santé de l'homme, mais qu'il intéresse à un haut degré l'économie rurale, l'avenir de l'agriculture et l'alimentation publique. En 1852, la statistique générale de France [1] inscrit le département de l'Aisne pour un chiffre total de 1 052 548 bêtes à laine; en 1857, le même dénombrement fait par l'administration et vérifié à l'aide de documents particuliers, ne donne plus qu'un total de 966 399, soit une différence de 86 149, imputable sans contredit aux pertes causées par cette désastreuse maladie, et aux craintes des cultivateurs qui restreignent leurs troupeaux le plus possible. Nous ignorons les chiffres actuels, mais nous ne serions pas surpris qu'ils fussent descendus encore.

Que si nous envisageons la maladie au point de vue de l'homme, nous constatons que les dangers qu'elle lui fait courir sont des plus grands, puisque, abandonnée à elle-même ou combattue

1. *Statistique de France*, 2e série, 1re partie, recueillie avec le concours des commissions de statistique cantonale, p. 290. Paris, Imprimerie impériale, 1858.

trop tard, elle est le plus souvent suivie de mort; qu'elle peut donner lieu à des cicatrices, à des difformités, et qu'enfin elle cause à l'ouvrier des champs un préjudice dans son travail, dans sa fortune, car elle a des suites plus ou moins longues, ce qui amène un chômage forcé, c'est-à-dire l'épuisement des épargnes et l'engagement de l'avenir. Mais tout cela n'est rien encore à côté de la perte de la vie. Il nous faut donc prêter toute notre attention à cet important sujet, et, à la lumière des études qui précèdent, chercher à bien préciser quelles sont les chances de vie et de mort des maladies charbonneuses; si elles varient suivant les causes ou la période, suivant le type, le siége, etc.

INFLUENCE DES CAUSES SUR LE PRONOSTIC.

Causes éloignées ou prédisposantes. — L'âge, le sexe ou le tempérament, ne sont pas considérés généralement comme exerçant une influence sur l'issue de la maladie; et, au premier abord, on est tenté de croire que si la période moyenne de la vie et le sexe masculin fournissent le plus de cas, il doit en résulter naturellement plus de cas de mort dans ces mêmes conditions; que l'homme adulte surtout, ayant le plus de rapports avec les troupeaux, avec les bestiaux malades, la fréquence du charbon et de la mortalité chez lui n'est que relative. Cette remarque, vraie pour l'étiologie (voir p. 38), ne l'est plus autant pour le pronostic; on en jugera par le tableau suivant, formé des 14 décès (1) donnés par la totalité des cas mentionnés dans l'enquête, soit 75 (P. justific. n° 4) :

De	1 à 10 ans,	1 décès	sur	2 atteintes.	
—	11 à 20	— 0	—	8	—
—	21 à 30	— 0	—	11	—

1. Sur ces 14 décès, on n'a noté l'âge que de 12 personnes.

De 31	à 40	ans,	2 décès	sur	9	atteintes.
— 41	à 50	—	3	—	19	—
— 51	à 60	—	2	—	11	—
— 61	à 70	—	3	—	6	—
— 71	à 80	—	1	—	1	—

D'où l'on voit clairement que la jeunesse est l'âge où l'on résiste le mieux à la maladie, puisque de 11 à 30 ans, sur 19 cas, il n'y a pas eu un seul décès; tandis que de 61 à 80, sur 7 cas, il y a eu 4 morts; la période de 1 à 10 ans a offert aussi 1 décès sur 2. Autant qu'il est permis de l'inférer de chiffres aussi faibles, on peut donc dire que l'enfance et la vieillesse augmentent les chances de la mortalité, et que l'âge adulte, mais surtout la période comprise entre 11 et 30 ans, accroît les chances de guérison.

Ce même relevé accuse, au point de vue du sexe:

4 décès	sur 21	femmes atteintes;	soit 19,04 p. 100.
10	— 54	hommes atteints;	soit 18,5 —

Les proportions sont donc à peu près les mêmes pour les deux sexes; cependant la mortalité a pesé un peu plus sur la femme; mais il est juste de dire que 3 des individus de cette catégorie avaient dépassé l'âge de 60 ans, et que le quatrième n'avait pas 10 ans; d'où l'on peut tirer cette conclusion provisoire, car, je tiens à le répéter, ces chiffres ne sont pas assez considérables pour avoir une valeur définitive, que la faiblesse constitutionnelle, représentée par les âges extrêmes et par le sexe féminin, est une condition qui augmente la mortalité et donne lieu, par conséquent, à un des caractères pronostiques les plus défavorables.

On a prétendu également que les différents tempéraments exerçaient une influence sur les caractères, et par suite sur le pronostic de la maladie; qu'elle est plus franche, moins grave, chez les personnes sanguines; moins nette, à apparence érysipélateuse, chez les personnes bilieuses et mélancoliques; plus lente, et néanmoins plus grave, chez les personnes lymphatiques; enfin, très-grave dans le cas d'épuisement et chez les valétudinaires [1]. Sauf cette dernière circonstance, qu'on admettra sans peine, je crains fort que les écrivains qui se sont appesantis sur ces différentes considérations ne se soient laissé dominer avant tout par des idées théoriques.

Hygiène et profession. — Il y a tout lieu de penser, d'après les connaissances générales fournies par l'étude des endémo-épidémies, que les privations, les vices de régime de tout genre, les peines morales, par la dépression qu'ils exercent sur les forces vitales, augmentent les chances de mortalité; cependant, à part les renseignements que nous avons pu obtenir dans des cas particuliers, nous manquons de données positives, ce qui nous oblige à nous renfermer dans cette appréciation succincte. Eu égard à la profession, l'enquête nous permet de constater que dans 13 cas où cette circonstance a été notée, la mortalité s'est ainsi répartie :

Ouvriers de différentes catégories,	8	sur	22	atteints.
Cultivateurs.	2	—	7	—
Bergers.	2	—	20	—
Personnes étrangères à la ferme et en vivant plus ou moins éloignées.	2	—	8	atteintes.

Ces chiffres demandent quelques explications qui en feront mieux saisir la portée, en apparence tout autre qu'elle n'est en réalité; ainsi, la catégorie des ouvriers qui ne se trouve qu'indirectement en contact avec les bestiaux malades a présenté

1. *Compendium de chirurgie*, t. I, p. 270.

une mortalité d'un peu plus du tiers, tandis que celle des bergers, constamment en rapport avec ces mêmes bestiaux si souvent atteints par le charbon, ne donne qu'une mortalité d'un dixième : ce qui pourrait conduire à cette fausse conclusion qu'il y a moins de dangers de mort à courir en cohabitant avec les troupeaux infectés qu'en vivant loin d'eux. Les choses changent d'aspect si l'on considère que le simple ouvrier est plus fatigué, plus mal nourri, en général, que le berger; qu'une fois atteint par le charbon, il est abandonné habituellement à son ignorance, à son incurie, à sa misère; au lieu que le berger, plus intelligent, plus propre à reconnaître un mal qu'il a peut-être éprouvé plusieurs fois, plus énergique aussi, y fait porter un remède efficace et plus opportun, quand il ne l'y porte pas lui-même (1), et puis, étant plus indispensable et plus estimé à la ferme, il attire davantage les regards du maître, qui tente tous les moyens pour le tirer vite d'affaire.

Après l'ouvrier, c'est le cultivateur qui paye le plus fort tribut, non aux atteintes, mais à la mortalité (2 sur 7) : ce n'est pourtant pas la bonne nourriture et les ressources ordinaires de l'hygiène qui lui font défaut; mais le cultivateur est laborieux et soucieux; il se lève le premier et se couche le dernier; il est partout, à l'écurie et dans les champs; si ses troupeaux sont malades, il en subit le contre-coup incessant, il s'arrache à son sommeil, il n'a plus de repos. Le berger qui fait bien son métier n'encourt aucune responsabilité; le cultivateur, au contraire, est menacé dans sa fortune, dans son avenir, et il souffre de plus de la défaveur qui résulte de la maladie pour sa ferme, pour ses troupeaux, sans parler de ses craintes

1. Il n'est pas rare de voir des bergers, à l'apparition de la pustule maligne, pratiquer des incisions eux-mêmes sur le siége du mal, y appliquer le feu ou se faire cautériser à la forge par le maréchal (7e obs.).

trop légitimes pour la santé de sa famille. Cette situation est telle que, afin de mieux réagir contre elle, quelques éleveurs font leur sacrifice à l'avance, et ne veulent plus qu'on leur rende compte de leurs pertes jusqu'à ce qu'elles soient consommées. Or, ces conditions d'existence, pour ceux qui ne les acceptent pas avec la même philosophie, sont éminemment propres à fatiguer, disons le mot, à user l'homme le plus robuste, et, quand le mal l'atteint, à le priver des ressources nécessaires pour y résister. Il faut bien que ce soit là une circonstance fâcheuse, car toutes les autres chances de guérison sont offertes au cultivateur, et du côté du médecin, et du côté de l'opportunité du remède.

Après cette catégorie, c'est celle des personnes isolées et vivant plus ou moins éloignées des fermes qui offre le plus de mortalité (2 sur 8). Ici l'explication n'est pas moins plausible et mérite toute notre attention. Les personnes habitant loin des fermes se préoccupent de l'idée du charbon hors de propos, et quand elles sont frappées par le mal, ou bien elles l'ignorent, ou bien elles ne se mettent pas assez vite en mesure de se faire soigner; enfin, et nous devons dire toute la vérité, même celle qui nous est contraire, il y a une aptitude moindre à bien traiter les affections charbonneuses chez le médecin isolé, pratiquant en dehors des foyers ordinaires de l'endémo-épizootie, que chez le médecin plus répandu ou rompu aux vicissitudes de ce difficile traitement, qui n'est satisfaisant qu'autant qu'il est appliqué largement, avec sagacité et promptitude.

Bien que le tableau n'en dise rien, il n'en est pas moins avéré que la mortalité est fréquente aussi chez les industriels et les ouvriers qui vendent ou travaillent les différentes dépouilles des animaux charbonneux. Ainsi, à Puiseaux (arrondissement de Fontainebleau), un fondeur de suif et ses deux enfants ont été atteints presque simultanément, et le plus jeune a succombé.

Saison. — On lit dans la plupart des auteurs que les saisons douces ou intermédiaires sont moins fâcheuses au point de vue de la terminaison de la maladie que les saisons fixes, l'été ou l'hiver. Voici les résultats plus précis auxquels nous a conduit l'étude des faits soumis à notre appréciation.

La saison chaude exerce une influence non douteuse sur la propagation de la maladie : nous l'avons démontré théoriquement et expérimentalement, statistique en main (p. 29, 42 et suiv.). Existe-t-il les mêmes rapports entre la température et la gravité de la maladie représentée par la mortalité? Nous n'avons malheureusement que de trop faibles chiffres à notre service pour répondre avec quelque autorité. Donnons-les cependant tels que nous les possédons. Sur 13 cas où le mois a été indiqué :

Mars figure pour	. . . .	1 (sur 1)
Avril —	. . . .	2 (sur 2)
Juillet —	. . . .	2 (sur 11)
Août —	. . . .	2 (sur 26)
Septembre —	. . . .	2 (sur 11)
Octobre —	. . . .	2 (sur 5)
Novembre —	. . . .	1 (sur 1)
Décembre —	. . . .	1 (sur 2) (1)

Nous pouvons ajouter à ce tableau que les mois de mai et de

1. Sur 47 observations de diverses années, dit M. Raimbert, nous trouvons que :

Janvier, février et mars ont	6	cas	3	décès.
Avril, mai et juin	4	—	0	—
Juillet, août et septembre	31	—	10	—
Octobre, novembre et décembre . .	6	—	1	—

(*Op. cit.*, p. 242.)

Quoique ces résultats ne soient pas complétement semblables aux nôtres, nous avons tenu à les rapporter. Peut-être que groupés comme nous l'avons fait, ces chiffres auraient eu une signification plus tranchée.

juin, qui ont présenté le premier 2 cas et le second 10, n'ont rien donné à la mortalité : d'où il est permis de conclure que l'influence pronostique est, avec l'influence étiologique, en proportion inverse par rapport à la saison; en effet, les 5 mois plus ou moins froids de mars, avril, mai, novembre et décembre, opposés aux 5 mois plus ou moins chauds de juin, juillet, août, septembre et octobre, donnent ces proportions :

Pour la 1re série, 5 décès sur 8, soit 62.5 p. 100.
— 2e — 8 — sur 63, soit 12.8 —

La différence est trop grande entre les termes de cette proportion pour qu'on se refuse à admettre que le froid exerce sur l'issue de la maladie une influence fâcheuse au moins aussi manifeste que celle de la chaleur sur son développement. Les déductions statistiques, quand elles sont accentuées à ce point, sont des plus précieuses à recueillir; reste à l'observation à en prouver la régularité et la permanence. Nous devons nous contenter, pour le moment, de donner le signal en enregistrant ce que nous apprend l'enquête dont les résultats sont sous nos yeux.

L'humidité paraît avoir aussi une influence non sur le nombre, mais sur la gravité des affections charbonneuses; c'est ce qu'on a pu observer en grand dans la Beauce, à la suite des pluies prolongées ou des inondations, comme en 1856.

Densité de l'endémo-épizootie. — La puissance de l'endémo-épizootie ne paraît pas avoir eu d'effet plus sensible sur la gravité, sur l'issue de la maladie, que sur sa fréquence, à en juger par les chiffres suivants :

ARRONDISSEMENTS.	NOMBRE		
	DES DÉCÈS.	DES INVASIONS.	DES COMMUNES atteintes.
Vervins	0	1	19
Saint-Quentin . .	0	3	5
Laon	9	45	39
Soissons.	1	16	14
Château-Thierry.	4	10	9
TOTAUX . . .	14	75	86 (1)

La maladie, dans le département de l'Aisne, n'a donc pas été partout également grave, ni dans un rapport constant avec le nombre des communes atteintes, des cas observés chez l'homme et chez les animaux, c'est-à-dire avec la densité de l'endémo-épizootie.

L'enquête extérieure nous met en présence de croyances généralement contraires à cette donnée statistique. Interrogés sur cette question : « La pustule maligne chez l'homme a-t-elle toujours été en proportion de nombre et de gravité avec l'affection charbonneuse des animaux? » la plupart des organes des Conseils d'hygiène de l'Oise et de Seine-et-Marne répondent par l'affirmative. A peine deux ou trois opinions douteuses ou réservées. A Provins, on admet le rapport de gravité et non celui de nombre; en d'autres termes, plus l'affection est grave chez les animaux, plus elle serait fréquente et grave chez l'homme. Dans les Ardennes, on a cru pouvoir répondre par l'affirmative pour la partie du département qui dépend de la Champagne, et par la négative pour le surplus. Ce sujet est donc encore indécis et doit rester à l'étude.

1. Voir P. justific. nº 4.

Cependant, si nous remarquons que ce rapport est d'autant plus étroit qu'on a affaire aux portions méridionales du département de l'Aisne et même des contrées voisines, nous serons conduit à penser que le problème se complique d'une question de géographie, et que peut-être par la même raison que le charbon devient de plus en plus rare qu'on s'élève vers le nord, il est plus fréquent et plus contagieux au fur et à mesure qu'on se rapproche des zones du midi; c'est au point que dans l'arrondissement de Fontainebleau, à Guercheville, le médecin des épidémies a connu quatre frères qui, en quelques années, ont succombé à la pustule maligne. De pareilles et de plus sensibles différences ne s'observent-elles pas dans les produits de la nature et dans beaucoup de phénomènes physiques?

Causes prochaines ou déterminantes. — Parmi ces causes figurent la contagion et ses différents procédés. Il est évident pour nous, comme pour quiconque y voudra réfléchir sérieusement, que la contagion externe donnant lieu à peu près constamment, sinon toujours, à la pustule maligne, la maladie qui en résulte doit jouir d'un caractère pronostique plus favorable que celle qui est le fruit d'une contagion interne, d'une intoxication préalable de l'organisme, intoxication ou infection qui se traduisent par les types les plus graves, tels que l'œdème malin, le charbon symptomatique, la fièvre charbonneuse proprement dite. Nous manquons, du reste, de renseignements positifs à ce sujet; aussi nous bornons-nous à ces simples réflexions.

INFLUENCE PRONOSTIQUE RELEVANT DE LA PÉRIODE OU DE LA DURÉE.

De tout ce qui a été dit des symptômes et de la marche de la maladie, il résulte que le jugement à porter sur sa terminaison varie beaucoup suivant la période pendant laquelle on l'observe. Déjà grave dans l'incubation, où l'on n'est pas certain que l'économie entière ne participe pas aux effets de la contagion, où l'on ignore également quel est le degré de résistance des malades, quelle force possède le virus, elle l'est davantage pendant l'éruption, car l'intoxication est bien plus menaçante, et déjà, à chaque heure qui s'écoule, les chances de mort prennent plus d'importance; mais c'est dans la troisième période surtout, quand l'œdème s'étend, que la fièvre et les symptômes généraux se prononcent, que les moyens curatifs n'ont eu qu'un résultat douteux ou qu'ils ont été appliqués un peu tard, qu'il y a tout à craindre et qu'on n'a plus guère à compter que sur l'action assez problématique d'une médication générale, ou sur les ressources plus précaires encore de l'économie. Enfin, même lorsque l'eschare est tombée, le mal enrayé, la fièvre et les troubles généraux dissipés, tout danger n'est point passé : des accidents secondaires dépendant de la suppuration peuvent surgir, prolonger le traitement, épuiser les forces, faire périr le convalescent; mais, il faut le dire, cette éventualité est peu à redouter, comparée aux incertitudes des périodes précédentes, et dès que la suppuration commence à paraître, il y a les plus grandes probabilités de guérison.

Quant au nombre de jours qui peuvent s'écouler avant la mort, voici ce que nous apprennent les 13 cas où cette circonstance a été soigneusement indiquée :

4 jours	1 fois.
5 —	4 —
7 —	2 —
8 —	2 —
9 —	1 —
12 —	1 —
15 —	2 —

C'est donc dans les huit premiers jours que la vie du malade est le plus menacée; le danger va en diminuant ensuite, quoique la mort ait fait encore deux victimes au quinzième jour.

INFLUENCE DE LA VARIÉTÉ SUR LE PRONOSTIC.

Ce que nous avons à dire ici a été annoncé déjà implicitement dans les pages précédentes, quand il a été question des résultats pronostiques différents, suivant qu'il y avait contagion externe ou interne. Néanmoins, nous tenons à dire spécialement ce qu'il faut espérer ou craindre dans chacune des variétés de charbon que nous avons étudiées.

Pustule maligne. — Est la moins redoutable, la moins rapide dans sa marche, et celle qui offre le plus de prise au traitement. Combattue de bonne heure, on peut dire que les espérances fondées de guérison l'emportent sur un sentiment opposé; mais, on ne saurait trop le répéter, la puissance de la médication, même la plus intelligente et la plus ferme, est subordonnée à la hâte que l'on apportera dans son application : plus on s'éloigne du moment opportun, plus on a d'entraves et d'imprévu devant soi. C'est sans doute aller trop loin que de dire, avec M. Raphaël, que la pustule maligne est généralement mortelle sans un traitement approprié, puisqu'on en voit guérir spontanément ou à la suite de traitements insignifiants; mais ce serait également et plus fâcheusement s'écarter de la vérité que de soutenir que sa terminaison naturelle est le plus souvent heureuse (2 fois sur 3 pour M. Bourgeois!). Il n'en est pas moins vrai, comme le remarque le premier de ces médecins, que ceux qui pensent qu'elle est tantôt mortelle et tantôt bénigne la traitent constamment comme si toutes les pustules malignes étaient mortelles. C'est là, dirons-nous aussi, une contradiction, mais une contradiction forcée, car il n'y a pas de signes distinctifs certains entre la pustule maligne mortelle et celle qui peut guérir sans l'intervention de l'art.

Cependant, il faut bien reconnaître que la pustule maligne a ses nuances, ses caractères, dont il est bon d'être instruit, non-seulement pour combiner les moyens d'action, mais pour asseoir le pronostic sur des bases un peu solides. Ainsi la pustule maligne la plus simple en apparence, la plus indolente, la plus inerte, la moins accompagnée de réaction, d'inflammation, est la plus dangereuse, la plus traîtresse, le plus promptement funeste, celle, par conséquent, qu'il faut s'apprêter à combattre le plus vigoureusement, le plus complétement, *intùs et extrà*, celle enfin dont le pronostic doit être le plus réservé; la pustule maligne, au contraire, qui effraye beaucoup le vulgaire par son développement, sa grande sensibilité, sa base gangréneuse ou indurée, sa cuisson, son cercle rouge, ses irradiations douloureuses et enflammées vers les ganglions lymphatiques, par l'état fébrile, enfin par ses phlyctènes nombreuses et disséminées, est, de l'avis des hommes les plus expérimentés, celle qu'il faut redouter le moins, qui marche le plus régulièrement, qui cède à peu près à tous les agents curatifs, c'est-à-dire qu'on maîtrise le mieux et où l'esprit peut se reposer avec le plus de confiance sur le résultat définitif du traitement, à telles enseignes que quelques médecins se sont demandé si cette variété de pustule maligne était inoculable, vraiment charbonneuse, ce dont nous ne doutons pas, jusqu'à preuve du contraire. Dans le premier cas, ce sont les symptômes d'intoxication qui absorbent la scène morbide et qui font le danger; dans le second, toute cette réaction, toute cette inflammation, obéissent à la force médicatrice ou conservatrice : le virus est comme emprisonné dans la maladie locale, et, aux accidents secondaires près, tout est pour le mieux. Mais nous n'aurons pas de peine à faire comprendre qu'il existe des nuances infinies entre ces deux types extrêmes, et qu'il appartient au praticien d'apprécier duquel des deux l'affection qu'il a sous les yeux se rapproche le plus. C'est de la sorte qu'il arrivera à se prononcer, sinon infailliblement, il n'est ni prudent ni raisonnable de le demander, du moins avec le plus de garanties possibles contre l'erreur et les mécomptes, fruit inévitable des jugements précipités.

Œdème malin. — Le pronostic de l'œdème malin est bien plus grave que celui de la pustule maligne, au point que plusieurs auteurs le considèrent comme étant toujours mortel. Cela ne dépend pas d'autre chose, à notre avis, que de l'intoxication générale qui y est plus prompte, quand elle n'a même pas précédé l'invasion de l'œdème. Cependant, si sa marche n'est pas trop rapide, si l'on a pu agir de bonne heure, si l'on a institué enfin un traitement opportun et rationnel et que les premiers moyens employés paraissent avoir réussi, il est permis d'espérer. Mais tout irait-il au plus mal, la chirurgie aurait-elle dit son dernier mot, que la thérapeutique pourrait encore offrir quelques chances de réussite (7e obs.).

Charbon symptomatique. — L'anthrax malin participe beaucoup de la nature, sinon des signes extérieurs, de l'œdème malin ; comme celui-ci, il dérive le plus souvent d'un empoisonnement général, et, d'après la remarque de quelques auteurs auxquels se joint le docteur Rossignol, il débute avec les symptômes généraux et ressemble à la pustule maligne à sa dernière période. Aussi, son pronostic dépend-il moins de ses caractères extérieurs que de la gravité des symptômes généraux. Si les moyens chirurgicaux, combinés au traitement interne, dont Fournier se loue beaucoup sans qu'on sache au juste, à en juger par sa description, si son diagnostic a toujours été certain, paraissent enrayer la marche des accidents, il est permis d'attendre un bon résultat de ces tentatives : dans le cas contraire, il y a tout à craindre, et dans un délai assez rapproché. Pour le médecin que nous venons de citer et pour beaucoup d'autres, cette variété est le plus souvent et rapidement mortelle. Fournier fut même longtemps sans croire à la possibilité de sa guérison; d'autres observateurs éminents ont partagé ce sentiment. Cependant, comme pour les formes précédentes, ainsi que nous allons le noter, le charbon qui se montre sur les membres a une terminaison moins souvent funeste que celui qui siége à la tête ou au cou.

Fièvre charbonneuse. — Le pronostic de cette variété de maladie carbonculeuse dépend beaucoup de l'intensité de la cause, c'est-à-dire de la durée de la cohabitation au milieu des bergeries infectées ou de la quantité de viandes charbonneuses ingérées, de leur cuisson plus ou moins complète. Il dépend également du caractère de la fièvre charbonneuse observée dans la même famille, dans le même pays. Néanmoins, il n'y a guère de doute qu'il ne soit le plus généralement très-fâcheux, semblable en cela au charbon des animaux qui est à peu près infailliblement mortel, sans doute parce qu'il débute toujours intérieurement chez eux.

INFLUENCE DU SIÉGE DE LA MALADIE SUR LE PRONOSTIC.

D'une manière générale, ainsi qu'Énaux et Chaussier l'avaient déjà établi, le charbon s'étend d'autant plus et prend d'autant plus de gravité qu'il siége dans le voisinage des vaisseaux, des nerfs, d'organes très-importants, sur les parties du corps richement pourvues de tissu cellulaire, où l'absorption du virus est plus prompte et plus complète; dans les conditions opposées, comme au nez, au menton, au front, les effets du virus sont plus restreints et plus faciles à limiter et à combattre, tant qu'ils ne sont que locaux. Il n'en est pas de même des paupières, des joues, du sein, de l'aisselle et surtout du cou, régions où la présence d'organes importants ajoute encore à la gravité du mal. Cette circonstance était déjà bien connue de

Celse, qui s'exprime ainsi à ce propos : *Et si circà stomachum faucesve incidit (carbunculo), subito sæpè spiritum elidit* (1). Dans la région cervicale, en effet, comme le remarque M. Nélaton, la compression des jugulaires et de la trachée-artère constitue un double danger d'asphyxie (2). C'est à ce point que certains auteurs déclarent n'avoir jamais obtenu de guérison même de pustule maligne récente du cou. J'en citerai cependant un exemple qui a été on ne peut plus heureux (1re obs.). L'enquête elle-même en rapporte trois qui n'ont pas été suivis de mort.

Dans les 14 cas de décès signalés dans nos tableaux, nous avons relevé, au point de vue de la région, les chiffres comparatifs ci-après :

Visage.	4	fois sur	29	cas.
Bras	3	—	12	—
Avant-bras	2	—	7	—
Main.	2	—	16	—
Jambe	1	—	3	—

Ces résultats ne sont donc pas d'accord avec les règles posées par quelques auteurs. Il n'en est pas moins vrai de dire, en s'appuyant sur la pratique, que la gravité dépend souvent du siége, et qu'en général elle est plus grande au cou et à la tête qu'aux membres.

RÉCIDIVITÉ.

De même que la plupart des maladies virulentes, le charbon peut récidiver, c'est-à-dire qu'une première atteinte, si complète et si grave qu'elle ait été, n'en préserve nullement pour l'avenir. J'ai soigné ou connu des personnes qui l'ont eu plusieurs fois, soit dans la même année, soit à plusieurs années

1. *De re medica*, lib. VIII.
2. Nélaton, *op. cit.*, p. 273.

d'intervalle. Un des honorables agronomes dont la longue expérience m'a été le plus utile l'a éprouvé deux fois, à un mois de distance. Il n'est pas inutile de rapprocher de cette disposition si prononcée à contracter la maladie, la résistance non moins grande, la véritable innocuité, que présentent quelques individus continuellement exposés aux causes qui la déterminent. C'est un fait singulier et qui restera sans doute à jamais inexpliqué, mais qui est loin d'être isolé dans la science.

GUÉRISON SPONTANÉE.

Malgré la gravité extrême des affections charbonneuses, il en est quelques-unes en apparence désespérées, qui, après avoir résisté aux traitements les mieux conduits, ne laissent pas de guérir par un effort spontané de l'organisme. M. Bourgeois est le premier des médecins autorisés de notre temps qui ait affirmé la possibilité de la guérison spontanée de la pustule maligne, en assurant qu'il lui a fallu être bien fixé sur l'observation de semblables faits pour avancer une opinion aussi contraire à celle qui est généralement établie (1). Sans prendre cette rare exception pour la règle, sans même accepter les calculs, suivant nous un peu hasardés, du médecin d'Étampes, d'après lesquels le tiers à peine des cas serait mortel, ce qui pourrait exposer à de cruels mécomptes et à une grave responsabilité, il est bon de s'enquérir des conditions dans lesquelles il est permis de l'espérer. Or, ces conditions sont précisément représentées par la variété de la pustule maligne, où les phénomènes locaux et inflammatoires sont le plus prononcés. La partie centrale, siége de la gangrène, n'en existe pas moins et peut même s'étendre; mais elle s'arrête bientôt dans sa marche et se détache enfin des régions voisines plus ou moins œdéma-

1. *Op. cit.*, p. 216 et suiv.

tiées par une ligne de démarcation gris-jaunâtre, purulente, indiquant ce qui appartient aux parties saines et aux parties mortifiées. Le reste n'est plus qu'affaire de temps. Est-il besoin d'ajouter qu'on est rarement assez sûr des caractères du charbon *bénin* pour compter sur les seules ressources de la nature? Un traitement actif, énergique, quoique proportionné à l'étendue et à la gravité du mal, ne sera-t-il pas plus sage et ne couvrira-t-il pas mieux la responsabilité du médecin devant le public et devant sa propre conscience? Après un cas où il avait cru pouvoir temporiser et recourir d'abord simplement aux feuilles de noyer (21ᵉ obs.), un médecin se laisse aller, avec une noble et mâle franchise, à d'amers regrets, en s'écriant : « Nous devons le confesser, nous n'avons pas agi avec toute l'énergie et tout l'empressement que nous mettons d'habitude dans la médication de cette terrible maladie, si protéique dans ses formes extérieures et si insidieuse dans sa marche... C'était à nous d'inciser et de cautériser activement, au lieu d'envelopper le cou de feuilles fraîches de noyer... Nous aurions dû ne pas faire de la théorie, mais de la cautérisation énergique... (quand) nous avons excisé la pustule et que nous avons cautérisé, il n'était plus temps. » [1]

Relativement aux autres variétés de la maladie charbonneuse, nous ignorons si la guérison spontanée en a jamais été obtenue. Nous ne pensons pas qu'on doive la nier d'une manière absolue, mais elle nous paraît devoir être encore bien plus rare que celle de la pustule maligne.

Avons-nous besoin d'ajouter que le pronostic sera d'autant plus facile à porter que le traitement aura été ferme, sûr, énergique et prompt? Nous ne pouvons entrer à cet égard dans plus de détails, car ce serait anticiper sur le chapitre suivant.

1. Salmon et Maunoury, *op. cit.*, p. 820.

RÉSUMÉ DU PRONOSTIC.

Nous désirons qu'il reste démontré, par tout ce qui précède, d'une part, que le pronostic des maladies charbonneuses est toujours grave; en second lieu, que cette gravité a néanmoins des degrés correspondant aux circonstances que nous allons exposer succinctement et pour ainsi dire parallèlement, de manière à les mieux graver dans l'esprit, sous la triple rubrique de *Pronostic très-grave, Pronostic moyennement grave, Pronostic favorable.*

Pronostic très-grave. — Quand la maladie se présente aux époques extrêmes de la vie, chez la femme âgée surtout, dans les saisons froides et humides; quand elle résulte de la contagion interne, ou que l'intoxication a lieu à peu près en même temps que l'inoculation ou contagion externe; lorsque le traitement a été appliqué tard, aux approches de la troisième période ou trop mollement au début; qu'on a affaire à une pustule maligne restreinte, indolente, sans sensibilité ni réaction locale, ou à la pustule maligne multiple, à l'œdème malin, au charbon symptomatique, à la fièvre charbonneuse; enfin, quand la tumeur charbonneuse siége sur les parties molles richement fournies de tissu cellulaire et de vaisseaux absorbants, et dans le voisinage d'organes importants à la vie, notamment sur la région cervicale, où elle peut déterminer promptement l'asphyxie par la compression des veines jugulaires et de la trachée.

Pronostic moyennement grave. — Apparition de la maladie dans la période moyenne de la vie, surtout de 10 à 30 ans; chez les constitutions fortes; dans la saison chaude; après la contagion externe; quand les symptômes généraux tardent à se prononcer; lorsque le traitement a été hâtif, dans la première moitié de la seconde période au moins, et convenablement énergique et combiné; s'il s'agit d'une pustule maligne développée, douloureuse, enflammée; enfin, quand elle occupe des parties résistantes, peu dépressibles, c'est-à-dire pauvres en tissu cellulaire, telles que le menton, le front, etc.

Pronostic favorable. — Absence ou cessation des symptômes généraux; délimitation nette de l'eschare centrale; apparition d'un liquide purulent dans la ligne de démarcation ou au-dessous des parties mortifiées; arrêt et résolution de l'œdème périphérique; faible profondeur et étendue modérée de l'eschare avec conditions satisfaisantes du côté de l'âge et de la constitution. Mais que, malgré ces signes rassurants, le praticien se tienne sur ses gardes, car la mort peut survenir brusquement, sans qu'aucun symptôme alarmant l'ait fait prévoir. Il sera donc sage d'ajourner l'expression de son jugement jusqu'à ce que la convalescence soit bien confirmée, et en cela on ne fera qu'imiter la règle de prudence imposée pour le pronostic aussi bien que pour le traitement dans toutes les maladies à marche insidieuse, et que, non sans raison, ainsi que le rappelle M. Bourgeois, les anciens caractérisaient du nom de malignes.

CHAPITRE VIII

Traitement.

L'incertitude et la confusion du diagnostic ont influé, jusqu'à nos jours, sur le traitement des maladies charbonneuses. Ce qui s'est passé dans l'antiquité, où Celse préconise le cautère actuel, tandis que Galien se contente de scarifications ou d'incisions de la tumeur jointes à divers onguents et aux antiphlogistiques locaux et généraux, s'est reproduit non-seulement au siècle dernier, pendant lequel pourtant l'étude de la maladie fit un grand progrès sous l'impulsion des deux mémorables concours de Dijon (1780 et 1783), d'où sortirent les beaux travaux de Fournier, de Chambon, de Thomassin, et surtout d'Énaux et Chaussier, mais dans le nôtre même, où l'on vit tour à tour Regnier et Lisfranc vanter les émissions sanguines locales et générales comme le remède par excellence, et d'autres recommander avec un enthousiasme égal, ceux-ci l'encens, le fiel de bœuf desséché; ceux-là, la feuille de noyer, etc., etc.

Une heureuse réaction s'est produite, grâce aux efforts de zélés et savants médecins, sur les travaux desquels nous nous sommes appuyé si souvent dans ce livre, et en même temps que la connaissance rigoureuse de la maladie s'établissait, sa thérapeutique se dégageait de l'obscurité et des doctrines contradictoires au sein desquelles elle était ensevelie.

Pour apporter dans cette partie de notre étude l'ordre et la clarté qui doivent y présider, nous nous proposons de diviser le sujet en trois sections, savoir : *Traitement chirurgical; Traitement médical; Traitement prophylactique.*

I. — TRAITEMENT CHIRURGICAL.

De l'avis de tous les hommes expérimentés, la destruction du virus charbonneux sur place, dans les tissus mêmes où il a été déposé et où il a produit ses premiers effets, l'emporte en certitude et en célérité sur toutes les autres méthodes, soit locales, soit générales. C'est un fait bien acquis et incontestable. La préoccupation n'est pas de léser des parties plus ou moins saines, mais de détruire le foyer du mal, et de porter assez loin les moyens d'action pour être sûr de n'avoir rien oublié de ce principe morbigène encore local et soumis à la puissance directe de la médecine. Toutefois, ce serait là de l'empirisme pur et simple, si des règles n'étaient pas tracées qui permissent à la raison d'éclairer et de diriger la pratique.

Il y a par conséquent des principes à établir, des idées théoriques à faire prédominer sur la manière d'appliquer les agents destructeurs, et sur la valeur relative de ces mêmes agents. Il nous faut donc avant tout exposer ceux-ci, après quoi nous parlerons de leur mise en œuvre.

1° NATURE ET VALEUR RELATIVE DES MOYENS LOCAUX EMPLOYÉS OU PROPOSÉS CONTRE LE CHARBON.

Ces moyens sont l'instrument tranchant, mais en première ligne la cautérisation.

Instrument tranchant. — Accessoire et à peu près inutile dans la tumeur charbonneuse récente, dans la vésicule initiale ou dans la pustule maligne peu développée et molle, il joue un rôle plus important, quoique toujours secondaire et préparatoire, dans la pustule dure et à base profonde. L'action du caustique pourrait suffire à détruire le mal; mais nous croyons, et c'est sur cette croyance que se règle notre pratique, qu'elle est plus certaine, plus régulière et plus prompte quand elle a été précédée de scarifications avec le bistouri ou d'excisions avec les ciseaux courbes, quand la pustule est superficielle et facilement attaquable; d'incisions plus complètes, de dissection et résection aussi radicale que possible, quand la pustule est dure, déprimée, et repose sur une base profonde et résistante. Les deux méthodes se complètent ainsi l'une l'autre, la prééminence ne cessant pas d'appartenir à la cautérisation.

L'extirpation a été conseillée comme méthode systématique exclusive de traitement dès le dix-septième siècle, et tour à tour adoptée et combattue depuis par un certain nombre d'auteurs. Nous nous angeons entièrement à l'opinion d'Énaux et Chaussier, qui ont le plus contribué à la faire rejeter, et de M. Nélaton, qui la combat de nos jours, en lui reprochant d'être tout au plus suffisante pour les premiers temps de la maladie, d'être très-douloureuse, de ne pouvoir souvent être conduite, malgré toute l'habileté possible, jusqu'au point précis où s'arrête le mal; de ne pas mettre toujours, fût-elle complète, le malade à l'abri d'une récidive, car on a vu la pustule se reproduire après trois extirpations successives, et accomplir sa marche avec autant de rapidité que si rien n'eût été tenté pour en arrêter les progrès (1).

On a reproché à l'extirpation telle que nous la recommandons d'augmenter les douleurs du patient et la durée de l'opération. Cette critique est peu fondée : on oublie, en effet, que les parties charbonneuses sont souvent frappées d'une insénsibilité presque complète, qui fait que le malade supporte avec une grande facilité l'action successive du bistouri et du fer chaud; ensuite, que ce qui est ainsi retranché est autant de moins à détruire par le cautère, qui, employé seul, agit plus lentement et en causant des douleurs plus continues, en sorte que, loin d'être accrue par notre procédé, la durée totale de l'opération se trouve, au contraire, abrégée; enfin, la raison et l'expérience démontrant que l'action combinée de l'instrument tranchant et du cautère donne plus de puissance et de certitude à l'art, dans les cas graves surtout, il y a tout lieu d'adopter cette méthode.

Cautérisation. — Deux procédés se partagent l'application de ce traitement curatif : la cautérisation actuelle ou par le fer rouge, et la cautérisation potentielle ou par les caustiques.

A. *Cautère actuel.* — Une tige de fer coudée ou non vers son extrémité, arrondie ou disposée en forme d'olive à sa pointe et munie d'un manche en bois d'une adaptation facile et sûre, telle est en deux mots la confection de cet instrument, qu'on remplacera au besoin par une tige de fer quelconque, qui

1. *Op. cit.*, p. 275.

ne sera ni trop lourde, ni trop difficile à manier. En tous les cas, l'extrémité du cautère doit être chauffée à blanc et plongée à cette température, d'une main ferme, sur la pustule ou dans l'excavation résultant de l'excision de la tumeur charbonneuse, ainsi que nous allons le décrire.

Ses défauts et ses avantages. — Il est bon que l'on sache, toutefois, que l'eschare produite par le cautère actuel, et qu'on croirait plus considérable, n'a guère plus de deux ou trois millimètres d'épaisseur; qu'elle n'augmente que de très-peu par la prolongation ou la répétition de l'application du cautère, en raison de l'obstacle à la transmission du calorique occasionnée par les premières couches de l'eschare elle-même. C'est de là que résulte la nécessité d'éteindre un nombre plus ou moins grand de ces cautères avant d'obtenir les effets qu'on recherche, et l'abandon du procédé comme infidèle par plusieurs médecins; c'est sur cette circonstance que nous nous fondons à notre tour pour recommander, avec la plupart des chirurgiens, l'ouverture cruciale ou en étoile de la pustule et son excavation, si elle est un peu dure et étendue, ou même son extirpation jusqu'aux parties molles et saines (7e obs.), autant que faire se peut, si elle est profonde et prend la forme d'une tumeur. En agissant autrement, le fer rouge restera forcément impuissant ou bien son action sera continuée sans mesure, et le patient aussi bien que le médecin ne sauront plus à quoi s'en tenir : le premier, épuisé par des douleurs ou plutôt par des angoisses aussi prolongées, s'inquiétera de la nature d'un mal qui réclame un pareil déploiement de moyens; le second, opérant en aveugle, ignorera la portée de la cautérisation, et craindra de dépasser les limites du mal ou croira les avoir atteintes quand il en sera peut-être encore loin. A ces inconvénients du cautère actuel, auxquels on ne remédie, suivant nous, que par l'élimination des parties dures centrales qui entravent son action, il faut ajouter l'impression morale plus forte encore que la douleur, qui est très-souvent peu intense à cause de l'élévation de la température et surtout de l'insensibilité et de la torpeur dont sont frappés les tissus charbonneux.

Les principaux avantages qu'on doit lui reconnaître sont : la facilité de son emploi, qui permet au chirurgien de conduire la cautérisation comme il l'entend, en évitant les vaisseaux, les troncs nerveux, etc.; sa promptitude d'action; la réaction inflammatoire qu'il développe autour de la pustule ou de la tumeur charbonneuse, et qui, de l'aveu même des détracteurs de cette méthode, est plus prompte et plus vive que celle des cautères potentiels. Je ne fais qu'exprimer, du reste, l'opinion à peu près unanime des nombreux praticiens qui ont fourni des matériaux à l'enquête : un seul parmi eux conclut à l'infidélité du fer rouge. Sur quoi se fonde donc M. Bourgeois quand il dit, en parlant de la *torture du fer rouge,* que ses partisans sont peu habitués à observer la maladie charbonneuse? [1] Qu'on préfère les caustiques dans la Beauce, soit; mais on a pensé et agi autrement avant nous; on pense et agit autrement ailleurs et dans notre contrée où le charbon est loin d'être rare, et malades pas plus que médecins n'ont à le regretter. Appliquons-nous à rechercher et à proclamer la vérité, sans esprit d'exclusion : voilà le grand et noble but de la science.

B. Cautère potentiel. — Il est représenté par tous les caustiques connus, liquides ou solides. Parmi les premiers figurent notamment les acides sulfurique, nitrique et chlorhydrique, le nitrate acide de mercure, le chlorure ou beurre d'antimoine; parmi les seconds, le nitrate d'argent, la potasse, la poudre de Vienne, le chlorure de zinc, le sublimé ou bichlorure de mercure.

Caustiques liquides. — L'acide nitrique, surtout l'acide nitrique monohydraté, l'acide chlorhydrique, l'acide sulfurique,

1. *Op. cit.,* p. 237.

sont employés et conviennent dans les pustules naissantes, après qu'on a incisé ou mieux excisé d'un coup de ciseaux la vésicule initiale; le nitrate acide de mercure a une puissance destructive plus grande : on l'appliquera dans les pustules plus développées après l'enlèvement des parties mortifiées (4e obs.). Le beurre d'antimoine a les mêmes indications et le même mode d'emploi. On imbibe des uns ou des autres des rondelles d'ouate ou des plumasseaux de charpie plus ou moins épais suivant l'effet à obtenir, et on les maintient en place jusqu'à ce que l'eschare soit jugée suffisante. On a reproché justement aux caustiques liquides de fuser, de produire des eschares irrégulières, difficiles à diriger et à limiter. Nous pensons donc qu'on doit les réserver pour les cas légers et tout à fait superficiels, où il est facile de surveiller leur action. Nous ne ferons d'exception que pour le nitrate acide de mercure et le beurre d'antimoine, sur l'application desquels nous donnerons plus loin quelques détails particuliers.

Caustiques solides. — Le nitrate d'argent est le plus faible de tous. Il conviendrait tout au plus lorsque l'inoculation est récente et que le virus est déposé dans les parties les plus superficielles. La potasse caustique, la pâte de Vienne si facile à manier, d'une promptitude et d'un mode d'action si réguliers, sont employés avec succès par quelques praticiens, et jouissent d'une force de destruction convenable dans les pustules récentes et peu profondes. M. Bourgeois, d'Étampes, qui a autorité en la matière, se loue beaucoup de la potasse caustique, qu'il fait précéder d'une incision cruciale et suivre d'un pansement au vin aromatique. Ce traitement a été adopté dans une partie de l'arrondissement de Provins. On limite parfaitement l'action de ces agents au moyen d'une rondelle de toile, ou mieux d'un disque de diachylon percé à son centre suivant la largeur désirée. Le chlorure de zinc, base de la pâte de Canquoin, est un excellent caustique qui agit lentement, mais profondément et régulièrement; il est peu connu dans la pratique des affections charbonneuses. Il n'en est pas de même du sublimé corrosif, qui jouit depuis longtemps dans la Beauce d'une réputation peu contestée, et que, dans d'autres pays, quelques charlatans vantent à titre de remède secret (1). C'est « un des meilleurs caustiques à employer contre la pustule maligne, dit aussi M. Raimbert. Si on le manie hardiment, et comme nous allons l'indiquer, on obtiendra des effets sûrs et certains. » (2)

Dans la partie nord de notre région, cet agent est rarement mis en pratique, et peut-être à tort; il n'en est pas de même dans Seine-et-Marne et dans l'Oise, à Nanteuil-la-Fosse surtout, où le docteur Missa l'indique comme le caustique qui lui a le plus réussi dans sa longue pratique, et sur lequel on doit le plus compter. « A Nanteuil, écrit M. le docteur Boursier avec un désintéressement confraternel que nous avons plusieurs fois admiré, le docteur Missa, qui jouit d'une grande vogue pour le traitement de cette affection, se sert exclusivement de deutochlorure de mercure. » C'est donc là un traitement qu'il ne faut pas dédaigner, et qui, dans des circonstances données, est appelé à rendre d'importants services. Et cependant plus d'un auteur, et par suite bien des médecins, s'élèvent contre cette pratique, par la crainte des accidents que peut entraîner l'absorption de ce redoutable médicament. Or, l'expérience montre que ces craintes sont exagérées; il n'en existe pas moins des règles à suivre que nous indiquerons.

1. Dans quelques contrées, dans le canton de Dammartin (Seine-et-Marne), et plus encore dans la Beauce, les empiriques ou guérisseurs de charbon ont des emplâtres prétendus spécifiques qui sont composés de sublimé coloré tantôt avec du colcotar, tantôt avec du minium; ils y mêlent quelquefois aussi de l'orpiment. Ils sont loin, comme on voit, d'employer des moyens inoffensifs.

2. *Op. cit.*, p. 323.

2° MODE D'APPLICATION DES MOYENS LOCAUX OU CHIRURGICAUX.

Le grand précepte qu'on ne saurait trop répéter, est que, dans toute maladie charbonneuse par contagion externe, se révélant sous forme de pustule ou de tumeur malignes, il faut détruire sans hésitation les parties charbonneuses, considérées, avec juste raison, comme le foyer d'où rayonneront les accidents consécutifs.

Cautérisation légère ou du début. — Quand la contamination est récente, une légère incision des tissus, destinée à favoriser l'écoulement du sang et à faciliter l'action d'un cathérétique simple, tel que l'ammoniaque liquide ou le nitrate d'argent, suffit ordinairement.

Si la période d'incubation est passée et que la pustule commence d'apparaître, ces moyens ne sont plus assez énergiques : il est nécessaire de leur substituer l'incision cruciale ou l'excision d'une part, et de l'autre l'acide azotique, sulfurique ou chlorhydrique, dont on imbibera soit un petit plumasseau de charpie, soit une rondelle d'ouate. Si l'on n'a pas ces agents sous la main, l'application d'un cautère chauffé à blanc les remplacera avantageusement, même sans incisions préalables, la tumeur charbonneuse étant restreinte et superficielle. La pustule est-elle plus complète, existe-t-il déjà une aréole vésiculaire avec gonflement périphérique : on perce et déterge chaque vésicule ; mieux encore, on excise toute la partie superficielle de la pustule, et l'on y applique soit un plumasseau imbibé de nitrate acide de mercure, de beurre d'antimoine, soit la pâte de Vienne ou le même caustique solidifié, connu sous le nom de Filhos, soit la potasse caustique.

Cautérisation au fer rouge. — Si ces moyens font défaut ou que l'on veuille agir d'une manière plus simple et plus expéditive, on recourra au cautère actuel. Le lendemain, en cas d'insuccès ou de succès douteux, ce que l'on reconnaît si l'eschare résultant de la cautérisation n'est pas bien caractérisée, si la douleur, l'inflammation et surtout la tuméfaction n'ont pas fait de progrès, on enlèvera avec la pince et le bistouri les parties escharifiées, ainsi que les nouvelles portions charbonneuses, et l'on renouvellera avec plus de rigueur l'opération de la veille.

Quand la maladie est plus avancée, qu'elle forme une tumeur développée, dure, s'enfonçant au milieu des muscles, des vaisseaux, peu importe, il faut se rappeler le précepte si bien tracé en peu de mots par Celse : *Nihil melius est quàm protinùs addurere*, et, pour atteindre le but plus sûrement, la circonscrire par des incisions méthodiques, la disséquer en ménageant le plus possible les organes importants qui ont presque toujours conservé leur aspect et leurs caractères ordinaires, le tissu cellulaire périphérique étant le siége à peu près exclusif de la maladie (7e obs.), et y plonger à plusieurs reprises un cautère olivaire assez volumineux, qu'on promènera dans toute cette excavation en l'arrêtant davantage sur les parties les plus malades. Quelques compresses froides seront appliquées ensuite. Les praticiens sont disposés à penser que la durée de l'application du fer rouge est subordonnée au degré de sensibilité du patient, c'est-à-dire qu'on doit la prolonger jusqu'à ce qu'il se manifeste une forte douleur. Or, rien n'est plus sujet à erreur que cette manière de procéder : tel malade est pusillanime et se plaint très-fort à la vue seule du fer incandescent; tel autre est plein de courage et d'amour-propre et ne se plaint jamais; quelques-uns sont engourdis, stupéfiés, ne ressentant rien et ne disant rien : comment s'y reconnaître et se diriger dans de semblables conjonctures? Le plus simple et le plus sûr est de ne s'en rapporter qu'à soi, d'apprécier l'étendue et l'intensité du mal et de leur proportionner les moyens curatifs; c'est ainsi que, le plus souvent, un seul cautère pourra suffire, tandis que d'autres fois il en faut éteindre plusieurs dans la plaie et à son pourtour.

Alors même que les symptômes généraux seraient déjà prononcés, la cautérisation, quoique n'étant plus d'un effet à beaucoup près aussi certain, est encore utile, sinon pour détruire le virus qui est absorbé et répandu partout, du moins pour détruire ce qui pourrait encore rester à absorber localement, pour exercer une révulsion active et puissante, et contrebalancer l'influence septique sur l'économie.

Si, en raison de la pusillanimité extrême des malades, si, à cause du caractère de la tumeur ou pour d'autres motifs, on adopte la cautérisation potentielle qui est le traitement exclusif de médecins très-expérimentés et habiles, voire même de contrées entières où règne le plus habituellement le maladie charbonneuse, on choisira les agents chimiques les plus puissants, tels que le nitrate acide de mercure, la potasse caustique, le beurre d'antimoine, le sublimé ou bichlorure de mercure. Ces caustiques pouvant être insuffisants ou dangereux, suivant la manière dont ils sont employés, nous pensons qu'il convient de se guider, pour leur application, sur l'exemple et les préceptes des médecins qui en ont usé le plus longtemps et avec le plus de succès. C'est pourquoi nous ne croyons pas pouvoir mieux faire que de donner intégralement les différents procédés ou méthodes qui nous inspirent le plus de confiance, ce qu'aucun ouvrage spécial sur la matière n'a encore compris, chaque auteur inclinant toujours à traiter avec complaisance ce qui lui est propre ou ce qu'il croit tel, et négligeant plus ou moins ce qui appartient à la pratique d'autrui.

Quant aux phlyctènes qui se montrent souvent en très-grand nombre dans le voisinage de la pustule maligne, du charbon symptomatique ou de l'œdème malin, quelques auteurs tiennent à les ouvrir toutes et à les soumettre à l'action du caustique qu'ils ont adopté : nous croyons, avec M. Bourgeois, que cette opération est inutile, qu'elle peut même avoir des inconvénients et qu'il vaut mieux s'en dispenser.

Le nitrate acide de mercure est d'un facile emploi, et il n'est pas nécessaire d'entrer à son propos dans de plus longues explications que celles que nous avons déjà données. Si l'on en désire le complément, on pourra se reporter à la 4e observation de la fin de ce travail.

Cautérisation par la potasse caustique. — La potasse caustique, sur la valeur thérapeutique de laquelle il n'y a pas un grand accord, n'a été expérimentée par personne, que nous sachions, avec autant de suite et de netteté de vue que par M. Bourgeois, qui a élevé cette médication, si je puis ainsi parler, à la dignité de méthode. « Muni d'un morceau de potasse caustique, autant que possible à l'alcool, dit le médecin d'Étampes, je le charge dans le porte-nitrate si la potasse est fondue en cylindre, ou je le saisis à l'aide de pinces à pansement quand elle est en tablette.

» Le malade étant assis ou couché, je commence à ouvrir les vésicules en promenant circulairement sur elles et sur l'eschare mon morceau de caustique; dans le cas où cette eschare est trop sèche ou trop épaisse, j'en enlève quelques pellicules à l'aide d'une lancette bien affilée. Au bout de quelques instants, l'avidité de la pierre pour l'humidité fait que la portion de celle-ci qui est en contact avec les parties malades se dissout et pénètre les chairs, qui se délayent et forment un détritus qui s'amasse circulairement sur les bords de la petite excavation que l'on creuse ainsi. Il arrive même souvent que la vive irritation occasionnée par la potasse détermine un afflux assez considérable de sérosité dans la plaie : cette sérosité venant à dissoudre trop vite le caustique, celui-ci peut couler au point de déterminer de larges et profondes eschares, suivies de difformités plus ou moins fâcheuses. Pour éviter ce grave inconvénient, j'ai soin d'essuyer avec un linge tenu de la main gauche les coulées de potasse dissoute, sitôt qu'elles se forment. Après une ou deux minutes, on a généralement atteint les parties les plus profondes de la tumeur, ce qui se reconnaît à un léger écoulement sanguin. La plaie ainsi obtenue est profonde de 4 à 5 millimètres, de forme conique, et comprend ce que j'appelle la tumeur charbonneuse. Cette petite opération est assez douloureuse et ne doit pas toujours se borner au bouton malin : la cautérisation doit aussi atteindre les vésicules qui se sont développées plus ou moins loin de celui-ci. Je me contente alors de toucher légèrement la surface cutanée sur laquelle reposent ces vésicules, toutes les fois, bien entendu, qu'une portion de téguments sains les sépare de la pustule elle-même ; car, si elles touchent cette dernière, il est bien évident qu'il faut les comprendre dans la même destruction.

» Quand j'ai lieu de craindre que quelques portions aient échappé à la cautérisation, et s'il n'y a pas à redouter la lésion de quelque organe important, je mets au fond de la petite plaie un morceau de potasse gros comme une forte tête d'épingle ou comme une lentille, et je couvre le tout d'un morceau d'agaric bien moelleux que je maintiens à l'aide d'un bandage contentif simple, dans le cas où il n'y a que peu ou point de gonflement : dans le cas contraire, je fais appliquer sur la tumeur des compresses trempées dans une forte décoction de fleurs de sureau, animée ou non, suivant les circonstances, d'eau-de-vie camphrée. Je me contente quelquefois, surtout l'hiver et lorsque la tuméfaction est médiocre, d'une couche d'ouate.

» Le lendemain de l'opération, l'eschare est noire, plate et déprimée ; souvent l'agaric y adhère intimement, malgré les compresses de décoction de sureau. Cette eschare a envahi circulairement 2 ou 3 millimètres de parties molles non détruites primitivement. » [1]

Cette eschare se détache de la troisième à la quatrième semaine, sans suppuration et en laissant une cicatrice rouge et peu saillante. Quand elle est plus étendue, elle est ordinairement suivie de suppuration et donne lieu à une plaie bourgeonnante.

En cas de gonflement prononcé et d'existence de symptômes généraux, il se peut faire que, le lendemain, les parties mortes soient « séparées des téguments sains par un bourrelet circulaire, continu, grisâtre, ridé, large d'un ou deux millimètres, peu saillant. On ne devra pas s'effrayer de l'apparition de ce bourrelet; et, s'il n'existe pas au voisinage de vésicules isolées, on se contentera, quel que soit l'état général ou local, de continuer les applications résolutives. Mais si des vésicules, groupées plus ou moins régulièrement au pourtour ou dans les environs de l'eschare, ont apparu de nouveau, il faudra les réprimer à l'aide du caustique : on se contente de le promener à leur surface. » [2] Cette augmentation du mal et à tout le moins l'état stationnaire durent trente-six ou quarante-huit heures; ils tiennent à ce qu'une certaine quantité de virus a été absorbée avant l'application du caustique. « Il ne faudrait pas, sous prétexte d'atteindre ce principe virulent, produire d'énormes eschares qui n'auraient pour résultat que d'aggraver l'état local, puisque ces cautérisations ne pourraient jamais détruire tous les tissus imprégnés et surtout atteindre le virus absorbé. » [3] Cependant, peu à peu « on voit la tuméfaction diminuer de la circonférence au centre, les téguments se rident, parfois ils deviennent d'un rose plus ou moins vif, ce qui

1. *Archives générales de médecine*, 1843, t. I, p. 346 et suiv. Cet auteur insiste sur les mêmes préceptes dans son *Traité de la pustule maligne* (p. 244 et suiv.).

2 et 3. *Ibid.*

est toujours d'un bon augure; les vésicules se dessèchent. » [1]

M. Bourgeois assure que ce traitement lui a réussi constamment, quand il a été appliqué de bonne heure, et même dans des cas presque désespérés. Les avantages qu'il lui reconnaît, sont : la certitude de détruire le mal et rien que le mal, de faire des plaies moins profondes, et, par conséquent, d'avoir des cicatrices peu étendues, assez régulières, quoique avec une action énergique. Suivant lui, ces cicatrices ne se dépriment pas plus tard et prennent une teinte blanche et nacrée, double avantage qui ferait défaut à la cautérisation par le sublimé [2]. Son procédé lui paraît meilleur que celui qui consiste à abandonner le caustique sous un morceau de sparadrap ou d'emplâtre, où il peut se déplacer, couler plus ou moins loin, désorganiser les tissus sains en laissant presque intacts ceux qu'il fallait détruire. Enfin, il préfère la potasse, « parce que cet agent est facile à manier, se dissout vite, pénètre promptement les chairs et forme avec elles un détritus mou qui permet aisément de sonder la profondeur du mal. » [3] J'avoue que sans admettre complétement les accusations que cet auteur fait peser, avec une complaisance visible, sur la cautérisation par le sel mercuriel, je crois qu'il est généralement dans le vrai, et que son procédé l'emporte en sécurité sans avoir moins d'activité. Aussi, en l'absence du fer rouge, conseillerais-je d'y recourir de préférence, en suivant exactement les conseils qui viennent d'être tracés. M. Bourgeois remarque, du reste, justement qu'il y a peu de danger de blesser quelque organe important; car, au début, il suffit de cautériser l'épaisseur de la peau, et si le mal est déjà ancien, les téguments s'éloignent, par suite du gonflement, des organes qu'il est nécessaire de ménager. Il n'y a donc pas à craindre

1. *Archives générales de médecine*, 1843, t. I, p. 346 et suiv.

2. *Traité de la pustule maligne*, p. 252.

3. *Ibid.*, p. 349.

alors de pénétrer plus profondément, quoique avec prudence. Il ajoute sagement : « Il est rare qu'on puisse se contenter de moyens externes dans le traitement de la pustule maligne; les malades viennent presque toujours réclamer nos soins lorsque déjà des symptômes généraux, même intenses, sont survenus. Il faut donc avoir recours à une médication interne. » (1) L'aperçu qu'il donne de cette dernière est, du reste, conforme à ce que nous recommandons nous-même plus loin dans l'article qui la concerne.

Ce médecin termine le parallèle qu'il établit entre sa méthode et le traitement par le sublimé par un argument qui serait triomphant s'il était irrécusable : c'est que la potasse ne lui a donné qu'un décès sur sept cas et demi traités, tandis que la mortalité a été environ du double dans un relevé publié par M. Raimbert, partisan de la cautérisation par le sublimé (2).

Cautérisation par le beurre d'antimoine. — Le beurre d'antimoine est employé par un assez grand nombre de praticiens, depuis Boyer, ou plutôt depuis Énaux et Chaussier. M. Vicherat me paraît, parmi nous, avoir le mieux compris et tracé son application, quoique son procédé ne diffère pas beaucoup de celui des chirurgiens précédents. Nous lui emprunterons donc volontiers les renseignements qu'il a bien voulu fournir sur son procédé : incision cruciale proportionnée à l'étendue de l'altération des tissus, puis cautérisation avec un petit plumasseau de charpie imbibé de beurre d'antimoine liquide délayé avec un peu d'alcool ordinaire, le tout recouvert par une couche de poudre de quinquina de trois à quatre millimètres d'épaisseur, et celle-ci d'un cataplasme de farine de graine de lin. Quand existe la traînée leucophlegmasique sans autres accidents, M. Vicherat recourt aux lotions de quinquina; s'il s'y joint des troubles généraux : éther, quinquina, toniques et anti-

1. *Op. cit.*, p. 351.
2. *Traité pratique de la pustule maligne*, p. 263.

septiques à l'intérieur, sans leur accorder toutefois une grande confiance. Le médecin de Nemours n'a pas, d'ailleurs, la même foi que M. Bourgeois dans l'efficacité de sa médication, car il n'hésite pas à reconnaître que quoique la cautérisation par le beurre d'antimoine soit toujours suffisante pour la première période, elle peut être avantageusement remplacée par le cautère actuel, auquel il n'a trouvé, dans sa pratique, d'autre inconvénient que celui d'épouvanter certains malades.

L'addition de la poudre de quinquina faite par M. Vicherat est destinée sans doute à donner plus de consistance au caustique antimonial; c'est aussi en raison de sa déliquescence très-grande que M. Philipeaux recommande de le solidifier en l'associant à de la farine, comme Canquoin l'a conseillé pour le chlorure de zinc, et de bien étancher le sang de la plaie qui, en le décomposant, neutraliserait ses propriétés destructives [1].

L'application de ce caustique est très-douloureuse et donne une eschare qui tombe vers le douzième jour. Quant à la durée de son application, elle est proportionnée à la profondeur supposée de la tumeur charbonneuse. En raison de l'analogie d'action qui existe entre le chlorure d'antimoine et le chlorure de zinc, nous rappellerons que M. Philipeaux a établi que ce dernier caustique pénètre à trois millimètres de profondeur dans la première heure, à six dans la seconde; que sa marche se ralentit ensuite et n'atteint : en six heures, que neuf millimètres; en vingt-quatre heures, deux centimètres; en soixante-douze heures, quatre centimètres [2]. On pourra se gouverner en conséquence. Enfin, nous ajouterons que la sensibilité, d'ailleurs si amortie chez les personnes atteintes par le charbon, pourra facilement être atténuée et même annulée par l'addition à la pâte caustique d'une suffisante quantité de sel de morphine,

1. *Traité de la cautérisation,* p. 110.
2. *Op. cit.,* p. 126.

ce qui nous a réussi complétement avec la pâte de Canquoin.

Cautérisation par le sublimé corrosif. — Le sublimé corrosif est chaudement préconisé par plusieurs médecins de notre contrée et de la Beauce. Nous allons transcrire ce que dit M. Raimbert du mode d'emploi qui lui a procuré les meilleurs résultats, et qui était, dit-il avec un esprit d'équité qui l'honore, suivi déjà depuis longtemps par M. Poulain, de Châteauneuf, et qu'a surtout fait connaître M. Vaucoret, de Denouville (1). « Après les préliminaires d'incision cruciale de l'eschare et d'excision de ses angles, on remplit le godet qui résulte de cette opération de sublimé, *non en poudre, mais concassé,* que l'on recouvre d'un emplâtre. Nous avons en outre l'habitude de couvrir de bichlorure grossièrement pulvérisé toute l'aréole vésiculaire dont les phlyctènes ont été largement déchirées, et même d'en dépasser les limites. Pour empêcher cette poudre de glisser, de se répandre et d'exercer son action au delà des parties que nous voulons atteindre, nous en déterminons d'avance l'étendue en appliquant sur la peau un morceau de sparadrap percé d'un trou à son centre. Un autre morceau de la même toile agglutinative, recouvert d'un peu d'onguent Canet ou autre pour mieux fixer la poudre, une compresse et une bande, complètent le pansement. » (2)

Il faut environ vingt-quatre heures pour que la cautérisation par ce procédé soit achevée et atteigne un centimètre de profondeur. L'eschare est bien moins profonde si l'on a ménagé l'épiderme; aussi est-il bon de l'enlever préalablement soit par des scarifications, soit plutôt par une incision cruciale suivie de l'excision de ses bords (16e, 17e et 21e obs.). Quant au sublimé en excès, il reste sur l'eschare. Les accidents résultant de l'absorption sont très-rares et peu prononcés. La salivation même ne se voit qu'exceptionnellement, à en juger par les ob-

1. *Op. cit.*, p. 323.
2. *Ibid.*, p. 323-4.

servations que j'ai parcourues. Cette médication, qui a pour elle la meilleure des sanctions, l'expérience, est, comme on le voit, en complète contradiction avec ce qu'ont avancé quelques auteurs, notamment M. Philipeaux (1), et M. Bourgeois lui-même qui, cependant, lui accorde la seconde place dans le traitement du charbon (2). Mais on ne devra pas oublier qu'il est recommandé d'employer le sel mercuriel en poudre grossière, simplement concassée. Son absorption et ses propriétés toxiques sont de la sorte bien amoindries; mais nul n'oserait affirmer qu'elles ne se révèlent jamais et qu'elles ne puissent s'ajouter parfois au danger auquel est déjà exposé le malade. Cette considération peut donc motiver le rang que concède M. Bourgeois au sublimé par rapport à la potasse, quoique nous ne comprenions pas un pareil rapprochement si ce médecin est persuadé, comme il le montre, de ses graves inconvénients; mais que sont en comparaison ceux qu'il reproche au fer rouge? La cautérisation par le sel mercuriel est adoptée dans nos contrées, comme nous l'avons dit, par M. Missa, de Nanteuil, qui déclare avoir eu de nombreux insuccès avant d'employer ce traitement et n'avoir eu à peu près que des succès depuis qu'il y recourt. Le moment le plus propice, suivant lui, est du troisième au quatrième jour; après le cinquième, il y a bien moins de chances de guérison. Son procédé diffère sensiblement de celui des médecins de la Beauce : rondelle de linge proportionnée à la largeur de la pustule, recouverte d'une couche de sublimé de deux millimètres d'épaisseur; on doit la maintenir exactement sur le siége du mal avec des bandelettes agglutinatives pendant vingt-quatre heures, après quoi la maladie est détruite. Pansement ensuite avec le styrax trois fois par jour, et fomentations chaque fois sur toutes les surfaces tuméfiées

1. *Op. cit.*, p. 121.
2. *Op. cit.*, p. 243.

avec l'huile de lis, de lin, d'*hypericum*. Détachement de l'eschare au bout de dix jours environ [1]; puis pansement comme pour une plaie simple.

Un ancien et habile médecin, le docteur Colson, de Noyon, tout en rendant hommage aux succès de M. Missa, n'hésite cependant pas à déclarer que le sublimé ne vaut pas mieux que les caustiques puissants connus.

3° PROCÉDÉ MIXTE PAR LE FEU ET LES CAUSTIQUES.

Dans les pustules malignes très-graves, à marche rapide, quand on n'est pas certain que les caustiques seuls ou le fer seul puissent dominer la situation, il est rationnel et de bonne pratique, quoi qu'on en ait dit, de combiner ces deux sortes de traitement. Quelques chirurgiens emploient concurremment, ou plutôt successivement, le cautère actuel et le sublimé; d'autres, le premier de ces agents et l'acide azotique, ou un caustique liquide quelconque. Dans l'excavation qui fait suite à la cautérisation par le fer rouge et qu'on débarrasse, si c'est nécessaire, du sang ou des débris visqueux qui l'obstruent, on introduit plusieurs fragments de sublimé ou de potasse qu'on maintient en place comme il a été dit plus haut; dans le second procédé, que nous préférons, on se contente de superposer dans cette même cavité plusieurs couches de charpie imbibées de caustique, qu'on retire au bout d'un certain nombre d'heures, mais proportionnées à la résistance du mal, c'est-à-dire à l'étendue et à la profondeur des tissus qu'on veut détruire. Le plus grand inconvénient que nous ayons reconnu jusqu'ici à cette manière de faire est la douleur prolongée pendant la présence de l'agent destructeur. Après son enlèvement, des fomentations froides ou émollientes sont appliquées en permanence pour cal-

1. *Union médicale,* septembre 1863.

mer la cuisson et modérer les effets de la réaction. Je n'ai pas remarqué, d'ailleurs, que les résultats, au point de vue de la cicatrice, fussent moins bons que par l'un ou l'autre de ces procédés employés isolément (7e obs.).

4° PROCÉDÉ DE LA CAUTÉRISATION DISSÉMINÉE.

Chabert, qui, à bon droit, fait autorité dans la pratique vétérinaire, recommande, si la tumeur charbonneuse est déjà un peu ancienne, volumineuse, gangrenée, de scarifier, de retrancher ce qui est mortifié, de cautériser le fond, de circonscrire le tout avec le cautère cultellaire rougi à blanc, porté autour du point altéré et pénétrant jusque dans les chairs. La marche de la maladie est-elle rapide, la raie de feu circulaire est faite à trois ou quatre travers de doigt en dehors de l'eschare, et tous les tissus placés dans l'intervalle sont lardés de pointes de feu (1).

Or, ce procédé a été imité de point en point par quelques chirurgiens qui ne connaissent pas ou feignent de ne pas connaître leur modèle, et qui, comme toujours, renchérissent sur les préceptes du maître. Pour peu qu'il y ait de l'œdème, ils promènent l'instrument sur les parties engorgées; si le gonflement est plus étendu, ils conduisent les raies de feu jusqu'aux dernières limites de la région affectée; s'il existe des phlyctènes, ils appliquent le cautère sur chacune d'elles; d'autres fois, ils circonscrivent toute l'étendue de l'œdème par un sillon de cautérisation, moins sages que le célèbre vétérinaire qui, loin d'appliquer sa méthode à chaque cas de charbon, cherchait à en bien tracer les indications; quelques-uns même, convaincus qu'il ne faut ménager ni le fer ni le feu, et que les questions d'inflammation secondaire, de cicatrices, de brides, de diffor-

1. *Compendium de chirurgie*, t. I, p. 262.

mités, sont indifférentes et doivent être primées par le désir de sauver les jours des malades quand même, vont jusqu'à faire en tous sens des incisions profondes sur les membres, la poitrine, le visage, le cuir chevelu, et plongent jusqu'à six cautères et plus dans ces sillons sanglants [1]. Que penser de ces divers procédés? Est-ce pour détruire plus sûrement et directement un virus qui se propage et gagne les organes intérieurs et le centre de la vie? J'ai peur que la plupart des imitateurs de Chabert ne se rendent pas bien compte de son procédé, qui n'est pas irrationnel en principe; qu'ils ne s'en exagèrent l'importance comme ils en exagèrent l'application, ainsi que cela arrive toutes les fois que le jugement et une sage observation ne dirigent pas les méthodes empiriques. Au moins faudrait-il réserver de semblables moyens pour les cas les plus graves, presque désespérés, comme le veulent les auteurs du *Compendium de chirurgie,* afin de produire une excitation vive et de provoquer une réaction franche et soutenue dans des tissus frappés d'asthénie, et qui résisteraient à tout stimulant moins énergique [2].

Disons, sans hésiter, que quand l'œdème est considérable, qu'il est recouvert de phlyctènes, bien que la tumeur charbonneuse, c'est-à-dire le foyer du mal, ait été détruite et que le gonflement puisse se résoudre peu à peu (7e et 11e observ.), nous admettons, avec les médecins de la Beauce et quelques autres auxquels cette pratique n'est pas étrangère, quoiqu'ils n'y recourent pas d'une manière constante, que la cautérisation disséminée puisse aider à la guérison, non sans doute en détruisant ou en *jugulant* le virus, mais en développant une réaction plus vive, plus étendue, qui localise davantage la maladie et diminue sa force d'expansion. Quant à la cautérisation disséminée ou transcurrente appliquée à tous les cas de

1. Lisfranc en a éteint une fois dix-huit sur le même malade !

2. *Op. cit.,* p. 275.

charbon, nous la réprouvons, car rien n'est plus ordinaire que de voir l'œdème périphérique céder dans les deux ou trois jours qui suivent l'opération principale, ou se résoudre après avoir semblé prendre plus de développement consécutivement à la destruction de la tumeur.

Eu égard à ces longues incisions, destinées à recevoir le fer rouge, nous les comprenons moins encore, et nous nous élevons contre elles avec la majorité des médecins. Pourquoi ne pas amputer le bras quand le poignet ou l'avant-bras sont le siége d'une pustule maligne entourée d'œdème, et l'épaule quand le bras est atteint de la maladie? Et puis, n'est-ce donc rien que ces foyers secondaires de suppuration créés arbitrairement, que ces vastes brûlures de la tête pouvant réagir sur le cerveau? N'est-ce rien que ces brides cicatricielles qui défigureront à jamais le patient et nuiront quelquefois au jeu des fonctions? Que la lèvre, l'oreille, l'œil charbonneux, soient sacrifiés, rien de plus légitime et de plus sage dans certaines circonstances impérieuses; mais, parce que le gonflement a gagné des organes si importants, qu'on aille les lacérer et les brûler, je me refuse de croire à cette nécessité et à ce droit. N'exagérons rien, pas même notre devoir, et gardons-nous d'imiter ces médicastres qui, par la crainte de n'en pas faire assez, augmentent le mal au lieu de le guérir. Aussi, est-ce sans étonnement que nous voyons d'excellents médecins, comme M. Bourgeois, s'appuyer sur leur longue expérience pour condamner une pratique qu'ils considèrent comme inutile et dangereuse [1].

5° MOYENS TOPIQUES ACCESSOIRES.

Nous ne voulons parler dans cet article ni des applications de sangsues, qu'un praticien éclairé n'adopterait tout au plus que

1. *Op. cit.*, p. 237.

dans le cas de diagnostic douteux, comme cela peut arriver malheureusement dans l'anthrax malin, ni de la ligature des membres au-dessus du siége du mal, qui s'oppose sans doute aux progrès du gonflement, mais en favorisant ceux de la gangrène dans les parties inférieures, sans préjudice des effets de l'absorption, ni de cette foule de substances inertes ou peu actives, depuis le sel de cuisine, la petite consoude pilée entre deux pierres, le fiel de bœuf desséché au four, jusqu'à l'ail pilé, au sel ammoniac dissous dans le vinaigre; pas plus que de ce remède secret *immanquable* auquel les États de Provence accordèrent, en 1764, une récompense de 2400 livres, et qui n'était qu'un mélange de vitriol bleu et de jaune d'œuf [1] : le bon sens non moins que l'expérience en a fait justice. Il s'agit simplement de substances médicamenteuses employées accessoirement et qui ont une part plus ou moins active, quoique très-secondaire, dans la cessation des accidents et la guérison. Ces moyens sont peu nombreux : c'est d'abord la pommade mercurielle, à laquelle on ajoute efficacement le camphre dans la proportion d'un huitième, qu'on applique largement, non-seulement autour de la tumeur, mais sur toute l'étendue de l'engorgement; puis les fomentations, les bains locaux prolongés avec un liquide émollient préparé avec la guimauve, la graine de lin, ou une décoction de quinquina aiguisée de vin aromatique, d'eau-de-vie camphrée, si la réaction fait défaut. C'est pour la même raison qu'il est de bonne pratique, en hiver, de favoriser l'action de la chaleur autour du malade, et surtout dans le voisinage de la plaie elle-même, au moyen d'enveloppes de laine, de ouate, voire de vases remplis d'eau chaude. On a vu au chapitre du pronostic que la maladie était plus grave pendant les saisons froides; peut-être cette circonstance n'estelle due en grande partie qu'à la difficulté plus grande des

1. Raimbert, *op. cit.*, p. 361-2.

phénomènes réactionnels, et qu'en obéissant au précepte que nous formulons on parviendrait à modifier les résultats généraux du traitement. On évitera par là aussi d'autres accidents, par exemple le tétanos, qui doit être bien rare, puisque M. Bourgeois ne l'a observé que trois fois à la suite de 900 cas environ opérés par lui.

Quand l'engorgement diminue sensiblement, il faut hâter la chute de l'eschare et la suppuration de la plaie : pour cela, rien de mieux que l'onguent de la mère, l'onguent basilicum plus actif encore, aidés des cataplasmes, et que, après la chute de l'eschare, le cérat au styrax ou uni à l'extrait de quinquina, ou le cérat simple si le bourgeonnement de la plaie est convenable.

Il n'est pas inutile d'ajouter que les parties malades devront toujours être placées dans le sens le plus favorable au retour du sang veineux vers le cœur, c'est-à-dire à la révivification de ces mêmes parties.

Traitement par les feuilles de noyer. — Un mode de traitement, accessoire pour certains médecins, principal et réputé efficace pour quelques autres, au nombre desquels s'est rangé M. Nélaton lui-même, qui l'a pour ainsi dire patronné près du monde savant [1], insuffisant et illusoire pour le plus grand nombre, consiste dans l'application méthodique des feuilles de noyer. Objet de vives critiques et de grands dédains, cette médication n'a pas notre confiance; nous tenons à dire, toutefois, qu'elle est présentée et défendue par M. Raphaël avec une modération et une force de conviction que nous n'avons pu partager, mais qui nous oblige du moins à consacrer quelque attention à un procédé thérapeutique que notre confrère de Provins s'efforce d'ériger en méthode, après l'avoir puisé, dès 1853, dans la pratique d'un médecin de l'arrondissement de Perpignan,

1. Communication à l'Académie de médecine, du 29 septembre 1857.

M. Pomayrol [1], et dont un de ses confrères voisins les plus autorisés, le docteur Vicherat, de Nemours, n'hésite pas à déclarer qu'il lui a paru avoir quelques vertus curatives, en avouant qu'il lui préfère les moyens ordinaires, comme plus certains, plus prompts et efficaces en tout temps.

Voici donc les idées et la manière de procéder de M. Raphaël, que nous extrayons aussi fidèlement que possible du consciencieux travail qu'il a bien voulu nous faire parvenir : l'application unique des feuilles fraîches ou de l'écorce fraîche de jeunes pousses de noyer doit être répétée de trois en trois heures, après avoir ébarbé le bouton caractéristique et laissé sécher la plaie. Ce traitement aurait donné 59 guérisons sur 62 cas, d'où il faut conclure, dit M. Raphaël, ou qu'il y a eu erreur de diagnostic, ou que la pustule maligne est le plus souvent bénigne et que, dans ce cas, la cautérisation, si elle est *incomplète*, l'anime et la rend maligne, ou que les feuilles et l'écorce de noyer ont une efficacité puissante contre cette maladie. Quel que soit le traitement qu'on choisisse, il faut, dans tous les cas, tenir les malades chaudement, pousser à la transpiration, s'abstenir de mouiller le mal, par conséquent ne pas le laver et faire cesser toute complication saburrale et bilieuse qui se présente très-souvent.

Ces résultats, assurément, seraient fort beaux et dépasseraient même ce que pourrait promettre la cautérisation la mieux faite, à moins que celle-ci ne fût toujours pratiquée dans les premiers moments de l'apparition de la pustule. Il peut bien y avoir eu quelques erreurs de diagnostic, car qui affirmerait de porter toujours un jugement infaillible au début de cette maladie comme de tant d'autres? et n'avons-nous pas vu plus haut qu'un médecin très-expérimenté, M. le docteur Mougeot, n'a pas hésité à déclarer que l'incision exploratrice lui a permis de

1. *Gazette médicale* de Paris, 1857, p. 633.

rectifier nombre de fois son diagnostic, en ajoutant ces paroles que nous ne saurions trop méditer : « Avant l'incision, onze fois (sur 17 cas !) je crus pouvoir affirmer une pustule maligne; six fois seulement l'incision des tissus divisés me donna raison... J'eusse expérimenté les feuilles de noyer, qu'en bonne conscience j'aurais pu affirmer cinq cas de guérison de pustule maligne bien constatée. » (1)

Mais nous estimons trop le savoir de M. Raphaël pour penser que là doive se trouver le principal argument à opposer à ses nombreuses guérisons. Nous croyons plutôt que le second terme de son dilemme est le vrai, qu'il a eu le plus généralement affaire à des pustules malignes peu graves, lentes dans leur marche, à une sorte de pustules malignes ébauchées, pour nous servir de l'expression de M. J. Guérin (2); qu'en excisant ces pustules au début, il leur a enlevé la plus grande partie, sinon la totalité du virus qui pouvait y être contenu; que le suc de noyer, âcre et astringent, a fait l'office d'un léger cathérétique; qu'il eût été bon, en tous les cas, de dire à quelle période la médication avait eu lieu ; qu'il y a, d'ailleurs, des pustules malignes à réaction inflammatoire locale très-prononcée, ainsi que nous l'avons vu plus haut, qui sont assez légères pour guérir spontanément; que plusieurs personnes étrangères ou non à la médecine ont vanté avec une égale confiance, et sans doute pour le même motif, des substances tout à fait inertes, par exemple l'oseille cuite mêlée à de l'axonge, que mentionne M. Raphaël lui-même dans son rapport; enfin que nous connaissons, comme d'autres médecins l'ont déjà noté, des cas de pustule maligne traités uniquement par les feuilles de noyer et dont la terminaison a été des plus malheureuses. Pour résumer cette discussion, nous dirons que nous accordons au suc de noyer une vertu non

1. *Gazette médicale* de Paris, 1857, p. 818.
2. *Bulletin de l'Académie de médecine*, t. XXIX, p. 1026.

spécifique, mais simplement astringente, et qu'il peut réussir, sans qu'on y doive compter, au début et dans les cas les moins graves de pustule maligne.

Nous craignons donc que notre honorable confrère ne s'abuse sur la valeur de sa méthode thérapeutique, et nous ne saurions assez le prier d'en entourer désormais la démonstration de toutes les garanties que réclame la science actuelle. Ne sait-il pas, d'ailleurs, que Schwan a recommandé avec une égale confiance la décoction d'écorce de chêne en application sur les parties malades, sans même qu'il soit besoin d'en favoriser l'action par des scarifications ! (1) Quant à la critique qu'il insinue contre les cautérisations incomplètes, nous l'acceptons volontiers, encore que nous ayons quelque peine à admettre qu'une semblable opération ait d'autre défaut que celui d'être insuffisante et d'inspirer une sécurité trompeuse, car nous ne voyons guère comment une cautérisation manquée donnerait à une pustule charbonneuse plus de malignité qu'elle n'en a, la malignité dépendant essentiellement de la force du virus et des dispositions individuelles. Aussi, qu'on la conseille ou qu'on la pratique, c'est de la cautérisation complète, bien faite, suffisante pour détruire tout le mal apparent, qu'il s'agit, et non d'une autre.

Notre conscience nous oblige à déclarer que pour nous et pour les médecins les plus expérimentés que nous avons consultés, et dans les conditions où la maladie se présente habituellement à notre observation, les feuilles fraîches pas plus que les jeunes pousses de noyer ne paraissent jouir d'aucune efficacité réelle. Nous les avons bien vu employer dans quelques circonstances, comme topiques, sur la foi de ceux qui les ont patronnées, mais après une cautérisation énergique, de même que d'autres prescrivent le quinquina, l'onguent mercuriel, digestif, etc.

1. *Journal d'Hufeland*, octobre 1827.

Enfin, un agent encore peu employé, mais à la valeur duquel nous accorderons plus de confiance, est l'acide phénique proposé par le docteur Goupil, avec l'appui du Conseil d'hygiène de Fontainebleau. Cet acide ayant la propriété de neutraliser certains virus, entre autres le vaccin, on a pensé qu'il agirait de même par son contact avec la pustule maligne. Malheureusement, nous n'avons pas vu qu'on soit allé au delà de l'idée théorique, et, notre expérience nous faisant également défaut, force nous est d'ajourner notre jugement.

6° APPLICATION DE CHACUN DES PROCÉDÉS OU DES MOYENS PRÉCÉDENTS SUIVANT LA NATURE OU LA VARIÉTÉ DE LA MALADIE.

Les considérations et détails sur lesquels nous venons de nous arrêter, tout en s'adressant aux affections charbonneuses avec manifestations externes, ont trait plus spécialement à la pustule maligne. Il ne sera donc pas superflu de rechercher en quoi le traitement chirurgical de l'œdème malin et du charbon symptomatique peut différer. Pour ce qui concerne la quatrième variété ou fièvre charbonneuse, admise par nous et souvent mentionnée dans le cours de cette étude, nous n'avons pas à nous en occuper en ce moment.

Œdème malin. — Cette forme très-grave de charbon marche le plus souvent de concert avec une intoxication générale, quand elle n'en est pas la conséquence. Son traitement externe ne peut donc qu'être incertain et médiocrement satisfaisant. La cautérisation n'a plus ici la même rigueur d'application et n'obéit plus à des règles aussi bien définies. Cependant M. Bourgeois montre quelque confiance pour la propriété abortive ou substitutive de la teinture d'iode iodurée, et surtout du nitrate d'argent fondu imbibé d'eau et promené sur des paupières dont le gonflement est récent. Sur la foi de cet auteur, nous avons usé du même moyen, dans les conditions qu'il indique et où il eût été impossible de songer à une médication plus énergique, et nous devons dire que le résultat a dépassé notre espoir (15e obs.). Mais quand la maladie a marché, s'est généralisée, où atteindre et détruire le virus qui est partout? Les phlyctènes, quand il s'en forme, les plaques ecchymotiques, le noyau dur central, sont les seuls points sur lesquels on puisse agir. C'est donc là que le cautère sera appliqué en même temps qu'on pratiquera quelques raies de feu parallèles ou un sillon plus général circonscrivant l'œdème dans sa totalité. C'est sur les phlyctènes aussi que plusieurs auteurs recommandent de placer, après les avoir dénudées, les uns quelques fragments de sublimé maintenus par un emplâtre agglutinatif, et M. Bourgeois la potasse caustique, en reconnaissant toutefois que le fer rouge aurait une action plus vive et plus franche [1]. De larges et fréquentes frictions avec la pommade mercurielle camphrée, les fomentations de quinquina souvent renouvelées, feront suite à la cautérisation. Si l'œdème est peu développé et que l'état général ne soit pas grave, on pourra user du badigeonnage au nitrate d'argent dont nous venons de parler, et qui, réussissant, doit amener, dès le lendemain, une rougeur franche, indice d'une réaction salutaire et de l'arrêt de la mortification des téguments; c'est de la sorte que M. Bourgeois aurait obtenu quelques guérisons promptes et sans difformité; mais, encore une fois, nous ne pouvons que faire nos réserves en comparant la faible activité du moyen à la gravité et à la marche rapide du mal.

Charbon symptomatique. — A peu près semblable à celui de la pustule maligne, le traitement chirurgical du charbon symptomatique ou anthrax malin n'a de particulier que la nécessité d'opérer une excision plus considérable des tissus char-

1. *Op. cit.*, p. 260.

bonneux et une cautérisation plus profonde et plus complète. Les raies et les pointes de feu, les topiques subséquents ont les mêmes indications. Le cautère potentiel, d'une action trop lente et trop incertaine en face d'une affection si grave et si rapide dans sa marche, doit être complétement rejeté. Si les parties environnantes de la tumeur sont très-tendues, très-douloureuses et le siége d'une grande chaleur, ce serait risquer d'accroître ces symptômes que d'y étendre l'action du fer chaud. Il sera plus rationnel et plus utile de le réserver pour la tumeur elle-même, et de couvrir les parties voisines de cataplasmes émollients et calmants, qu'on remplacerait, au contraire, par des topiques excitants en cas d'inflammation languissante. Si la tumeur est très-étendue, nous nous rallierons au conseil donné par quelques auteurs, non de la cautériser en totalité, mais de l'enfermer dans une cautérisation circulaire profonde sur la limite du mort et du vif, après avoir mis à nu les tissus sains. On favoriserait ensuite, par les moyens ordinaires, la chute de l'eschare centrale. Cette variété réclame surtout, ainsi que l'œdème malin, une médication interne rationnelle et bien dirigée; c'est la question qui va nous occuper.

M. Bouley trace des préceptes, à propos du charbon symptomatique des animaux, qui résument trop bien ce que nous avons dit et s'appliquent trop bien aussi à notre sujet pour que nous nous refusions la satisfaction de les reproduire : « L'expérience a démontré, dit le savant vétérinaire, qu'il fallait saisir ces tumeurs dès le premier moment de leur apparition, les fixer en leur lieu et hâter leur éclosion comme leur destruction par l'application de topiques irritants et de caustiques énergiques; qu'à cette condition, on pouvait quelquefois se rendre maître de la maladie et en débarrasser le malade... » [1]

1. *Bulletin de l'Académie de médecine*, t. XXIX, p. 1055.

II. — TRAITEMENT INTERNE OU MÉDICAL.

D'une manière générale, il ne faut pas perdre de vue que la maladie charbonneuse est rapide dans son évolution et d'une nature essentiellement déprimante. Dans les cas même les plus simples, il est donc indiqué de prescrire les toniques et une bonne nourriture. Si, malgré l'opération chirurgicale, des symptômes d'intoxication se prononcent; si, dès le principe, ces mêmes symptômes existent; en d'autres termes, que l'infection soit primitive ou secondaire, dès qu'on la soupçonne, on doit chercher à éliminer le virus par toutes les voies, vomi-purgatifs, sudorifiques, et à le neutraliser par les toniques, les antiseptiques, la serpentaire, les sels d'ammoniaque à hautes doses, par une alimentation et des boissons généreuses, par une aération large et riche. Lorsque l'intoxication est évidente, on renonce à l'opération qui, cessant d'être rationnelle, abattrait peut-être davantage encore le moral du malade, qu'il est d'une grande importance de relever par tous les moyens. Mais, pour peu que l'infection soit douteuse, il faut agir et agir vite, car la seule chance sérieuse de guérison reposant sur l'opération, le devoir du médecin, même en cas d'incertitude de succès, est de la tenter. Celse l'avait déjà compris ainsi; tous les praticiens, à de rares exceptions près, partagent cet avis : Couper et brûler, dit énergiquement un de nos rapporteurs; et un autre : Celui qui ne cautérise pas, assume une grande responsabilité. Ce n'est pas à coup sûr cette conduite qui fera périr le malade; il pourra mourir malgré elle; mais, sagement comprise et suivie, elle peut le sauver : il y a donc obligation morale de s'y résoudre.

Tels sont les préceptes généraux et sommaires que nous tenons à rappeler en tête de cet article, afin de les rendre plus saisissants et qu'on ne se méprenne pas sur le sens et la portée des détails qui vont suivre. Nous diviserons notre sujet en traitement *par les évacuants, par les antiseptiques, par les toniques*, et nous consacrerons d'abord un article à l'examen de la méthode *antiphlogistique*, qui a joui, pendant un temps, d'une certaine faveur.

1° TRAITEMENT ANTIPHLOGISTIQUE.

On se demande tout d'abord quelle est l'idée qui a inspiré cette méthode thérapeutique. Prétendre guérir par la diminution de la masse sanguine une maladie virulente ou des accidents locaux dépendant de l'action d'un principe virulent, c'est se méprendre à la fois sur les lois de la physiologie, de la pathologie et de l'expérience. De deux choses l'une : ou le virus est venu du dehors et stationne encore dans les tissus, ou il a fait son entrée par les voies internes, et il est répandu dans l'économie entière; or, que feront les sangsues et les saignées contre les effets et les progrès de la contamination, de l'inoculation et de l'infection? Elles diminueront peut-être la réaction locale; elles feront peut-être momentanément fléchir le pouls; mais, outre que cette réaction locale, comme nous l'avons vu, n'est pas le symptôme le plus inquiétant pour le médecin, et que les tumeurs charbonneuses qui en sont le plus pourvues montrent une malignité moindre que celles qui en sont privées, est-ce que l'absorption n'en marchera pas moins, si même elle n'est pas favorisée par cet appauvrissement artificiel? Les partisans de la méthode antiphlogistique méconnaissent de plus la nature des maladies charbonneuses, dont le propre est la dépression des forces organiques, dépression qui va souvent jusqu'à l'arrêt de la vie dans un terme très-rapproché, bien qu'il n'y ait eu ni lutte prolongée ni phénomènes locaux considérables (9e et

10e obs.). Sans parler de Guy de Chauliac et de quelques anciens qui préconisent cette méthode, condamnée formellement par les auteurs du siècle dernier et surtout par Énaux et Chaussier, nous devons dire qu'elle a été le fruit du système broussaisien et citer, comme l'ayant surtout défendue de notre temps, Regnier [1], M. Sacken de Nancy [2], et Lisfranc [3]; mais le célèbre chirurgien de la Pitié, après de nombreux et cruels revers, n'est-il pas devenu ensuite le plus fervent défenseur de la cautérisation? [4] Il doit donc être effacé du nombre des partisans de cette méthode, et c'est beaucoup qu'un esprit d'un tel mérite ait rompu si ostensiblement et si nettement avec cette doctrine.

Les observations recueillies et publiées par ses adeptes les plus fidèles ne tournent pas moins contre elle, car il ressort évidemment de leur lecture ces deux graves objections que très-souvent elles concernent d'autres maladies que le charbon, ou que les signes principaux de cette dernière affection leur font défaut; que là où le charbon est le mieux déterminé, la cautérisation a précédé l'application des sangsues; et que, par conséquent, on ne peut, pour le moins, attribuer le résultat plutôt à l'une qu'à l'autre. Une démonstration rigoureuse de la valeur des antiphlogistiques dans la thérapeutique des maladies charbonneuses est donc encore tout entière à faire, ou plutôt elle n'est pas possible, car le raisonnement et l'expérience déposent souverainement contre elle. Si un semblable traitement pouvait prévaloir, c'est que le charbon aurait cessé de compter parmi les maladies virulentes et infectieuses.

1. *De la pustule maligne*, p. 173, année 1829.
2. *Journal de médecine et de chirurgie pratique*, 1835, t. VI.
3. *Ibid.*, 1831, t. II.
4. *Ibid.*, 1835, t. VI, et *Journal complémentaire des sciences médicales*, t. XXXIX.

La seule variété où les antiphlogistiques maniés avec modération donnent quelques résultats satisfaisants, d'après le témoignage de Fournier qui les associait aux évacuants, est le charbon symptomatique, surtout quand il est accompagné d'une inflammation considérable, avec beaucoup de chaleur et de soif; mais, ainsi que le remarque déjà Boyer, cet état inflammatoire si intense n'est ordinairement que passager, comme dans les fièvres essentielles où les caractères inflammatoires sont souvent remplacés en peu de temps par un état adynamique, que la saignée peut augmenter et rendre promptement funeste.

2° TRAITEMENT ÉVACUANT.

Nous comprenons sous ce titre les sudorifiques et les vomi-purgatifs.

Sudorifiques. — Très-usités chez les anciens, qui, avec juste raison, les considéraient comme liés à la méthode altérante ou spoliatrice indirecte, et propres à favoriser la sortie des principes morbides miasmatiques ou, comme on dirait aujourd'hui, des virus volatils, ils sont à peu près abandonnés dans la pratique habituelle des maladies charbonneuses. Nous ne pensons pas qu'ils puissent y être d'une grande utilité; mais lorsqu'il existe des symptômes d'intoxication, leur rôle, quoique secondaire, ne doit pas être négligé. On recourra donc, concurremment avec les moyens dont il sera bientôt fait mention, aux diaphorétiques simples, tels que les infusions de tilleul, de bourrache, de sureau, ou aux sudorifiques proprement dits, tels que l'opium, l'oxyde blanc d'antimoine et les sels ammoniacaux, à ceux-ci de préférence pour un motif qui ne tardera pas à être apprécié.

Vomi-purgatifs. — Administrés systématiquement et à toutes les époques de la maladie, ces agents thérapeutiques nous semblent plus nuisibles qu'utiles. On a pu devoir à une pareille médication quelques succès, comme à la méthode antiphlogistique et à tant d'autres, mais nous doutons qu'elle soit souvent heureuse en dehors des autres moyens locaux et généraux. Cependant, les vomitifs sont indiqués au début de la fièvre d'intoxication ou à l'approche de la convalescence, quand les voies digestives restent embarrassées. L'emploi des purgatifs, utile et rationnel dans le cours de la maladie lorsque les fonctions intestinales sont troublées, c'est-à-dire en cas de constipation ou de diarrhée légère, ne le serait plus si on les administrait coup sur coup et à haute dose. Bayle, qui les prescrivait de la sorte jusqu'au quinzième jour, prétend en avoir retiré beaucoup d'avantages dans la pustule gangréneuse des Basses-Alpes, tandis qu'en Bourgogne Thomassin et Chaussier leur ont reconnu d'assez sérieux inconvénients pour les rejeter à titre de méthode de traitement systématique. Fournier s'en loue beaucoup aussi dans le charbon symptomatique, où il prétend n'avoir obtenu de résultats satisfaisants que du jour où il a eu recours à eux en les faisant souvent précéder par les antiphlogistiques. Il débutait par un vomitif suivi de purgatifs répétés en revenant encore au vomitif au besoin. Notre pensée est que ce ne peut être qu'un usage modéré et opportun de cette médication qui soit à recommander.

3° TRAITEMENT ANTISEPTIQUE.

Il repose sur l'emploi bien combiné et suivi des substances appartenant à la classe des stimulants et tirées de la botanique ou de la chimie pharmaceutique. Or, on sait que c'est la classe la plus richement fournie de la matière médicale. On y voit figurer la plupart des crucifères, des labiées, les feuilles de noyer, la cannelle, l'arnica, la serpentaire, la cascarille, le café, le thé, l'éther, le camphre, les chlorures et les hypochlorites alcalins, les résineux, les essences, les alcooliques, l'ammoniaque liquide ou à l'état de sel, comme le carbonate, le chlorhydrate et surtout l'acétate d'ammoniaque; enfin, l'acide phénique, qu'un médecin de l'arrondissement de Meaux recommande en cas de fièvre charbonneuse, en oubliant de nous dire s'il en a obtenu de bons résultats.

Nous ne rapprochons pas ces différents médicaments indigènes ou exotiques avec l'idée qu'on y doive puiser largement et indifféremment. Nous croyons, au contraire, que le choix et la mesure sont de rigueur dans leur administration, et que la plupart d'entre eux ne peuvent être prescrits que comme adjuvants de la médication principale.

Nous ferons une exception toute spéciale en faveur de l'ammoniaque et de ses composés, dont les propriétés stimulantes sont si évidentes dans la forme putride ou adynamique de la fièvre typhoïde, et qui jouissent d'une influence régularisatrice de la circulation dans les dispositions congestionnelles, telles que la dysménorrhée et la période avancée des maladies organiques du cœur. Les Allemands les emploient volontiers et à hautes doses dans toutes les maladies septicémiques. L'ammoniaque agit alors et comme sudorifique et comme stimulant général, double raison pour lui donner la préférence. On pourra user au même titre de la thériaque en se rappelant que ce n'est pas sans de sérieuses raisons que ce médicament a traversé les siècles, et que les Anglais font jouer le plus grand rôle à l'opium dans leur pratique, surtout quand les forces du malade sont menacées. On la prescrira seule ou combinée à d'autres agents, voire au vin.

Dans deux cas des plus graves ayant résisté au traitement local, nous avons dû aux préparations ammoniacales une guérison inespérée; l'un d'eux surtout fera date dans notre souvenir (7e et 11e obs.). Le premier était une tumeur charbonneuse considérable de l'avant-bras ayant résisté à l'extirpation répétée, à la cautérisation au fer rouge la plus énergique, et à des applications d'acide azotique; le second, un œdème malin de la face précédé d'une pustule insignifiante du sourcil, extraite et cautérisée fortement le second jour, et qui jeta en très-peu de temps le jeune malade dans un danger extrême. Je prescrivis chez l'un et chez l'autre, indépendamment des moyens ordinaires, l'acétate d'ammoniaque, dont j'élevai la dose jusqu'à 50 grammes dans les vingt-quatre heures pour l'un d'eux. Le résultat, dans le dernier cas, fut des plus prompts, et d'une évidence telle qu'il n'était pas possible de ne pas en faire honneur au traitement. Nous en fûmes émerveillés, le médecin ordinaire du malade et moi (11e obs.). Ces faits sont encore tout récents; nous les avons communiqués à plusieurs de nos confrères, qui pourront répéter ce mode de traitement, que nous nous proposons bien nous-même de suivre de nouveau dès qu'une occasion convenable s'en offrira [1].

Quoique nous ne puissions pas appuyer notre recommandation autrement que par le raisonnement, par l'analogie et une expérience encore trop restreinte, nous estimons que la fièvre charbonneuse primitive ou secondaire à la pustule maligne, à l'œdème malin, au charbon symptomatique, tout en restant un état morbide des plus graves, dont la guérison sera peut-être toujours difficilement obtenue, cédera parfois, si elle n'est ni trop intense ni trop ancienne, à l'administration énergique de l'ammoniaque, et en particulier de l'acétate d'ammoniaque, qu'il ne faudra pas craindre de porter d'emblée à 50 grammes, en poussant plus haut encore cette dose, si les premiers effets

1. Le même traitement a été prescrit dans la 6e observation; mais le malade, désespéré et ne pouvant rien supporter, ne l'a pas suivi comme je l'avais indiqué.

obtenus ne sont pas suffisants, c'est-à-dire si les symptômes locaux et généraux ne diminuent pas sensiblement. Nous nous bornons pour le moment à ces simples avis.

4° TRAITEMENT TONIQUE.

Cette partie du traitement général est un corollaire obligé des médications que nous avons exposées et principalement de la précédente, à laquelle elle touche par plus d'un point, ainsi que cela se présente si fréquemment en thérapeutique. Il se compose des toniques pharmaceutiques et diététiques, c'est-à-dire des toniques proprement dits et du régime. On ne doit pas négliger d'y recourir, même quand on croirait pouvoir compter sur les moyens externes et, à plus forte raison, quand on doute de leur efficacité.

Toniques. — Ce sont les amers, et surtout le quinquina et ses nombreuses préparations. Cette précieuse écorce sera administrée sous forme de décoction, non-seulement à l'extérieur comme fomentation, mais à l'intérieur, unie à la serpentaire ou à la cascarille, d'autres fois sous forme d'extrait uni à une potion stimulante dans laquelle entrera l'acétate d'ammoniaque, ou même en lavements avec ce dernier sel si l'estomac se refuse à accepter ce qu'on lui offre, s'il y a des nausées ou des vomissements (11e obs.). On modifiera, du reste, avec avantage ces différentes formules pendant le cours du traitement : l'extrait mou, par son faible volume et ses précieuses propriétés qui en font une des préparations de quinquina les plus complètes, conviendra dans la période la plus difficile ; la décoction, vers la convalescence; le vin de quinquina simple ou additionné d'extrait, pendant cette dernière.

Le docteur Colson, de Noyon, recommande de faire toujours marcher de front le traitement local et le traitement général; il dit avoir employé avec succès, depuis quarante ans, le sulfate de quinine à l'intérieur, à la dose d'un gramme et plus par jour, en associant ce médicament au musc et à l'usage de la limonade vineuse édulcorée avec le sirop de quinquina jaune.

Régime. — La nourriture doit être aussi substantielle que le comporte l'état du malade : les consommés, les jus de viande quand il n'est pas possible de prendre beaucoup; les viandes rôties ou grillées, les légumes au jus, etc., etc., dès que les voies digestives sont plus abordables. A toutes les périodes, le vin, le vin généreux, les limonades vineuses, seront utiles et des mieux indiqués. Lorsqu'il y a refus opiniâtre de l'estomac, cet excellent tonique stimulant peut s'administrer en lavement, ce qui permet de le combiner à d'autres substances également profitables.

Tel est le traitement médical des maladies charbonneuses, qui n'est pas, comme on le voit, si pauvre et si incertain qu'on le suppose généralement, dominé qu'on est par l'idée d'une contagion externe constante et de la toute-puissance des moyens chirurgicaux.

III. — TRAITEMENT PROPHYLACTIQUE.

Sous ce titre se rangent tous les moyens, toutes les mesures propres à prévenir le charbon, à l'attaquer, autant que faire se peut, dans ses causes, à empêcher son développement. De même que nous avons dû pousser nos recherches étiologiques du côté de la classe animale, de même aussi irons-nous porter nos moyens préventifs jusque dans les bergeries, ces foyers permanents et sans cesse renouvelés de la maladie. Le médecin, d'ailleurs, se trouve investi par son caractère du droit d'évoquer et de soumettre à son jugement les diverses circonstances qui, de près ou de loin, lui paraissent se rattacher à l'étiologie, à la détermination des faits morbides.

Nous éveillerons sans doute quelques susceptibilités, nous froisserons peut-être quelques intérêts particuliers par les propositions qui vont suivre : nous comptons cependant sur l'intelligence et l'équité du plus grand nombre, car on comprendra que l'intérêt général passe avant l'intérêt privé, et qu'un règlement ou une loi n'ont rien de vexatoire ni d'injuste quand ils sont les mêmes pour tous et qu'ils protégent la société entière.

Quoi qu'il en soit, les moyens prophylactiques généraux que nous allons examiner peuvent être rangés dans deux catégories principales : moyens *hygiéniques* et moyens *répressifs* ou *administratifs*.

1° MOYENS HYGIÉNIQUES.

Je les diviserai en préventifs proprement dits et en curatifs.

Moyens hygiéniques préventifs. — Parmi eux se placent : la diminution de la quantité de bétail assemblé dans un même lieu, sa dissémination ou son déplacement fréquent, mais pourtant mesuré ; la modération du travail, des marches, surtout en temps d'épizootie ; la proportion mieux calculée des écuries à la masse des animaux ; la ventilation, la propreté plus grande ; l'enlèvement quotidien des fumiers des bergeries, le lavage, l'irrigation continue quand les locaux le permettent ; la litière plus souvent rafraîchie, la purification des milieux par le soufrage, le blanchiment des murailles ; enfin, la migration et au moins le changement d'habitation sur place par la création d'écuries de réserve, les unes servant pour l'hiver, les autres pour l'été, pendant la durée duquel on évitera d'exposer les troupeaux à une insolation trop ardente.

Au point de vue de l'alimentation, qui est la cause prédisposante la plus certaine : nourriture plus variée ; fourrages frais ou bien conservés ; nourriture sèche, substantielle, alternée avec la nourriture verte, aqueuse ; pulpes de betteraves fraîches ou en moindre quantité et entremêlées, en proportion plus convenable, de bon fourrage, de son, etc. Dans quelques contrées, entre autres dans le canton de Nemours (Seine-et-Marne), la croyance à l'influence étiologique de l'alimentation est telle, qu'on n'hésite pas à penser que la prédisposition des animaux à contracter le charbon diminuerait beaucoup avec l'extension de la culture des racines.

Dès que l'épizootie s'annonce, l'application de ces diverses mesures hygiéniques devient tout à fait rigoureuse, et c'est alors surtout qu'il faut recourir exclusivement à l'alimentation reconnue pour la plus naturelle et la plus saine. Si l'on attend que le mal ait pris son plein développement, le blanchiment, le chlorurage, les fumigations des bergeries n'y feront pas plus que les diverses ressources hygiéniques qu'on applique en vain dans la plupart de nos épidémies et qu'on néglige quand elles seraient le plus utiles, c'est-à-dire avant l'invasion de la maladie.

Lorsque le règne épizootique est malheureusement établi, on insistera, malgré les pertes journalières, sur les divers moyens qui viennent d'être mentionnés; on ne se contentera plus de retirer chaque jour les fumiers des étables envahies par la maladie, on les brûlera, ainsi que tous les objets qui auraient pu être imprégnés des humeurs ou du sang des animaux charbonneux. On fera bien surtout de se souvenir des deux ressources les plus certaines, les plus immédiatement efficaces, et de ne reculer devant aucune difficulté pour les mettre en pratique : je veux parler de la transmigration d'une manière plus ou moins prolongée, et, pour le moins, de voyages répétés et du changement de nourriture.

Il faut éviter, cependant, de se faire illusion sur la valeur du déplacement des troupeaux au point de croire qu'il suffit toujours pour arrêter définitivement les progrès du mal. Une condition doit y être ajoutée, celle du changement de nourriture. Les exemples que je vais citer le prouveront. Un cultivateur, questionné par moi sur les cas de charbon observés dans sa ferme, me répondit qu'il n'en avait eu que très-rarement, que même il lui était arrivé plusieurs fois d'acheter des troupeaux décimés par la maladie et de voir celle-ci se dissiper rapidement. Connaissant la ferme qu'il exploite, sa situation dans un étroit vallon humide, peu fertile, je lui demandai si ses bestiaux ne devenaient pas quelquefois anémiques : « Si, me fut-il répondu, et souvent nous sommes forcés de leur donner du fer. » J'avais le secret du mystère : le déplacement n'avait pas à lui seul guéri ces troupeaux, il fallait y ajouter l'influence de l'alimentation. J'ai recueilli l'information suivante, également significative : un cultivateur, témoin des pertes nombreuses d'un de ses voisins et ayant constaté l'influence du changement de nourriture, lui conseille d'envoyer ses troupeaux à quelques lieues de là paître l'herbe d'une forêt touffue et humide; la mortalité, encore sensible les premiers jours, ne tarda pas à s'arrêter entièrement, et ce troupeau qui, en continuant ce genre de vie, fût tombé sans doute dans l'appauvrissement, la *cachexie*, la *pourriture*, ainsi qu'on a eu occasion de le remarquer en différents pays, et notamment dans la Beauce, où les pacages humides sont largement utilisés pendant les épizooties charbonneuses (1), put être rendu impunément et même avantageusement à sa nourriture succulente de la ferme. Au reste, cette remarque n'est pas nouvelle dans la science. M. Bouley l'admet explicitement, tout en faisant, à notre sens, la part du sol, des milieux, trop grande eu égard à celle de l'alimentation, qui dépend bien du sol, mais qui a aussi ses caractères propres (2).

Un agriculteur dont j'ai visité l'habitation et le pays, qui

1. Bourgeois, *Traité pratique de la pustule maligne*, p. 146.
2. *Bulletin de l'Académie de médecine*, t. XXIX, p. 1043.

sont dans d'excellentes conditions apparentes, s'est trouvé, il y a peu de temps, exposé à l'épizootie la plus intense; ayant entendu vanter les avantages du déplacement, il s'avisa d'envoyer ses bêtes à un de ses parents qui réside à vingt lieues de chez lui : la maladie s'arrêta; mais, le bénéfice du voyage épuisé, les pertes ne tardèrent pas à se faire sentir de nouveau. Tout cela prouve donc que le changement de milieu est avantageux, mais que, pour amener un résultat permanent et définitif, il est indispensable que les conditions alimentaires ne soient pas les mêmes aux points de départ et d'arrivée. Au reste, c'est ce que l'expérience, le raisonnement chez les uns, une sorte de divination chez les autres, et avant tout une suffisante étendue d'exploitation avec la variété des cultures et des terrains pour s'y prêter, ont démontré à quelques hommes qui arrêtent ou modèrent les progrès de la maladie sans sortir de chez eux, en modifiant, dès qu'elle apparaît, la résidence de leurs troupeaux. Il suffit souvent, en effet, de les faire passer dans une prairie voisine ou peu éloignée pour opérer cette sorte de miracle : aussi les cultivateurs assez heureux, et j'en connais plusieurs, pour jouir de ces conditions privilégiées, ont-ils des pertes insignifiantes, tandis qu'autour d'eux la mortalité est effrayante et inévitable. On invoque alors la différence de nature des terrains; soit : la cause réelle, évidente, c'est la différence de qualité des herbages que ces terrains produisent. Or, pourquoi ne s'arrangerait-on pas pour que ce qui n'est que la part du hasard ou de la fortune devienne la ressource de tous, en changeant, par la culture et certains traitements que l'art apprendra, les portions de terrain qui s'y prêteront le mieux, ou, ce qui serait plus sûr et plus applicable, en favorisant des échanges de troupeaux entre éleveurs à cultures opposées? Ce ne serait qu'une affaire de comptabilité, et chacun s'en trouverait bien. Une semblable organisation ne serait, après tout, qu'une imitation de ce qui se pratique dans la Beauce, comme nous l'avons annoncé précédemment. Dans cette contrée, en effet, les fermiers font conduire leurs troupeaux atteints du sang de rate dans le Perche, plateau voisin dont le sol est tout différent, c'est-à-dire argilo-siliceux, compacte, froid et humide, entrecoupé de vallées riches en prairies naturelles, en abris, tels qu'arbres, haies, bois, qui s'opposent au dessèchement en été et entretiennent la fraîcheur et l'humidité de l'atmosphère [1].

Je tiens d'un autre agriculteur distingué et exploitant, pour son propre compte, une vaste et riche culture avec un troupeau de 1 000 à 1 500 bêtes, les renseignements suivants : se voyant envahi par la maladie, il y a quatre ou cinq ans, il l'arrêta en faisant manger à ses moutons, de grand matin, des fourrages couverts de rosée, au lieu de les leur donner, comme cela se pratique habituellement, vers le milieu du jour, en plein soleil. Les bestiaux se trouvèrent si bien rafraîchis qu'ils refusèrent ensuite de boire. Il continua cette manière de faire, en y ajoutant un exercice plus répété et par suite en diminuant la durée du parcage; il ne fit plus de pertes dès lors, tandis que les cultivateurs des environs en éprouvaient, et des plus considérables. Sans oser croire que là se trouve le remède infaillible, c'est à coup sûr une pratique rationnelle et qu'on ne peut que recommander, d'autant plus qu'elle se rattache à la question de qualité des aliments, capitale en cette circonstance.

Moyens hygiéniques curatifs. — Ils s'adressent davantage à la cause directe, au mal existant : ce sont d'abord l'isolement, autant que possible, des individus malades, puis l'éloignement, la destruction ou l'enfouissement prompt et sé-

1. Raimbert, *Étude historique sur le charbon*, in *Gazette médicale* de Paris, 1867, p. 138.

rieux des animaux morts et de toute substance pouvant contenir et communiquer le virus.

On a fait de nombreuses tentatives pour attaquer le principe du mal; on a essayé dans ce but, tour à tour, les sels de fer, de soude, le soufre, l'arsenic dans la boisson : rien n'a réussi. Ces expériences étaient dirigées par les hommes les plus expérimentés, qui procédaient méthodiquement en partageant les troupeaux en deux moitiés, l'une soumise au traitement, l'autre à l'expectation. Un dégagement permanent de vapeurs ammoniacales au milieu des bergeries serait indiqué et facilement applicable : nous appelons sur ce moyen l'attention des hommes compétents, et nous nous promettons de l'expérimenter nous-même. Peut-être serait-il préférable à la dissolution de l'ammoniaque et de ses sels dans le breuvage.

On a eu recours aussi à la saignée préventive : des bergeries entières ont été partagées en deux catégories, l'une abandonnée aux moyens ordinaires, l'autre soumise à la saignée : c'est dans celle-ci que la mortalité a été la plus grande, résultat qui vient à l'appui des critiques que nous avons adressées aux antiphlogistiques employés systématiquement.

D'où l'on voit que c'est dans les moyens hygiéniques généraux qu'il faut fonder le plus d'espoir pour empêcher l'explosion de la maladie et pour modérer ses ravages quand elle s'est établie. On ne se pénètre pas assez de cette idée, qui n'est que le fruit de l'expérience; on se fatigue l'esprit à la recherche des spécifiques, et l'on néglige des ressources plus lentes, il est vrai, mais plus rationnelles et bien moins illusoires.

En ce qui concerne les personnes qui ont pansé ou dépouillé des animaux charbonneux, il est nécessaire de leur recommander d'éviter un contact trop prolongé, d'éviter surtout de porter les doigts ainsi souillés de matière virulente, par mégarde ou pour se gratter, sur une partie quelconque du corps, car ce doit être par ce moyen que nombre de fois la contagion directe se produit sur les endroits cachés; de se laver immédiatement après les mains et les avant-bras avec de l'eau de savon, ou mieux avec une lessive de cendre, et surtout le chlorure de soude. En effet, ce sel aurait la propriété de neutraliser les propriétés virulentes des substances charbonneuses; ainsi, le docteur Ducreux rapporte que deux portions semblables de tumeur charbonneuse, placées dans le tissu cellulaire sous-cutané de deux moutons, mais dont l'une seulement avait été plongée pendant six minutes dans le chlorure de soude, n'ont produit de contagion que du côté où la portion introduite n'avait pas été en contact avec ce sel (1).

Le docteur Vicherat recommande également les lotions d'acide phénique. M. Boursier indique, de son côté, les onctions avec un corps gras, destinées à diminuer les facultés absorbantes de la peau. On s'abstiendra, en outre, de s'arrêter et surtout de coucher dans les étables habitées par des troupeaux atteints de la maladie.

Si l'on s'est blessé en pansant ou en opérant une bête charbonneuse, on fera saigner la plaie le plus possible, puis on l'imbibera d'ammoniaque, ou, pour plus de précautions encore, on la cautérisera avec le nitrate d'argent.

2° MOYENS RÉPRESSIFS OU ADMINISTRATIFS.

Ce n'est pas sans quelque répugnance que nous abordons pareil sujet, le médecin, par nature, étant plus porté aux mesures libérales qu'aux mesures restrictives, à la confiance qui engendre le bien-être, favorise l'essor du travail et de toutes les industries, qu'à la suspicion qui conduit au malaise et paralyse

1. *Thèses de Paris*, 1838.

les efforts. Aussi, nous a-t-il fallu puiser une nouvelle force dans nos convictions pour ne pas reculer devant cette partie de notre tâche, certainement là plus ingrate. C'est pourquoi allons-nous entrer dans quelques explications pour faire comprendre et accepter comme indispensable, dans l'intérêt de la société et de l'agriculture elle-même [1], une réglementation qui de prime abord pourrait paraître arbitraire et mal fondée.

Mais un désir que nous devons exprimer avant tout, c'est non pas seulement que l'instruction publique fasse plus de progrès, vœu banal équivalant à un ajournement à peu près indéfini, mais que les délégués du pouvoir soient mis en demeure d'éclairer les populations sur leurs véritables intérêts, sur les dangers du charlatanisme sous toutes ses faces, qui tantôt combat un mal imaginaire, et tantôt laisse le mal réel s'aggraver en rendant les secours de l'art, quand ils sont demandés, plus ou moins impuissants en raison de leur tardive application; enfin, qu'il y ait obligation pour eux de poursuivre énergiquement les personnes qui se jouent de la santé et de la fortune du public. Peut-être arrivera-t-on alors à réprimer des pratiques superstitieuses du genre de celles qu'un honorable maire, député de son arrondissement, signale en ces termes : « Il est, en effet, d'usage dans tout l'arrondissement de *** de se persuader que, dès qu'une vache a quelque mal, qu'elle est atteinte du charbon, et de recourir alors à un charlatan (souvent de bonne foi) qui vient *arrêter le mal* en faisant avec les mains des croix sur l'endroit sensible, et en y soufflant avec la bouche tout en marmottant des prières. Et il ne faut pas croire que cela se pratique seulement chez les campagnards les plus ignorants; le plus grand nombre des cultivateurs ayant de 100

1. On estime à trois millions la perte causée chaque année aux cultivateurs beaucerons par les maladies charbonneuses. A combien ne s'élèverait pas ce chiffre pour toute la France!

à 200 hectares ne manquent jamais de recourir à ces moyens, non-seulement pour des maladies de bétail, mais même pour l'espèce humaine... » Ce qu'on peut ajouter à cette attestation d'un des hommes les plus éclairés du pays, c'est que malheureusement dans notre département entier, et à peu près dans tous ceux où existent des maladies de ce genre, les sots préjugés et le charlatanisme de bonne ou mauvaise foi vont de pair.

Quand une épizootie charbonneuse éclate, deux choses également déplorables et dangereuses se passent, sauf dans les exploitations rurales dirigées avec intelligence et réflexion. Le cultivateur se fait illusion, se persuade que le mal est mystérieux, inconnu; qu'il n'y a nullement de sa faute, que d'autres font comme lui et ne sont pas éprouvés; puis il cache soigneusement ce qui existe dans ses troupeaux, ou s'il a des soupçons sur la santé d'une portion, d'un *lot* de bestiaux, il le fait conduire discrètement au marché voisin ou éloigné, et le vend de son mieux, sans se soucier ni du mal, ni du dommage qui peut en résulter pour autrui. Quelques-uns s'accommodent avec leur conscience à l'aide de ce raisonnement spécieux que, puisque le changement d'air, les voyages, sont salutaires, les troupeaux vendus à un marchand étranger se trouvent par cela même à l'abri de tout danger. Le marchand, mû par les mêmes intérêts ou les mêmes convictions, cache ses pertes et vend tout ce qui lui semble menacé, bon ou mauvais. Et ainsi le mal se propage là où il était inconnu, pour peu qu'il rencontre des circonstances favorables à son développement. C'est ce qui s'est vu dans la plupart des épizooties (P. justific. 7, 8 et 9).

D'un autre côté, les animaux succombent-ils en plus ou moins grand nombre, on feint d'ignorer la cause de la mort ou on la dissimule : on fait dépecer les cadavres, on conserve, on emmagasine les peaux pour ne pas tout perdre; on les vend sur place ou bien on va les vendre à un marchand qui consulte moins les dangers qu'il a courus dans une ou plusieurs atteintes antérieures que l'attrait d'un bénéfice certain; on charge un berger, un domestique indifférent d'enterrer les cadavres, ou, si un atelier d'équarrissage est à la portée, de les y conduire quand on le pourra et quand le chargement en vaudra la peine, deux jours et plus après la mort, et cela dans une voiture généralement découverte. C'est encore ce qui s'est vu de tout temps (P. justific. 5 et 7). Quelquefois, disons même souvent, on n'attend pas que le dernier souffle ait été rendu, on sacrifie l'animal, on le partage, et on le sert à des bouches avides et affriandées par l'appât d'un bon morceau (1). Nous avons dit plus haut que Fournier attribuait en grande partie à cette cause les cas nombreux de charbon qu'il a observés.

C'est de la sorte que les domestiques, les maîtres de maison, les marchands de peaux, de laine, les tanneurs, etc., contractent la maladie, et généralement par suite de l'oubli des précautions les plus simples, les plus élémentaires, qu'il ne suffit pas plus aujourd'hui qu'autrefois de conseiller, de recommander, mais qu'il faut imposer, prescrire rigoureusement, sous la responsabilité des autorités locales et la surveillance des agents de la sûreté publique, comme le veulent nos lois et règlements depuis plus d'un siècle et demi, aussi bien ceux de la république que ceux de la monarchie, et dont aucun, par une fortune assez rare, n'a été abrogé (P. justific. 13 et 14).

Nous ne pouvons éviter de placer ici une remarque, c'est qu'on a peine à comprendre que les partisans de la spontanéité,

1. Le charbon, nous l'avons dit, ne se communique pas, ou rarement, quand les chairs ont subi la cuisson; mais une semblable nourriture ne saurait être présentée comme saine, et devrait être interdite. Avant la cuisson, des accidents peuvent en résulter, témoin les personnes citées p. 54, qui, ayant reçu un éclat d'os à l'œil et à la main, ont été atteintes chacune de pustule maligne.

que M. Gallard surtout, qui reconnaît sans hésiter la grande fréquence de la contagion [1], se fondent sur l'immunité de certains contacts pour réclamer l'abolition des lois protectrices de la santé et de la fortune publiques déjà si négligées, pour ne pas dire oubliées [2]. En admettant avec ce médecin que la même cause développe le charbon chez l'homme et chez les animaux, ne serait-ce pas en s'efforçant de rendre les cas de plus en plus rares qu'on diminuerait la force d'expansion des principes charbonneux? Cette conséquence pratique de la doctrine de la spontanéité sera, j'en suis certain, encore moins goûtée que la théorie destinée à la défendre. Reprenons le cours de nos idées. Si la vente et le colportage des animaux charbonneux vivants ou morts étaient soumis à une police aussi vigilante que celle de la contrebande et de la chasse, nul doute que les cas de charbon et des diverses épizooties ne devinssent plus rares. Si l'on usait, à l'endroit des épizooties charbonneuses, un peu de cette généreuse énergie qu'on a montrée depuis longtemps et de nos jours même contre le typhus des bestiaux, dont quelques personnes ont pu souffrir, mais dont l'agriculture et le pays ont largement profité, pense-t-on qu'il y aurait moins de satisfaction et moins d'avantages? (P. justific. 6 et 13.) On objectera, sans doute, que le mal est partout, et par conséquent insaisissable : le sera-t-il moins quand il se sera plus étendu? Confiné naguère dans quelques contrées de la France, n'eût-il pas été facile de l'empêcher d'arriver dans nos départements du nord où il était rare et peut-être inconnu, en l'attaquant dans le foyer même d'où il a rayonné depuis? La difficulté est grande, je n'en disconviens pas, mais nullement insurmontable. Il faut simplement vouloir ce qu'ont voulu nos pères, qui ont si bien vu et si bien fait qu'ils ont certainement

1. *Op. cit.*, p. 51.
2. *Ibid.*, p. 52-53.

retardé le fléau dans sa marche, et qu'en tout cas leur œuvre a été respectée sans que leur conduite ait été imitée. Et si l'on s'avisait, comme nous le désirons ardemment, de combiner les mesures hygiéniques avec les prescriptions légales sérieusement exécutées, nul doute non plus qu'on ne parvînt plus aisément et plus sûrement à réduire infiniment et à faire cesser même les apparitions si fréquentes des épizooties charbonneuses, moins effrayantes que le typhus des bêtes à cornes, mais non moins désastreuses pour la santé et la fortune du pays.

Or, nous l'avons dit, rien n'est à innover en cette matière : tout a été prévu et réglementé. Si nous avions un vœu à formuler, ce serait même en faveur d'une atténuation de la loi, car l'excès de sa rigueur nuit souvent à son application; mais nous demanderions que ce qui serait maintenu fût strictement et partout exécuté. Nous considérons, d'ailleurs, comme d'une absolue nécessité les prescriptions suivantes :

1° Aucun propriétaire de troupeau ne peut le vendre en gros ou par lots dès qu'une épizootie s'y est manifestée. Toute vente de ce genre devra être accompagnée d'un certificat du maire de la commune et d'un vétérinaire assermenté, attestant que depuis un temps de... il n'y a pas eu de maladie contagieuse dans ce bétail (P. justific. 7).

2° Dès qu'une maladie contagieuse s'est déclarée dans un troupeau, le propriétaire est tenu d'en informer officiellement soit le maire de la commune, soit le sous-préfet qui en référera au préfet (P. justific. 7 et 10).

Chaque habitant du pays a droit de prendre cette initiative, sans que toutefois une prime lui soit accordée, comme le voulaient les anciens règlements.

3° Tout maire, informé directement ou indirectement de l'invasion de maladies charbonneuses dans un troupeau, qui n'en saisirait pas l'autorité supérieure, sera passible de peines disciplinaires et même pécuniaires (P. justific. 8).

4° Dès que l'autorité supérieure est avertie, elle fait visiter le troupeau atteint ou soupçonné par un vétérinaire assermenté ou par le vétérinaire chargé des épizooties. Cette visite sera répétée au moins une fois par mois jusqu'à la fin de l'épizootie, qui sera régulièrement constatée et annoncée. Les frais de ces visites seront supportés par le budget départemental (P. justific. 7).

5° La constatation de l'épizootie une fois assurée, des affiches seront posées dans la commune et dans les communes limitrophes pour porter à la connaissance de tous l'état de choses existant et les mesures de précaution (P. justific. 11).

6° Quand une épizootie règne dans une ferme, le troupeau sera isolé, ne pourra se rendre dans un parcours ni dans les abreuvoirs communs. Même interdiction de le conduire près des fermes voisines.

7° Toute bête suspecte sera soumise à l'abatage préventif, avec indemnité aux propriétaires, comme cela s'est fait pour le typhus (P. justific. 9, 12 et 13).

8° Tout animal mort du charbon sera taillé en pièces, peau comprise, mais tailladée, et enterré à un mètre cinquante centimètres au moins, le jour même de sa mort; il sera recouvert d'un lit de chaux vive, ou, ce qui semble préférable sous plus d'un rapport, consumé le même jour sur place ou transporté la nuit dans un atelier d'équarrissage au moyen d'une voiture bien close, suivant un modèle établi, et livré à la cuisson dès son arrivée (P. justific., 5, 7 et 8).

9° Les équarrisseurs seront prévenus de la cause de la mort, afin qu'ils redoublent de précaution et qu'ils se soignent convenablement s'ils viennent à se blesser.

10° En aucun cas les peaux des animaux morts du charbon [1] ne pourront être livrées à l'industrie (P. justific. 7).

11° Les écuries et étables où a régné une épizootie, devront être assainies par des moyens désinfectants déterminés, et rester inhabitées pendant une durée de... (P. justific. 10).

Nous croyons utile autant que convenable, avant de clore ce chapitre, de résumer l'opinion et les propositions des différents conseils et commissions d'hygiène des départements envahis par la maladie charbonneuse.

« On ne peut prévenir, dit un des rapporteurs avec une énergique conviction, l'extension de la maladie, qu'en exerçant une surveillance très-sévère à l'égard des propriétaires d'animaux morts *d'inflammations gangréneuses* et en les contraignant d'enfouir ces restes immédiatement et profondément. » Tous sont unanimes pour réclamer l'enfouissement prompt, avec peines plus ou moins sévères pour les contrevenants. M. Vicherat pense avec infiniment de raison que l'hygiène et une nourriture convenable sont la meilleure barrière contre les épizooties charbonneuses. Le docteur Rossignol demande la déclaration aux maires des animaux malades et la présentation par les bouchers de la rate des animaux tués, enfin une instruction aux habitants des campagnes sur les caractères et les dangers de la maladie. M. Loyer, vétérinaire, prescrit l'isolement absolu des sujets malades; il recommande de ne pas se servir des objets de pansage et de travail ayant pu les toucher, sans un nettoyage complet; de nettoyer de même les logements et tout ce qu'ils renferment; de faire suivre un traitement aux animaux qui ont été soumis aux mêmes conditions d'existence que les malades. Un rapporteur insiste sur l'assainissement des

1. D'après quelques personnes, les peaux charbonneuses seraient reconnaissables à la coloration d'un rouge vif de leur surface interne quand elles sont fraîches, et d'un noir plus ou moins prononcé quand elles sont sèches.

marais et sur la meilleure tenue des ateliers d'équarrissage. Quelques-uns s'effrayent du voisinage de ces ateliers; d'autres enfin voudraient que les dépouilles des animaux charbonneux n'y fussent pas transportées.

CHAPITRE IX

Résumé général.

Nous pensons qu'il sera avantageux à plus d'un point de vue de présenter, dans un chapitre spécial, les points les plus saillants qui ont été discutés et développés dans le cours de ce travail, en laissant de côté ce qui échappe à l'analyse, comme la partie descriptive, ou ce qui est le plus controversable et ne s'appuie pas sur des données assez certaines. Ce résumé, sous forme de propositions ou de conclusions distinctes, sera établi dans l'ordre même de l'exposition des matières contenues dans les chapitres précédents.

CHAPITRE PREMIER. — *Définition, historique ou invasion et propagation de la maladie.*

I

Le charbon est une maladie contagieuse, virulente, communiquée des animaux à l'homme.

II

Les maladies charbonneuses ont été connues dès les premiers âges de la médecine.

III

Elles ont été mêlées et confondues pendant longtemps avec quelques autres types morbides.

IV

Leurs caractères symptomatiques et leur nature n'ont commencé à être bien étudiés que dans la seconde moitié du dix-huitième siècle.

V

Grâce à une observation répétée et attentive, aux expériences cliniques, physiologico-pathologiques et microscopiques, cette étude est devenue, de notre temps, des plus concluantes.

VI

Si le charbon s'est montré de tout temps et presque partout à l'état sporadique, son apparition comme endémo-épizootie a une date moderne; elle a progressé à peu près régulièrement, du midi vers le nord, et, pour cette partie de la France, des contrées voisines de la Beauce et de la Brie en Seine-et-Marne, Oise, Aisne, Ardennes, Somme et Pas-de-Calais.

VII

Les endémo-épizooties charbonneuses ne datent, pour le département de l'Aisne, que de 1820 à 1830 environ. Leur foyer principal est dans le centre du département, avec tendance plus marquée de rayonnement vers le midi que vers le nord.

CHAPITRE II. — *Étiologie.*

VIII

Les recherches étiologiques, si importantes en pathologie, le sont particulièrement dans l'étude des maladies charbonneuses.

IX

Le charbon a des causes éloignées ou prédisposantes, et des causes prochaines ou déterminantes.

X

La composition et la configuration du sol ne peuvent pas être considérées, jusqu'à présent, comme des causes prédisposantes incontestables.

XI

La cause prédisposante la mieux démontrée est la nourriture forte, échauffante, artificielle, chez les bestiaux.

XII

La température élevée et l'été favorisent le développement de la maladie. La température froide et l'hiver le diminuent.

XIII

La grande agglomération des troupeaux ne peut qu'aider au développement de la maladie.

XIV

Les enzooties charbonneuses sont la cause prochaine par excellence de la même maladie chez l'homme.

XV

Les professions qui mettent l'homme le plus en rapport avec les bestiaux ou leurs dépouilles, le prédisposent à la maladie.

XVI

La contagion externe par inoculation ou par contact plus ou moins prolongé des matières charbonneuses est la cause déterminante la plus fréquente chez l'homme.

XVII

La communication de la maladie par piqûre d'insectes est le mode de contagion le plus rare, le plus accrédité et le moins prouvé.

XVIII

La maladie se communique aussi, quoique plus rarement, par contagion interne.

XIX

La contagion interne peut avoir lieu par absorption respiratoire des virus volatils, de parcelles très-petites de substance charbonneuse, ou par digestion des tissus charbonneux.

XX

La pustule maligne de l'homme se communique facilement aux animaux, et plus difficilement de l'homme à l'homme.

XXI

Aucune des variétés du charbon de l'homme ne naît spontanément. La spontanéité n'a pu être admise que par confusion et par une recherche insuffisante des causes productrices.

XXII

Les cas prétendus spontanés de pustule maligne sont souvent dus à la contagion interne, par voie respiratoire ou digestive.

CHAPITRE III. — *Symptomatologie; Marche et durée; Variétés.*

XXIII

Les maladies charbonneuses se divisent en trois périodes : d'incubation, d'invasion, de terminaison.

XXIV

Leur marche est plus ou moins rapide. Leur durée n'est pas fixe.

XXV

Les variétés de la maladie charbonneuse de l'homme sont, outre la pustule maligne, l'œdème malin, le charbon symptomatique et la fièvre charbonneuse sans manifestations externes, si ce n'est consécutives. Ces trois dernières variétés sont le plus souvent la conséquence d'une contagion interne, et sont beaucoup plus graves que la pustule maligne simple.

CHAPITRE IV. — *Nature de la maladie; Siége; Nombre des pustules.*

XXVI

La nature du charbon est spécifique et constituée par un virus propre, tout à fait distinct de la putridité. Des infusoires, d'une espèce particulière, semblent être le caractère essentiel du virus charbonneux; ils existent également dans le sang et dans les organes parenchymateux; ils se détruisent par le fait de la putréfaction.

XXVII

Les parties découvertes du corps et celles dont le tissu cellulaire sous-cutané est le plus abondant, sont le siége ordinaire de la maladie.

XXVIII

Dans la grande majorité des cas il n'existe qu'une pustule ou une seule tumeur charbonneuse.

Chapitre V. — *Anatomie pathologique.*

XXIX

A l'autopsie des maladies charbonneuses, indépendamment des lésions locales et des signes congestifs de la plupart des viscères, on trouve fréquemment dans le tube digestif des altérations de nature charbonneuse ou gangréneuse.

Chapitre VI. — *Diagnostic.*

XXX

Le diagnostic des maladies charbonneuses doit être établi avec la plus grande rigueur. Il est le plus ordinairement facile. Des signes certains le différencient des maladies plus ou moins analogues.

XXXI

Dans les cas douteux, on s'éclairera au moyen de l'incision exploratrice, de l'inoculation aux animaux, de l'examen microscopique.

Chapitre VII. — *Pronostic.*

XXXII

Le pronostic est toujours grave; il varie suivant l'âge, la saison, l'intensité de l'endémo-épizootie, le siége, la période et la variété de la maladie.

XXXIII

La pustule maligne la plus grave en apparence est souvent suivie d'une issue heureuse; la pustule maligne la plus restreinte, la plus indolente, la plus privée de réaction locale, est généralement la plus dangereuse.

XXXIV

L'œdème malin, le charbon symptomatique, la fièvre charbonneuse, sont plus graves que la pustule maligne.

XXXV

Le pronostic est d'autant plus fâcheux que le traitement a été appliqué à une période avancée, ou trop mollement au début.

XXXVI

Le pronostic favorable se base sur l'absence ou la cessation des symptômes généraux; sur la netteté de l'eschare, sur l'aspect purulent de la ligne de démarcation de l'eschare, sur l'arrêt et la résolution de l'œdème périphérique.

CHAPITRE VIII. — *Traitement.*

XXXVII

Le traitement du charbon s'est ressenti jusqu'à nos jours de l'incertitude et de la confusion du diagnostic.

XXXVIII

La destruction du virus charbonneux sur place, là où il a été déposé, est le moyen de traitement le plus indiqué et le plus sûr.

XXXIX

L'instrument tranchant est utile et parfois nécessaire dans la tumeur charbonneuse profonde et dure; mais son rôle n'est jamais que secondaire.

XL

La cautérisation est le moyen curatif le plus simple, le plus prompt, le plus sûr dans la pustule maligne. Aucun autre ne peut le suppléer.

XLI

Moins efficace dans l'œdème malin et le charbon symptomatique, la cautérisation doit néanmoins être appliquée dans ces variétés, dès qu'il existe un ou plusieurs foyers charbonneux.

XLII

Le cautère actuel est le procédé le plus simple, le plus expéditif, le plus maniable; il convient surtout dans les pustules malignes à marche rapide, et dans les tumeurs charbonneuses profondes et étendues.

XLIII

Les caustiques solides et liquides réussissent dans la pustule maligne récente ou peu profonde.

XLIV

Les caustiques solides, notamment la potasse et le sublimé, peuvent être appliqués dans la plupart des variétés. Leur action est souvent très-efficace. Elle doit être néanmoins attentivement surveillée.

XLV

La cautérisation est répétée autant de fois que l'indication s'en montre. On y renoncera toutefois quand les symptômes généraux prédominent et s'aggravent.

XLVI

Dans la pustule maligne très-grave, il est rationnel de combiner l'action du fer rouge et des caustiques, c'est-à-dire de cautériser au fer rouge d'abord et avec un acide ensuite ou les autres caustiques.

XLVII

Les toniques, l'alimentation généreuse, sont toujours indiqués dans le traitement du charbon, mais surtout quand apparaissent des symptômes d'intoxication.

XLVIII

Il n'existe pas de spécifique du charbon : les sudorifiques, les antiseptiques, le quinquina et surtout l'ammoniaque à hautes doses procurent des guérisons dans des cas très-graves.

XLIX

Les antiseptiques, le quinquina et l'ammoniaque à hautes doses, unis à une alimentation substantielle et généreuse, composent tout le traitement de la fièvre charbonneuse. On y insistera aussi dans l'œdème malin et le charbon symptomatique.

L

Un moyen curatif nouveau du charbon ne devra être accepté avec confiance qu'autant que le diagnostic des cas de guérison invoqués reposera sur des bases certaines, notamment sur la transmission de la maladie aux animaux par inoculation.

LI

Les moyens préventifs sont de la plus haute importance pour prévenir le charbon. Ils s'adressent surtout aux épizooties, cause permanente du charbon de l'homme. Ils sont puisés dans la matière de l'hygiène.

LII

Dès qu'une épizootie charbonneuse se déclare, deux moyens excellents de combattre son extension consistent dans la migration répétée et le changement de nourriture des bestiaux.

LIII

On évitera de séjourner, de coucher dans les bergeries où règne la maladie.

LIV

Quand on aura pansé ou dépouillé des animaux charbonneux, on se lavera soigneusement avec l'eau savonneuse ou chlorurée, et cela le plus tôt possible après l'opération.

LV

Après la plus petite blessure, après une piqûre pouvant faire craindre l'inoculation de la maladie, on abstergera la plaie, on la fera saigner même au moyen d'une petite incision, et on la cautérisera avec l'ammoniaque liquide, ou mieux avec un crayon de nitrate d'argent.

LVI

On évitera de manger et de faire manger les viandes charbonneuses, voire celles qui sont soupçonnées l'être.

LVII

Tout animal charbonneux devra être enfoui immédiatement après sa mort, à une profondeur de 1m.50 au moins, avec sa peau tailladée.

LVIII

Il serait préférable que les corps charbonneux fussent détruits sur place par la combustion, ou transportés dans un bref délai à l'atelier d'équarrissage le plus voisin au moyen de voitures bien closes et la nuit.

LIX

Une réglementation sévère et rigoureusement appliquée devra être édictée à l'égard des épizooties et principalement des enzooties ou épizooties charbonneuses. Notre police sanitaire en renferme à peu près tous les éléments.

LX

Les mesures hygiéniques radicales, suivies avec persévérance, combinées avec les prescriptions légales sérieusement exécutées, parviendront à réduire et peut-être à faire cesser les apparitions du fléau.

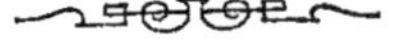

PREMIER APPENDICE

OBSERVATIONS

Nous n'avons pas songé, en rassemblant les observations qu'on va lire, à fournir une collection complète de tous les cas qui se présentent dans la pratique, mais simplement à donner les spécimens les plus intéressants, les plus utiles surtout, tant au point de vue des doctrines soutenues dans le courant de ce travail qu'à celui des principales méthodes de traitement. Pour cela, loin de nous contenter de celles qui se sont passées sous nos yeux ou autour de nous, et que nous aurions pu aisément multiplier, mais qui eussent par suite péché par l'uniformité et nui au but que nous nous proposons, nous avons fait des emprunts aux médecins ayant participé à l'enquête, ainsi qu'aux auteurs de notre temps auxquels l'étude des maladies charbonneuses est redevable de plus de progrès. Ces observations, malgré le soin que nous avons mis à les bien choisir, ne prouvent pas tout ce que nous voudrions qu'elles prouvassent; mais nous avons la confiance que, venant à l'appui des opinions émises dans les différents chapitres qui précèdent, elles contribueront à éclairer plus d'une question en litige.

1re OBSERVATION.

Pustule maligne récente. — Inoculation par contact. — Scarifications et cautérisation par l'acide azotique. — Guérison.

Fils d'un cultivateur dont les troupeaux sont très-éprouvés par le charbon, âgé de 19 ans, bien portant, ayant été atteint déjà une fois de la maladie à l'avant-bras il y a une dizaine d'années. Il exerce un service de surveillance dans les écuries, aide le berger à panser les moutons; a chargé des peaux charbonneuses sur des voitures.

Le 20 août 1863, ce jeune homme ressent quelques picotements et une forte démangeaison à la partie antérieure droite du cou : une vésicule caractéristique, entourée d'un cercle rougeâtre, ne tarde pas à s'y montrer.

Le médecin de la maison la scarifie légèrement, y applique un petit plumasseau de charpie imbibé d'acide azotique. On me fait voir ce malade le lendemain : la vésicule ne s'est reproduite ni là, ni ailleurs; je ne trouve plus qu'une plaque d'un blanc jaunâtre résultant de la cautérisation et qui tombe le dixième jour. La guérison fut prompte et complète.

2e OBSERVATION.

Pustule maligne sous le menton. — Cause inconnue. — Incision cruciale et cautérisation au fer rouge. — Guérison.

Le 12 octobre 1859, un manouvrier de la campagne, vigoureux, âgé de 25 ans environ, employé souvent dans des fermes habitées par des troupeaux de moutons atteints de temps en temps du charbon, vient me consulter pour une pustule située sous le menton. Il me raconte qu'en travaillant la veille dans les champs, il sentit une démangeaison mêlée de cuisson, qu'un petit bouton y apparut, qu'il le gratta et qu'il en sortit *de l'eau;* qu'il put néanmoins continuer son travail, mais que le bouton grossit beaucoup dans la nuit. Il était environ quatre heures de l'après-midi lorsque je le vis : au milieu d'un engorgement œdémateux, qui prenait toute la région sous-mentonnière, plus à gauche qu'à droite, existait une pustule un peu flétrie et déprimée, d'un rouge bleuâtre, entourée d'une aréole vésiculaire sous forme de bourrelet; une deuxième aréole, plus rouge, de quatre à cinq millimètres, entourait également ce bourrelet vésiculaire. Il existait un état saburral de l'estomac sans fièvre.

Après avoir incisé crucialement la petite tumeur pustuleuse dans sa totalité, et excisé les quatre angles de la plaie avec des ciseaux courbes, j'y plongeai un cautère chauffé à blanc. Des fomentations froides furent appliquées ensuite.

Les 13 et 15, le malade vient me revoir : le gonflement œdémateux a disparu, l'eschare formée par la cautérisation est nette.

La guérison fut rapide. La plaie était à peu près cicatrisée le 29.

3e OBSERVATION.

Pustule maligne sous le menton. — Inoculation par contact. — Incision et cautérisation au fer rouge. — Guérison.

Le 8 octobre 1864, un marchand de peaux, âgé de 40 ans, ayant manié des peaux de moutons charbonneux, ressent vers 5 heures du matin, sous le menton, quelques picotements mêlés de cuisson : il cède au besoin de gratter; l'enflure se prononce immédiatement; à 7 heures, elle occupe déjà la joue et la poitrine. De midi à une heure, il consulte son médecin, le docteur Lecygne, qui reconnaît tous les signes d'une pustule maligne, pratique une incision cruciale et cautérise au fer rouge par deux fois, et prescrit une potion ainsi composée :

Eau de menthe	100	grammes.
Ammoniaque liquide	1	—
Sirop simple	40	—

Le 9, plusieurs autres vésicules apparaissent sur le côté droit du cou : six raies de feu pour circonscrire le mal. — Pot. *ut sup.*; cataplasme au quinquina. Diète, bouillon, vin coupé.

Le 10, l'œdème a disparu, il n'a plus paru de vésicules. Onguent digestif sur l'eschare, dont la chute a lieu au bout de douze jours. — Guérison consécutive.

4e OBSERVATION.

Pustule maligne au dos de la main. — Scarifications et acide azotique. — Insuccès. — Excision et nitrate acide de mercure. — Guérison.

Le 31 octobre 1859, Mme X..., cultivatrice, âgée de 35 ans environ, de constitution un peu délicate, ayant déjà été atteinte de charbon dans la ferme qu'elle occupe et qui est le théâtre habituel d'épizooties charbonneuses, vient réclamer mes soins pour une pustule charbonneuse qu'elle porte au dos de la main droite. Son médecin y a pratiqué de légères scarifications, puis, à plusieurs reprises, l'a cautérisée avec l'acide azotique. Le mal a paru s'arrêter; mais, peu après, le gonflement a augmenté de plus belle, a gagné les doigts, le poignet et la partie inférieure de l'avant-bras. Il n'y a ni vésicules, ni phlyctènes, ni taches ecchymotiques; pas de fièvre non plus. La place de la pustule est occupée par une plaque jaunâtre entourée d'un cercle violacé; elle est déprimée et résistante.

Je pratique d'abord une large incision cruciale, dépassant les limites de l'eschare et qui donne issue à une sérosité roussâtre; j'excise les angles de la plaie et toutes les portions mortifiées, puis j'y introduis plusieurs bourdonnets de charpie imbibés de nitrate acide de mercure. Fomentations froides consécutives.

Les 1er, 2 et 4 novembre, je revois la malade, qui va de mieux en mieux, et obtient sa guérison complète le 22. — Cicatrice à peine visible.

5e OBSERVATION.

Pustule maligne du doigt, à 6 kilomètres au moins des foyers ordinaires des maladies charbonneuses, chez une personne n'ayant eu aucun contact avec des bestiaux. — Effet curieux de contagion sur le malade lui-même. — Excision et cautérisation au fer rouge. — Guérison.

9 avril 1864. — Un religieux d'origine russe, âgé de cinquante et quelques années, d'une constitution sèche et délicate, très-affaibli par les travaux de son ministère, habitant le couvent de Saint-Vincent, sur la montagne de Laon, distant de 4 à 6 kilomètres environ, dans la direction du nord-ouest et de l'ouest, en ligne directe, des fermes ou localités où règnent les endémo-épizooties charbonneuses, vient me consulter pour un mal de doigt qu'il croit s'être fait en se promenant avec ses confrères dans un petit bois situé à 6 autres kilomètres au sud de la ville.

Cet ecclésiastique me rapporte qu'il s'est tenu à des branchages, à des broussailles en gravissant une colline; qu'il s'est senti piqué à l'extrémité antérieure du médius droit, piqûre qu'il attribue à une épine; qu'il n'y prit pas garde; qu'*un peu de suppuration* s'établit à cette place, comme cela lui arrive chaque fois qu'il se blesse; mais que bientôt il sentit une démangeaison et une cuisson à la partie dorsale de la première phalange du même doigt, qu'il ne put résister au besoin de se frotter, et qu'il ne tarda pas à y voir apparaître une tache d'un rouge foncé, semblable à une piqûre de puce, puis une élevure, une pustule qui ne contenait pas de pus, mais un liquide jaunâtre qui s'écoulait à chaque frottement pour se reproduire peu après; qu'enfin, trouvant une différence très-marquée entre le petit abcès de l'extrémité du doigt et cette plaie vésiculeuse et étrange, et l'enflure gagnant le dos de la main, il s'était décidé à réclamer mes conseils.

Au reste, pas de fièvre ni de trouble général; le malade, qui n'a jamais entendu parler de charbon ni dans son pays ni ailleurs, n'a aucune préoccupation.

Je n'eus pas de peine à reconnaître les caractères de la double affection dont il vient d'être parlé : état franchement purulent de la partie onguéale, et qui pouvait très-bien avoir été causé par une épine; apparence charbonneuse de la pustule de l'extrémité carpienne qui était saillante, d'un rouge violacé avec liséré d'un rouge plus sombre au pourtour, donnant à l'introduction d'une lancette un liquide séreux, jaunâtre. L'état stationnaire de cette pustule déjà arrivée à son cinquième jour; l'œdème qui venait s'y ajouter, non-seulement sur le doigt, mais sur le dos de la main, sans que l'inflammation ou l'engorgement du doigt pussent l'expliquer, ainsi que dans un phlegmon profond ou un panaris; la fréquence, malheureusement trop grande, de ce genre d'affection dans le pays, me firent déclarer tout de suite qu'il s'agissait d'une pustule maligne, et qu'il fallait sans tarder la traiter par les moyens convenables.

Le malade rentra dans son couvent, où je le rejoignis; j'incisai crucialement la pustule, retranchai les parties charbonneuses qui offraient déjà une consistance comme lardacée dans les parties profondes, et cautérisai la plaie avec un cautère chauffé à blanc jusqu'à destruction complète des tissus malades. L'opération fut supportée admirablement. Le pansement consista dans l'application d'une compresse froide.

Le 10, la plaie est nette et porte les traces de la cautérisation; le gonflement a diminué.

Nouvelle alarme : une petite plaie pustuleuse, de mauvaise apparence, est apparue hier soir sous l'aile gauche du nez; déjà elle s'est étendue et gagne le sillon naso-labial. Je presse le malade de questions et j'apprends qu'en se rasant hier matin il s'est coupé, qu'il a porté par mégarde à cette plaie l'index de la main gauche avec lequel il frottait sans cesse et déchirait la pustule du médius droit. Il y avait eu ainsi inoculation directe et opérée par le blessé lui-même, sorte de contre-épreuve de la malignité de l'affection dont il était atteint.

Je fis immédiatement, avec des ciseaux courbes, l'excision de toute la surface de cette plaie labiale, qui avait la forme d'une ellipse d'un centimètre environ dans son plus grand diamètre, et j'appliquai sur la surface saignante un bourdonnet de coton imbibé de nitrate acide de mercure.

Le 11, la plaie du doigt commence à se déterger, le dos de la main est dégagé.

La plaie ou plutôt l'eschare labiale est de bonne apparence, excepté sur son bord externe où il s'est fait une exsudation de sérosité jaunâtre, prenant la consistance de la cire en se desséchant. Nouvelle cautérisation avec le nitrate acide.

A partir de ce jour, les choses allèrent au mieux; la cicatrisation eut lieu convenablement quoique lentement, et fut complète le 8 mai.

6e OBSERVATION.

Pustule maligne de la lèvre. — Tumeurs charbonneuses secondaires. — Intoxication. — Insuccès des divers moyens de traitement. — Mort.

Cultivateur âgé de 52 ans, à la tête d'une riche et difficile culture; constitution primitivement forte, mais ébranlée par la fatigue et les préoccupations; tempérament bilieux-sanguin. État de malaise, de fièvre mal caractérisée, accompagnée d'abattement, d'inappétence, depuis huit à quinze jours.

Les affections charbonneuses, endémiques dans le pays qu'il habite, ont sévi particulièrement dans sa ferme; ayant réduit le nombre de ses moutons de 1 500 à 1 000, il en a perdu cette année environ une centaine. A la suite des fortes chaleurs, on en voyait périr jusqu'à huit par jour.

Un bœuf et un vigoureux cheval sont morts également comme foudroyés par la maladie.

Nuit et jour sur pied pour surveiller ses écuries; ne se fiant qu'à lui-même; ne pouvant se résigner à ses pertes; manquant de l'énergie et de la résolution nécessaires pour adopter une grande mesure, la seule propre à délivrer sa ferme d'un si redoutable fléau; poussant, au milieu de coups si répétés qui l'avertissaient que le foyer épidémique gagnait plus qu'il ne perdait en intensité, l'oubli de sa propre sûreté et de celle de sa famille jusqu'au point de conserver dans ses bâtiments, et de charger ou faire charger sur sa propre voiture les peaux de moutons charbonneux dépecés.

C'est deux jours après ce dernier acte d'imprudence, le 15 août 1863, qu'il ressent les premiers symptômes du mal; puis vient le tour d'un de ses bergers, puis de son fils, déjà atteint de la maladie à l'âge de 8 ans, et enfin d'un jeune pâtre du voisinage.

Petite vésicule mordicante à la lèvre inférieure, un peu à

droite de la ligne médiane; le malade croit n'avoir affaire qu'à un bouton de fièvre; il va assister à un enterrement à une lieue et demie de chez lui; le lendemain, même confiance.

Le 17, la lèvre ayant pris plus de dureté et de développement, il reconnaît le mal, se désespère, fait appeler son médecin : première cautérisation avec l'acide azotique, large, prolongée et précédée de l'incision.

Le 18, l'enflure a gagné la joue, les glandes sous-maxillaires et préauriculaires : deuxième cautérisation, plus forte et plus prolongée encore que la précédente.

Le 19, bouffissure énorme du côté droit de la face, moins prononcée à gauche; les régions sous-maxillaire, cervicale supérieure, toujours plus à droite qu'à gauche, sont fortement distendues; parotidite droite, œdème de la joue ne dépassant pas la région malaire. Lèvre inférieure noire ou bleu-livide, triplée de volume, de consistance ligneuse, surtout au point primitivement atteint, insensible. Pouls faible, modérément fébrile.

Le malade découragé, appelant la mort en gémissant, mais désolé de succomber au charbon, faisant ses dernières recommandations en pleurant, se plaignant de douleurs intérieures qu'il ne peut caractériser, de soif, etc., réclame la cautérisation au fer rouge, mais à la condition qu'il sera chloroformé.

Je suis demandé de grand matin. Après un examen attentif et réitéré du mal, après consultation avec le médecin ordinaire, il reconnaît comme moi que l'infection charbonneuse primitive ou secondaire existe déjà, qu'il convient d'employer les antiseptiques à hautes doses, le quinquina et l'acétate d'ammoniaque, mais qu'il faut avant tout et au plus tôt détruire les parties charbonneuses, quelque incomplète que soit la confiance que nous donne une opération tentée dans ces conditions. La famille, instruite de nos craintes et de notre résolution, nous donne son plein assentiment.

Le patient affirme qu'il *restera* dans l'opération, et en même temps il la réclame avec impatience.

Ayant obtenu un degré d'insensibilité suffisante avec 8 grammes environ de chloroforme versé dans un cornet en linge renfermant une poignée de charpie, j'incise largement la lèvre dans les trois quarts de son étendue à droite, puis crucialement en faisant passer l'instrument par le centre de la partie la plus dure où avait apparu la vésicule charbonneuse; plusieurs artérioles projettent du sang, et cessent bientôt de couler sous l'influence d'une cautérisation énergique pratiquée avec un fer chauffé à blanc dans toute l'étendue de la plaie. Les inspirations anesthésiques n'ayant pu continuer, attendu que j'opérais dans le voisinage immédiat de la bouche et du nez, le malade se réveilla et sentit vivement les derniers effets de la cautérisation, que je crus devoir répéter après avoir chloroformé de nouveau le patient, qui, cette fois, ne sentit plus rien. Application continue de compresses froides; puis, introduction dans le fond de la plaie béante d'un plumasseau de charpie imbibé d'acide nitrique laissé en place pendant cinq minutes au moins, ce qui fit plus souffrir le malade que le feu.

Pansement avec une décoction de quinquina aiguisé de teinture de la même écorce et dont on imbibe des compresses avec lesquelles on recouvre le visage et le cou. Potion avec acétate d'ammoniaque, 15 gramm., et extrait de quinquina, 4 gramm.; potages, bouillons, vin généreux coupé de moitié eau.

Pouls calme après l'opération.

Le malade persiste dans son découragement, assurant sans cesse que rien ne le sauvera; que nous faisons notre devoir, qu'il nous en remercie, mais que tous nos efforts seront inutiles.

Le 20, l'enflure du visage et du cou, qui avait diminué sensiblement après l'opération, a augmenté dans la nuit; une tache ardoisée, puis noire, se dessine à la partie interne de la commissure droite. A ma visite du matin, cette tache était remplacée par un tubercule de même nuance, de la grosseur d'une noisette, enfoncé dans la commissure même, dans des parties restées saines jusque-là et à un demi-centimètre de l'extrémité droite de l'incision longitudinale de la lèvre.

Le malade ayant été chloroformé comme la veille, je fais une incision dans le sens de la plus grande longueur de l'induration et j'extrais rapidement le noyau charbonneux qui la constitue. Un cautère à olive, chauffé à blanc, est porté dans la petite cavité résultant de l'extirpation précédente et y est maintenu pendant une minute environ. Potion et pansement *ut suprà*.

Le 21, l'engorgement glandulaire et l'œdème ont diminué dans les parties inférieures du visage; l'œdème a augmenté en haut et a envahi la lèvre supérieure et les paupières droites, qui sont boursouflées. L'œil qu'on découvre en écartant les paupières est intact.

Pas d'indurations ni de taches à l'extérieur et à l'intérieur de la bouche, qui est explorée avec soin. La lèvre inférieure semble plus molle et plus rose. Gémissements et même découragement du malade; céphalalgie. La langue, qui sort assez librement, est saburrale à sa base. Constipation depuis plusieurs jours; inappétence; pouls peu résistant, de fréquence normale.

Purgation avec la médecine au café du formulaire.

Le reste *ut suprà*.

Le 22, nuit sans sommeil, très-agitée; le malade parle constamment de la mort, se plaint de douleurs intolérables dans la tête, dans tout le corps, de soif. Mouvement fébrile et toux; *sensation d'un crachat* dans la trachée que le malade s'efforce continuellement d'expectorer, et qui persiste. Trois garde-robes infectes dans le jour, à la suite du purgatif; plusieurs autres dans la nuit. Langue un peu plus nette. Visage plus tuméfié, engorgement des glandes sous-maxillaires, et parotidite droite plus développée, plus dure; paupières droites énormes; on a de la peine à découvrir l'œil, qui est toujours sain; teinte plus livide, induration de la base de la lèvre inférieure, tache ardoisée, d'un centimètre carré, dans la bouche, en arrière de la commissure droite; tubercule violacé, de la grosseur d'un pois, en bas et en dedans de la région parotidienne droite. Odeur infecte de l'haleine.

L'acétate d'ammoniaque est porté à 50 grammes et uni à égale quantité d'eau de menthe, d'arnica, de sirop de limon.

Même jour, six heures du soir : lèvres énormes et livides, s'indurant de plus en plus; le tubercule violacé de la joue a pris la dimension d'une pièce d'un franc; la tache ardoisée de la bouche est devenue noire, s'est étendue et indurée. — Toux fréquente, efforts pour expectorer très-répétés, respiration difficile, irrégulière. — Pouls petit, irrégulier, à 140. Soif, nausées, vomissements, sensation d'ardeur, de douleurs générales, mais principalement à la tête. L'œdème a gagné le front. — Le malade, qui a toute sa présence d'esprit, a voulu remplir ses devoirs religieux; il appelle sans cesse la mort, et non-seulement ne croit pas sa guérison possible, mais ne la désire plus.

Le 23, aggravation de la situation déjà si fâcheuse d'hier. Le pouls est misérable et parfois ne se sent plus; la respiration se suspend; le malade ne sort de sa torpeur que pour réclamer du soulagement et la mort. Il a encore la force, aidé d'un bras, de quitter son lit pour s'asseoir dans un fauteuil. Eau fraîche à volonté, potion morphinée.

Le 24, le malade m'ayant réclamé à diverses reprises, je

retourne près de lui. Jamais spectacle plus repoussant, plus horrible, même pour un médecin, ne s'était offert à mes yeux : le gonflement et la lividité du visage ont encore augmenté; les lèvres, énormes, noires, écartées largement; la bouche béante laissant écouler un liquide sanguinolent, sanieux; la tuméfaction du nez; l'œil droit non-seulement bouffi, mais violacé; le tubercule charbonneux de la joue remplacé par une plaie ulcéreuse; la respiration sifflante, entravée, comme dans la dernière période du croup, par suite de l'envahissement charbonneux du larynx ou, tout au moins, par suite de l'extension de l'œdème dépendant des lésions buccales; une odeur cadavérique, pestilentielle, résistant aux désinfectants, aux courants d'air; l'absence complète de pouls, le refroidissement de la peau, l'œil gauche du moribond s'entr'ouvrant comme pour nous demander si son supplice est assez complet et va enfin finir, tout se réunissait pour glacer d'effroi, pour exciter une pitié profonde et faire tomber le courage le plus intrépide.

J'étais là, les bras croisés, admirant la fermeté douce, la charité sublime de la religieuse qui vivait, depuis trois jours, dans ce milieu épouvantable, et m'apprêtant à forcer les doses du calmant, seule ressource qui me restât, lorsque le malade, qui avait quitté son lit par un suprême effort et était allé s'asseoir presque seul dans son fauteuil, se dresse tout à coup en poussant un gémissement strident, se dirige vers son lit, y tombe et expire en nous regardant avec la sérénité de la délivrance, qui faisait un indicible contraste avec la scène à peine terminée.

C'était, en effet, une grande délivrance pour lui et pour tous.

7e OBSERVATION.

Tumeur charbonneuse de l'avant-bras. — Inoculation par contact. — Longue incubation et lenteur dans la marche des symptômes. — Insuccès des cautérisations superficielles. — Excision et cautérisation par le fer rouge et l'acide azotique. — Répullulation. — Nouvelles excision et cautérisation. — Intoxication. — Traitement général persévérant. — Guérison.

Berger âgé de 48 ans, né dans le département de la Somme; forte constitution; pas de maladies antérieures; père de quatre enfants bien portants. Exerce sa profession depuis l'âge de 16 à 17 ans; a vu dans la Somme beaucoup de cas de sang de rate chez les moutons et les chevaux, jusqu'à 75 dans une année, et pas de charbon chez l'homme. A quitté son pays depuis six ans; a été employé d'abord chez deux cultivateurs de l'arrondissement de Laon; a été témoin, chez l'un d'eux seulement, de cas assez nombreux de sang de rate. Depuis un an, il est employé dans la ferme où il se trouve et où il y a, chaque année, des pertes plus ou moins grandes et des cas assez répétés de charbon chez l'homme avec propagation dans la commune, dont plus de la moitié des habitants ont déjà été atteints. Les fermes voisines ne sont pas moins éprouvées.

Le 8 juillet 1864, il dépouille un mouton qui, à la suite d'une morsure de chien à la patte, avait présenté des signes d'affection charbonneuse et dut être abattu. Il est sûr de ne pas s'être blessé, mais *il croit se rappeler* qu'il a reçu du sang sur l'avant-bras gauche, sa chemise étant retroussée. Il ne s'en est pas préoccupé.

Le 21, apparition d'un bouton pustuleux de huit millimètres environ à la partie moyenne et antérieure de l'avant-bras gauche et à cinq centimètres du pli du poignet; d'une teinte rougeâtre, avec un petit point noir comme une épine au milieu et un liséré d'un blanc jaunâtre au pourtour. Démangeaison sans cuisson ni douleur, qu'un simple frottement du doigt suffit pour dissiper. Appétit et état général comme à l'ordinaire.

Le 25, pas de changement, sauf un peu d'enflure au pourtour de la pustule. Pressé par son maître de consulter un médecin, le berger se rend à la forge, chauffe un tisonnier (fer pointu) et se l'applique lui-même jusqu'à ce qu'il ait fait disparaître le bouton. Il continue à aller aux champs.

Le 26, même état extérieur, sauf un petit liséré rouge autour de l'eschare; néanmoins, sollicité de plus en plus par son maître, il se décide à aller voir le médecin de la maison, lequel, après plusieurs scarifications qui laissent échapper du sang, applique un gâteau de charpie imbibé d'acide chlorhydrique, maintenu en place pendant six heures avec d'assez vives souffrances.

Le 27, apparence toujours satisfaisante; le médecin l'autorise à continuer ses occupations. C'est alors que l'enflure commence à se prononcer.

Le 28, même opération que la veille. Dans la nuit, l'enflure gagne non-seulement la main, mais l'avant-bras et la moitié du bras; des phlyctènes apparaissent au poignet, sur la partie antérieure de l'avant-bras, sans dépasser le pli du coude.

Fomentations avec décoction de quinquina camphré.

Le 29, je suis demandé en consultation et je constate : engorgement œdémateux de tout le membre supérieur gauche avec de nombreuses phlyctènes disséminées sur la main, l'avant-bras et le bras, principalement sur l'avant-bras; taches bleuâtres ecchymotiques à la partie interne du bras; engorgement des ganglions de l'aisselle; au siége de la pustule, tumeur dure, de la grosseur d'un œuf de poule, indolente, non mobile, recouverte d'une plaque jaunâtre. Le pouls est modérément fébrile; il y a des nausées et de l'inappétence sans dégoût pour le manger.

Je circonscris le mal par une double incision courbe; je dissèque toute la tumeur, qui offre une consistance squirrheuse, jusqu'à la couche aponévrotique; quelques artérioles seules donnent un jet de sang, que j'arrête bientôt en plongeant à deux reprises un large cautère olivaire dans cette vaste plaie, et notamment sur ses bords. Le malade *n'éprouve pas une douleur bien prononcée.* Le cautère retiré et après quelques fomentations froides, un épais gâteau de charpie imbibé d'acide chlorhydrique est laissé dans la plaie pendant quatre heures. La douleur qui en résulte est beaucoup plus vive.

Fomentations de quinquina camphré en permanence.

Potion avec acétate d'ammoniaque et extrait de quinquina : de chaque, 15 grammes. Bouillon et vin.

Le 30, la tumeur charbonneuse a répullulé sur son bord externe et à sa base; le gonflement du bras a beaucoup augmenté; les phlyctènes sont innombrables; de larges taches livides s'observent au pli du coude et au bras; l'enflure gagne l'épaule.

Excision nouvelle des portions charbonneuses, l'aponévrose comprise; les tendons sont mis à nu, mais ménagés : cautérisation prolongée au fer rouge, puis application d'acide.

Le reste *ut suprà.*

Le 31, état général et local encore empiré, quoiqu'il semble que la tumeur charbonneuse ou plutôt l'eschare reste stationnaire. L'œdème a gagné les parois de la poitrine et le dos. Découragement profond.

Ut suprà. Insister sur le bouillon et le vin.

Le 2 août, situation à peu près désespérée; le malade est administré; cependant l'eschare n'a pas changé. Limonade purgative.

Bains de bras avec la guimauve; pansement du bras avec la pommade mercurielle camphrée, de l'eschare avec l'onguent de la mère et des cataplasmes; le reste *ut suprà.*

Le 7, après une lutte très-inquiétante de plusieurs jours, les symptômes généraux d'abord, puis les symptômes locaux se sont amendés; l'eschare s'est détachée; une hémorrhagie s'est déclarée et a été arrêtée momentanément avec le perchlorure de fer, enfin par la ligature de deux artérioles que je pratique.

Potages, œuf, vin. — Potion avec extrait de quinquina seulement.

A partir de ce jour, les accidents vont en se dissipant de plus en plus; la plaie se cicatrise régulièrement à l'aide de cautérisations légères au nitrate d'argent. Il existe d'abord de la contracture du coude et de la rétraction des muscles fléchisseurs; puis tout se rétablit, et, le 19 novembre, le malade vient me montrer son bras, qui est on ne peut mieux guéri. Les mouvements de l'avant-bras et de la main sont entièrement revenus; la cicatrice est superficielle, régulière, peu tendue. On aurait la plus grande peine, si on ne les avait observées, à croire que des lésions aussi étendues, ayant nécessité un traitement chirurgical aussi énergique, pussent guérir en laissant des traces si faibles.

8e OBSERVATION.

Pustule maligne du cou. — Marche rapide. — Insuccès des cautérisations locales et disséminées. — Mort le huitième jour.

Manouvrier âgé de 39 ans, enclin aux fortes libations; est atteint de pustule charbonneuse au cou, sous l'oreille droite, le 10 novembre 1863; il gratte ce bouton, ne se doutant pas de sa nature; se rend à une foire du voisinage, s'enivre; revient chez lui, renouvelle ses excès le lendemain; puis, l'enflure augmentant, fait appeler, le 13, un médecin qui pratique une première cautérisation, et, le 4, un second médecin qui fait de nombreuses incisions, promène le fer rouge dans chacune de ces incisions. Les accidents persistent et prennent une gravité de plus en plus grande.

Mort le 17, à 2 heures du matin.

On avait noté des douleurs intestinales dès le 14.

9e OBSERVATION.

Pustule maligne de la face. — Marche rapide. — Mort le cinquième jour.

Septembre 1864. Ouvrier de ferme âgé de 19 ans; porte une pustule maligne à la tempe gauche.

Cautérisation au beurre d'antimoine; mort le cinquième jour, après trois accès de fièvre violents (dénommés pernicieux par le médecin); deux de ces accès avaient eu lieu le jour de la mort et l'autre la veille. — L'œdème était devenu considérable et était accompagné de l'engorgement des ganglions cervicaux des deux côtés.

Le quinquina et le sulfate de quinine à hautes doses avaient été prescrits après le deuxième accès.

10e OBSERVATION.

Pustule maligne à marche insidieuse et rapide. — Cautérisation le quatrième jour. — Mort le cinquième.

Couturière âgée de 27 ans, de constitution délicate; poitrine faible; très-impressionnable; s'est crue atteinte de la rage, il y a huit ans, parce qu'elle avait été en rapport avec un petit chien mort enragé. A éprouvé à cette époque des crises nerveuses qui se sont répétées depuis et qui ont fait dire aux paysans de sa localité qu'elle avait *une espèce de rage* dont elle ne pouvait se guérir.

Cette ouvrière travaille habituellement et prend ses repas dans une ferme où le sang de rate fait des ravages non moins que dans les fermes du voisinage, avec communications malheureusement trop fréquentes chez l'homme, car chaque année on observe cinq ou six cas de pustule maligne (la commune ne compte pas 200 habitants) avec un ou plusieurs décès.

Elle ne va jamais dans les écuries ni dans les bergeries.

Le 29 août 1864, elle s'aperçoit de la présence d'un petit bouton dans le sourcil droit; n'en éprouvant *pas de douleur,* elle n'y arrête pas son attention.

Le 1er septembre seulement, c'est-à-dire le quatrième jour, la joue ayant un peu enflé de ce côté, elle l'attribue à un abcès gengival dont elle souffre depuis un an, et consulte un médecin très-expérimenté qui, non averti de l'existence du bouton frontal, prescrit un emplâtre maturatif sur la joue.

Vers le soir du même jour, les symptômes prennent tout à coup une grande gravité : le gonflement, l'œdème, gagnent toute la moitié droite du visage, et bientôt le cou et la partie supérieure de la poitrine; on se préoccupe de la présence de la petite pustule vers 3 heures seulement; à 5 heures, des attaques nerveuses puis le délire surviennent, durent plusieurs heures et jettent l'épouvante autour de la malade; on court à la recherche du médecin, qui arrive à 11 heures du soir, pratique une incision cruciale sur la pustule, y applique le fer rouge, puis un gâteau de charpie imbibé d'acide azotique, la malade ne recouvrant sa connaissance ni pendant ni après l'opération.

Le médecin se retire vers une heure et demie du matin; à six heures, la malade expirait.

11e OBSERVATION.

Pustule restreinte du sourcil. — Œdème malin consécutif. — Marche rapide. — Grande gravité. — Fièvre charbonneuse et accidents cérébraux. — Excision et cautérisation infructueuses. — Effet rapide et des plus manifestes du traitement général. — Guérison.

17 septembre 1864. Jeune homme de 17 ans; constitution délicate, atteint à 11 ans d'une fièvre typhoïde dont il a eu de la peine à se relever; fils de cultivateur; en pension depuis huit ans; revenu dans la ferme de ses parents, dont les troupeaux sont décimés depuis un mois à peine par le sang de rate (plus de 50 moutons sont morts sur 5 à 600, et l'on en perd chaque jour encore); s'est trouvé journellement en contact avec ces animaux, a manié des peaux charbonneuses il y a quelque temps (le jour ne peut pas être fixé, mais j'ai lieu de croire que cette circonstance s'est renouvelée plus d'une fois).

Ce jeune homme ne s'est aperçu de la présence d'une pustule dans le sourcil gauche que depuis deux jours; il y éprouva de la démangeaison et de la cuisson; mais, la prenant pour un bouton ordinaire, il ne s'en préoccupa aucunement.

Aujourd'hui matin, il se réveilla avec l'œil sensiblement tuméfié, sans souffrances plus grandes ni fièvre. Le médecin est demandé, et reconnaît la nature de l'affection : papule à peine visible de coloration foncée, avec un cercle de petites vésicules. Il l'attaque par des scarifications et la cautérisation au fer rouge. L'œdème, qui parut s'arrêter pendant quelques heures, fit dans l'après-midi de nouveaux progrès : je suis demandé vers neuf heures du soir; je trouve le malade couché, avec intelligence des plus nettes, pouls calme et normal, ayant déjà, outre les paupières, la joue, les régions frontale et temporale du côté gauche œdématiées et peu dépressibles au doigt. Quant à la pustule, elle était remplacée par une eschare noire de 5 à 8 millimètres au plus d'étendue, située à la partie moyenne du sourcil; il m'est impossible de retrouver les traces des vésicules.

Vers minuit et demi, je pratiquai une incision dans le centre de l'eschare et suivant le sens du sourcil, puis j'excisai avec le bistouri et la pince toute la partie résistante et dure, sous-jacente à l'eschare, équivalente à une noisette ordinaire. M'étant assuré avec le petit doigt qu'il ne restait aucun débris dans la plaie, j'y plongeai un cautère olivaire chauffé à blanc, que j'y maintins en lui imprimant les mouvements nécessaires pour en cautériser toutes les parties; une boulette de charpie imbibée de quelques gouttes d'acide nitrique y fut introduite et fixée pendant dix minutes; puis des compresses froides furent appliquées, et, quand les douleurs se dissipèrent, on les remplaça par de larges onctions mercurielles belladonées et camphrées (pommade mercurielle double, 64 grammes; extrait de belladone et camphre, de chaque 4 grammes) sur toutes les parties œdématiées; fomentations avec décoction de quinquina camphrée par-dessus.

Vu la gravité des cas de charbon observés depuis peu, et dont quelques-uns s'étaient accompagnés d'accès pernicieux, le médecin ordinaire avait formulé des pilules de sulfate de quinine et d'acide arsénieux. Je ne vis pas la nécessité de les discontinuer.

18 septembre, 5 heures de l'après-midi. L'enflure, qui avait paru s'arrêter dans la matinée, a pris plus d'étendue : toute la moitié gauche de la face est envahie; les lèvres elles-mêmes sont gonflées; le pouls est toujours calme et régulier; le patient a très-bien dormi après l'opération; il réclame à manger.

En présence de ces symptômes et des caractères de l'eschare, qui est sèche et excavée, sans répullulation sur ses bords, nous décidons qu'il sera fait une large friction mercurielle toutes les quatre heures, et que le malade prendra une potion contenant 12 grammes d'acétate d'ammoniaque.

Vin et potages gras.

Le 19, à 7 heures du matin. L'œdème a fait les progrès les plus effrayants : le côté droit de la figure se tuméfie aussi ; les lèvres sont devenues difformes par leur développement ; les deux yeux sont boursouflés et ne peuvent plus s'ouvrir ; il y a un peu d'œdème sous-conjonctival formant chémosis à gauche. Le pouls est fébrile ; l'appétit se perd ; l'estomac commence à rejeter potion et boissons.

Ut suprà.

Même jour, 5 heures du soir. L'état général et local s'est plutôt aggravé qu'amélioré ; pouls à 128, faible ; vomissements ; peau brûlante ; soif vive ; l'eau seule est supportée.

20 septembre, à 9 heures du soir. Nuit dernière très-agitée ; plusieurs vomissements bilieux ; la respiration se trouble, se suspend par instants ; le pouls est très-faible, misérable, à 144 ; la tuméfaction de la tête est générale et des plus considérables : c'est une tête monstrueuse, qui tient de la bête ; le cuir chevelu, le cou, la partie supérieure de la poitrine, sont œdématiés ; les lèvres surtout sont énormes. Le malade est administré.

Nous déclarons la position désespérée ; néanmoins je prescris, de concert avec mon confrère :

Acétate d'ammoniaque.	50 grammes.
Teinture d'arnica.	10 —
Laudanum de Sydenham.	20 gouttes.

M. pour quatre lavements de 6 en 6 heures, dans une demi-tasse de café noir.

Deux larges vésicatoires aux mollets.

22. J'apprends à ma visite, de la bouche du médecin ordinaire qui quitte peu le malade, que la journée d'hier a été des plus mauvaises, que le pouls est encore descendu, qu'à plusieurs reprises on avait de la peine à le saisir et à le compter (160 à la minute) ; que, vers quatre heures de l'après-midi, il

y a eu un peu de dégonflement et d'amélioration du côté du pouls et de la respiration, et que depuis le mieux a été rapidement en augmentant; mais qu'en même temps le délire est survenu. Les lavements sont parfaitement supportés, et nul doute que ce changement, qui tient du merveilleux, ne doive leur être attribué.

Je trouve le malade le visage dégagé du côté droit; l'œil, qui était fermé depuis deux jours, s'entr'ouvre librement; la pupille est très-dilatée; les lèvres sont presque naturelles; pouls à 96 et résistant; l'intelligence est nette quand on fixe l'attention du malade, mais le délire ne tarde pas à revenir ainsi que l'agitation; il y a des hallucinations tout à fait semblables à celles du *delirium tremens*, y compris la carphologie. Langue sèche, visqueuse, nausées continuelles.

Ipéca stibié; le reste *ut suprà;* frictions mercurielles *sans belladone.*

23. L'amélioration locale continue; l'enflure n'existe plus que du côté gauche de la tête; la peau est chaude; le pouls à 102. La nuit a été des plus agitées; il a fallu plusieurs personnes pour contenir le malade; pupille toujours très-dilatée. Le vomitif a été bien supporté.

Limonade purgative à 32 grammes, additionnée avec tartre stibié 0gr.05; ensuite 3 lavements d'acétate d'ammoniaque sans café; pilules d'opium à 0gr.05 pour combattre l'effet de la belladone.

24. L'éméto-cathartique n'a produit aucun effet; la nuit a été excessivement mauvaise; à plusieurs reprises, cinq personnes ont été nécessaires près du malade; trois pilules d'opium (en tout 0gr.15) lui ont été administrées; le calme n'a été obtenu que vers deux heures du matin; il est complet à présent; la pupille s'est un peu rétrécie.

Pouls à 96, plein; peau brûlante; langue et dents desséchées et fuligineuses.

Bouillons; nitrate de potasse, 4 grammes; 2 lavements d'acétate d'ammoniaque (15 gramm. pour chaque) dans infusion de feuilles d'oranger; fomentations sur le côté gauche du visage avec une décoction de guimauve et de pavot.

25. Amélioration prononcée; la peau est souple, douce; le pouls à 78, régulier, de consistance presque normale; la nuit a été très-bonne; la langue s'humecte sur les bords; le délire a beaucoup diminué; le malade réclame à manger. L'enflure continue à diminuer, mais l'eschare qui se dessine fait craindre que toute la paupière supérieure gauche et l'angle externe de l'œil ne soient éliminés; le malade commence à entrevoir la lumière de ce côté, en soulevant la paupière qui est résistante comme du bois. Au-dessus de la tempe gauche, il existe encore une sorte de tumeur œdémateuse de la grosseur d'un gros œuf de poule.

3 potages; un seul lavement à l'acétate d'ammoniaque; le reste *ut suprà*.

28. État général excellent; l'élimination de l'eschare ne fait pas de progrès; bon appétit; pouls normal.

Potages, viande et vin; vin de quinquina; cataplasmes émollients par-dessus les frictions.

A partir de ce jour, la convalescence est établie.

La plaie du sourcil se cicatrise régulièrement; il n'en fut pas de même de la gangrène de la paupière supérieure, qui enleva le voile membraneux dans sa totalité moins le cartilage tarse et la muqueuse : aussi la plaie ne guérit-elle de ce côté que très-lentement et laissa-t-elle une cicatrice vicieuse avec rétraction du bord libre de la paupière jusqu'au sourcil, dont les poils se confondirent avec les cils, et une sorte de hernie, sous forme de bourrelet rouge, de la muqueuse palpébrale qui masque une partie de la cornée transparente. Le tissu cellulaire de la tempe se sphacéla également et s'échappa sous forme de bourbillon, sans que la peau de la région fût atteinte.

On conserve l'espoir de réparer la difformité de l'œil au moyen d'une opération autoplastique; mais les parents de ce jeune homme et lui-même, voyant que l'œil se dégage de plus en plus (mars 1867) sans paraître souffrir de son ouverture permanente, et que le bourrelet muqueux tend à se rétrécir encore, se contentent jusqu'à nouvel ordre de protéger l'organe au moyen de lunettes à verres foncés, qui ont cet autre avantage de cacher la difformité.

12e OBSERVATION.

Fièvre charbonneuse chez l'homme. — Mort.

Cultivateur d'environ 50 ans, habitant un pays où règne le charbon, consumé par de grands chagrins; tombe malade brusquement au commencement de juin 1866; il se plaint de soif ardente, perd l'appétit qui jusque-là était très-prononcé; son pouls s'élève jusqu'à 120 pulsations; puis une éruption d'apparence furonculeuse se fait à la lèvre supérieure et se dessèche; la lèvre inférieure présente à son tour quelques boutons du même genre qui s'affaissent aussi, après quoi toute la lèvre se gonfle, durcit, prend une teinte livide, son épiderme se ride sous le frottement des doigts; il se produit un léger gonflement du menton; il existe du subdelirium; le malade s'affaiblit beaucoup, ne se plaignant que d'une soif de plus en plus intense, et succombe à la fin du troisième jour, sans offrir aucun autre signe soit local, soit général.

Appelé auprès de lui au moment où il expirait, je constate les derniers symptômes et pense avec le médecin ordinaire que l'art devait rester impuissant devant la gravité et la marche rapide d'une maladie que je ne puis rattacher qu'à la fièvre pernicieuse ou à la fièvre charbonneuse d'emblée, causée par l'absorption interne du virus carbonculeux; mais l'absence d'accès de fièvre proprement dite, ou de prédominance excessive de l'un des stades fébriles, l'absence de rémission, et, d'autre part, la soif dévorante du malade, la fréquence continue du pouls, la prostration progressive, l'éruption des lèvres, la lividité de l'une d'elles avec gonflement du menton, m'ont fait pencher sans hésitation pour la seconde de ces affections. Ce diagnostic manque, à la vérité, de la sanction du microscope ou de l'inoculation aux animaux; des circonstances majeures s'y sont opposées, à mon grand regret.

13e OBSERVATION.

Pustule maligne traitée par l'excision et la cautérisation par l'acide sulfurique. — Guérison. — Par M. le docteur Colson, de Beauvais ([1]).

Le 13 novembre 1864 (époque où il n'y a plus de mouches), il est entré à l'hôpital de Beauvais un ouvrier mégissier, nommé Colin, âgé de 44 ans, domicilié dans cette ville, route de Paris, chez M. Prudhomme. Il portait à l'angle de la mâchoire une petite eschare noirâtre, circonscrite par une aréole endurcie, de la grandeur d'une pièce d'un franc, qui faisait relief sur une peau déjà très-tuméfiée à la face et au cou. Cet homme n'avait pas été piqué et il ignorait la cause de cet accident. Le jour même de son entrée, l'eschare a été enlevée avec son aréole, au moyen du bistouri, dans l'épaisseur de deux centimètres, et le tissu cellulaire, mis à nu, a été cautérisé avec l'acide sulfurique; mais il est probable que le virus septique avait déjà eu le temps de s'infiltrer dans le tissu cellulaire et d'y être absorbé, car le gonflement de la face, du cou et de la poitrine a encore considérablement augmenté après l'opération;

1. Extraite du Rapport présenté au Conseil d'hygiène de Beauvais.

une fièvre soporeuse très-grave a pu faire craindre pour la vie de cet homme, qui néanmoins est sorti guéri le 24 novembre, ne conservant aujourd'hui de cet accident qu'une cicatrice linéaire à peine apparente, bien préférable à celle que laisse l'impression des caustiques.

14e OBSERVATION.

Affection charbonneuse causée par une piqûre de mouche. — Mort. — Par M. le docteur Ledieu, directeur de l'École de médecine d'Arras [1].

Le 7 février 1865, un vieillard nommé Lamory, ex-ramoneur de cheminées, jouissant d'une bonne santé habituelle, demande et obtient de la supérieure de l'hospice des vieillards, où il est placé, la permission d'aller passer la journée chez ses parents. Après dîner, il se rend chez un épicier qui, au moment de son entrée, ouvrait une caisse remplie de raisins secs. Une mouche s'échappa de cette caisse et, après avoir voltigé pendant quelque temps, piqua Lamory à la lèvre supérieure. La douleur qu'il ressentit fut assez vive, mais elle ne tarda pas à se calmer. Le soir, céphalalgie peu intense suivie de bon sommeil.

Le 8, au réveil, lèvre supérieure tuméfiée; céphalalgie; frissons l'après-midi, inappétence. Refus d'entrer à l'hôpital.

Le 9, mêmes symptômes, tuméfaction plus considérable de la lèvre.

Le 10 au matin, syncope; le soir, le malade consent à entrer à l'hôpital.

Le 11 au matin, décubitus dorsal, tête renversée en arrière,

1. Extraite d'un Rapport à M. le préfet du Pas-de-Calais; M. Ledieu cite quatre autres cas de charbon observés par lui à Arras.

lèvre supérieure tuméfiée, blafarde; on ne voit *aucune trace de piqûre;* quelques croûtes dans le nez; le reste du corps n'offre rien de particulier; céphalalgie, insomnie; les sens de l'ouïe et de la vue jouissent de toute leur intégrité; langue saburrale, goût amer, inappétence, point de nausées ni de vomissements; ventre à l'état normal; quelques selles liquides.

Battements de cœur réguliers; pouls à 80; respiration pénible, 24 inspirations à la minute; toux assez rare, expectoration muqueuse, aérée, peu abondante; pas de matité; râles muqueux et ronflants, surtout à la base des deux poumons. Urines claires et faciles; sécrétion cutanée normale.

Le 12, tuméfaction de la lèvre plus prononcée; peau d'un rouge violet; face cyanosée, exprimant l'anxiété; parole gênée, respiration stertoreuse; gros râle muqueux dans toute la poitrine; ventre météorisé, couvert de pétéchies bleuâtres; céphalalgie intense; pouls faible; extrémités froides. Mort dans l'après-midi.

Malgré d'actives démarches, *il n'a pas été possible d'être renseigné sur l'insecte* qui a déterminé ces terribles accidents.

15e OBSERVATION.

Œdème charbonneux probable de la paupière, arrêté dans son développement par la cautérisation répétée de la peau à l'aide de l'azotate d'argent.

Le 7 novembre 1866, dans la soirée, m'est amené par son père, dans mon cabinet, un jeune homme de 19 ans, atteint déjà d'un œdème charbonneux des plus graves, il y a deux ans environ, qui lui a fait perdre la paupière supérieure gauche (11e obs.).

Depuis deux jours, ce jeune homme, d'une constitution très-délicate du reste, et fatigué par le travail, qui ne se rappelle pas d'avoir été piqué ni d'avoir touché des dépouilles charbonneuses, éprouve des brûlements mêlés de picotements aigus à la paupière supérieure droite. La portion ciliaire s'étant légèrement tuméfiée ce matin, on crut à la formation d'un orgeolet; mais le gonflement prenant du développement, les craintes s'éveillèrent, d'autant plus qu'il meurt encore fréquemment des moutons du sang de rate dans la ferme de ses parents, et que, tout récemment, un domestique a été victime d'un œdème charbonneux qui a débuté par la paupière inférieure, et que ses propres jours ont été fortement compromis une première fois.

Je ne trouve à l'examen ni tache, ni vésicules d'aucune sorte, ni traces de piqûre d'insecte : un bourrelet rougeâtre, œdémateux, uniforme, longe toute l'étendue du bord ciliaire, au-dessus du cartilage tarse. Pas d'apparence d'orgeolet. Pouls un peu fébrile, malaise, quelques nausées dans la journée, et cependant la langue est très-nette.

Il serait impossible, partout ailleurs, de songer à une affection charbonneuse naissante; mais, en raison des précédents du malade et du foyer où il habite, je propose et pratique une cautérisation prolongée sur toute la paupière supérieure, principalement sur la partie tuméfiée, au moyen d'un crayon d'azotate d'argent que je trempe de temps en temps dans un godet rempli d'eau, afin d'en favoriser la solution.

Le jeune homme se plaint d'une vive douleur, bien que le caustique ne pénètre pas dans l'œil.

Eau fraîche, puis cataplasmes de fécule.

Le 8, la paupière a pris une teinte très-noire, à la suite de la cautérisation; le bourrelet œdémateux a disparu; par contre, un gonflement rougeâtre de deux centimètres d'étendue s'est manifesté dans la joue, sous la paupière inférieure. Pouvant l'attribuer à l'effet de la cautérisation, je conseille la temporisation et la continuation des émollients. Bonne nourriture, un peu de vin généreux, malgré les nausées et le malaise qui ont continué.

Le 9, état satisfaisant de la paupière supérieure, *quelques gouttelettes de pus* se montrent au-dessus des cils; l'œdème s'est beaucoup étendu en bas; il occupe la moitié de la joue et commence à gagner la tempe et le nez; il est rosé et se laisse encore déprimer; pas de vésicules, de phlyctènes, ni de taches. Large cautérisation *ut suprà* de toute la portion tuméfiée; frictions avec la pommade mercurielle belladonée camphrée; cataplasmes. Bon régime.

Le 10, le gonflement n'a ni augmenté ni diminué; une eschare d'un millimètre d'épaisseur se détache dans toute l'étendue de la paupière supérieure; quelques traces de pus s'aperçoivent. Les nausées, le malaise, les frissons persistent; absence de fièvre proprement dite. — Bon appétit. — Frictions *ut suprà* et cataplasme.

Le 11, le gonflement diminue visiblement; les nausées et le malaise sont dissipés.

Le 13, la plaie supérieure est en voie de cicatrisation; l'eschare de la joue est détachée; il y reste une surface rouge de bon aspect. — Cérat et cataplasme.

Le 16, l'amélioration est assez grande pour que je cesse mes visites. Encore quelques jours, et il ne restera plus de cette lésion, qui menaçait d'être grave, qu'une simple rougeur de la peau.

16e OBSERVATION.

Pustule maligne du front. — Vésicules de l'aréole peu prononcées. — Cautérisation avec le sublimé. — Guérison (1).

Une fille de 23 ans, domestique chez un charcutier, s'est aperçue, le 18 août 1857, qu'elle avait un petit bouton sur le milieu du front, au-dessus de la racine du nez; ce bouton ne donnait lieu à aucune sensation.

Le 20 et le 21, elle remarqua qu'il devenait noir au centre; le mal ne fit pas de progrès les 22 et 23; mais le 24, à son réveil, elle avait la paupière et le nez légèrement gonflés; il existait un peu de tuméfaction autour du bouton, qui s'était élargi ainsi que son point noir central, et, pour la première fois, elle commença à y éprouver de la démangeaison.

Cette fille va quelquefois à l'abattoir public où son maître tue ses porcs; il y avait alors plus de huit jours qu'elle n'y était allée, lorsqu'elle s'y rendit le 2.

Elle ne sait si elle a été piquée par une mouche ou si elle a écorché son bouton après avoir touché à quelque partie d'un animal atteint de maladie charbonneuse.

Le 24, voyant son mal faire des progrès, elle me fit appeler.

État actuel. — Dans le point déjà indiqué, il existe une tumeur de deux à deux centimètres et demi de diamètre; son centre est occupé par une eschare noire déprimée d'un demi-centimètre, autour de laquelle est une aréole de même largeur, et d'un rouge un peu violâtre. Sur le bord de l'aréole qui circonscrit l'eschare, on trouve un bourrelet constitué par un épaississement et même par un léger soulèvement de l'épiderme. Ce bourrelet a un aspect chagriné; il est composé d'une série de très-petites vésicules inégales. En les déchirant avec

1. Raimbert, *op. cit.*, p. 73.

la pointe d'une épingle introduite obliquement au-dessous d'elles, on met à nu une surface humide, sur laquelle on peut recueillir une petite quantité de sérosité en y appliquant un verre à vaccin; sur le reste de l'aréole, l'épiderme ne présente aucun soulèvement.

Au delà de l'aréole, le doigt sent une tuméfaction dure, circonscrite, qui ne la déborde guère que d'un demi-centimètre, et s'étend au-dessous d'elle et de l'eschare.

La peau qui recouvre l'induration au delà des limites de l'aréole est un peu luisante, mais de couleur normale; les paupières et la partie supérieure du nez sont légèrement œdématiées. Pas de symptômes généraux. En enfonçant une épingle dans l'eschare, nous estimons qu'elle a à peu près d'un à deux millimètres d'épaisseur; à cette profondeur, en effet, la pointe est sentie par la malade et provoque une effusion de sang, et non de pus.

(Une incision cruciale est pratiquée sur l'eschare; elle intéresse le bord interne de l'aréole, les angles en sont excisés. Un morceau de diachylum, percé d'un trou un peu plus grand que l'aréole rouge, est appliqué sur la tumeur; un fragment de sublimé est déposé dans la dépression qui résulte de l'excision de l'eschare, et toute la partie laissée à nu par la perte de substance pratiquée sur le sparadrap est couverte de sublimé en poudre. Un autre morceau de diachylum est appliqué pardessus, et un mouchoir plié en cravate maintient cet appareil.)

25. — La malade a beaucoup souffert pendant la nuit et n'a pas dormi. Le sublimé a produit une eschare exactement limitée par les bords du diachylum.

Pas de phlyctènes autour de l'eschare; les paupières sont un peu plus œdématiées, mais le front n'est plus tuméfié; l'induration de la base de la pustule ne s'est notablement pas étendue. Pas de fièvre, ni de céphalalgie, etc. — (Le diachylum est enlevé, on laisse sur l'eschare le sublimé qui ne s'est pas combiné avec les tissus. Cataplasmes.)

26. — L'état est le même; quelques vésicules purulentes bordent l'eschare; elles sont affaissées; la peau est rosée et tuméfiée autour de l'eschare, sur le front; moins d'œdème aux paupières. — *Idem.*

Les jours suivants, le gonflement disparut, l'eschare se cerna, puis se détacha; enfin, la cicatrisation suivit une marche régulière.

17e OBSERVATION.

Pustule maligne du cou. — Eschare voilée par une pellicule épidermique. — Aréole vésiculaire couverte de nombreuses vésicules. — Aréole érythémateuse étendue. — Induration diffuse. — Cautérisation avec le sublimé. — Feuilles de noyer. — Mort. — Autopsie. — Gangrène sous-cutanée imminente. — Infiltration séreuse étendue. — Lésions internes spécifiques [1].

Hubert, âgé de 57 ans, bien constitué, batteur en grange, entre à l'hôpital le 26 septembre 1857, atteint d'une pustule maligne sur le devant du cou. Cet homme est occupé à battre dans un hameau de la commune de Châteaudun; il revient tous les huit jours chez lui, dans la rue des Fouleries, où il habite près d'une tannerie; il affirme n'avoir touché à la dépouille d'aucun animal.

Le 24, il vint en ville et se fit raser. Le barbier s'aperçut qu'il avait au-devant du cou un bouton que le rasoir entama, et dont il sortit un peu d'eau claire. Lorsque sa barbe fut faite, Hubert examina son bouton dans une glace; il lui parut recouvert au sommet d'une peau blanche; jusqu'alors il n'avait éprouvé aucune sensation, pas même de la démangeaison. Il ne pensa bientôt plus à ce bouton; mais peu à peu il y ressentit

1. Raimbert, *op. cit.*, p. 80 et suiv.

de la démangeaison, la petite tumeur prit du développement, le cou se gonfla, le gonflement s'étendit. Hubert vint alors à l'hôpital.

Le 26. *État actuel.* — A la partie antérieure du cou, sur la partie supérieure du larynx, il existe une tumeur légèrement saillante, d'un à un centimètre et demi de diamètre, formée au centre par une eschare noire déprimée, de quatre à cinq millimètres de largeur, et en partie recouverte par une pellicule épidermique, débris de la vésicule primitive rompue. Autour de l'eschare, la peau est le siége d'une multitude de petites vésicules jaunâtres très-peu saillantes, occupant une zone d'un demi-centimètre environ. Les vésicules sont d'autant plus petites qu'on les observe plus loin du centre; elles contiennent une très-petite quantité de sérosité citrine. Au-dessous de l'eschare, de la zone ou aréole vésiculaire, et même au delà, on sent profondément de l'induration dans le tissu cellulaire; plus on s'éloigne du centre, moins l'induration est prononcée; elle disparaît complétement à deux ou trois centimètres de l'eschare, et est remplacée par un gonflement élastique, qui s'étend jusque sur le tiers antérieur et supérieur de la poitrine. Autour de l'aréole vésiculaire, la peau a une couleur d'un rouge assez vif, et légèrement violâtre. Cette coloration est beaucoup moins étendue en haut et latéralement qu'en bas, où elle vient mourir en pointe sur le sternum. La pression exercée sur ces parties provoque un peu de douleur.

Le malade est sans fièvre, sans céphalalgie, son appétit est conservé; il n'éprouve de gêne ni dans la respiration, ni dans la déglutition. — (Incision cruciale de l'eschare et de la zone vésiculaire; écoulement d'une petite quantité de sang; cautérisation avec le sublimé dans une étendue qui déborde d'un centimètre les parties incisées. Limonade vineuse.)

27. — Toutes les parties couvertes par le sublimé sont con-

verties en une eschare grise, autour de laquelle se sont développées des vésicules séro-sanguinolentes. Le gonflement est plus prononcé en haut; il forme un relief mou sur les branches horizontales de la mâchoire inférieure; en bas, il a gagné la moitié supérieure et antérieure de la poitrine. La coloration rouge s'est aussi étendue, principalement en bas sur le sternum. Autour de l'eschare, la tuméfaction a une dureté modérée et d'autant moindre qu'on s'en éloigne davantage; elle n'est pas élastique. Le pouls a un peu de fréquence, 76 à 80 pulsations; pas de céphalalgie, etc.

(Craignant que la cautérisation ne soit pas suffisante, nous incisons et enlevons l'eschare jusqu'à ses limites et jusqu'à provoquer un écoulement de sang, puis nous remplissons avec du sublimé la cavité qui est résultée de cette incision; nous en mettons même au delà, dans une étendue d'un à deux centimètres, surtout en bas, côté vers lequel le gonflement s'étend principalement. Toute la partie supérieure de la poitrine est badigeonnée avec de la teinture d'iode. Potion avec iodure de potassium, $1^{gr}.50$. Limonade vineuse.)

Le soir, l'eschare occupe une surface de cinq centimètres de largeur sur sept de hauteur. Gêne légère dans le pharynx et à la partie supérieure du larynx; elle porte le malade à faire souvent un mouvement d'expiration bruyante et brusque, comme pour chasser quelques mucosités; elle rend la déglutition difficile. — (Cataplasme sur le cou, teinture d'iode sur le devant de la poitrine.)

28. — Le gonflement de la mâchoire inférieure a notablement diminué; le cou paraît aussi moins tuméfié; mais la tuméfaction occupe toutes les parties antérieures et latérales du thorax jusqu'à l'abdomen. La coloration rouge est plus foncée, et a envahi toute la partie supérieure de la poitrine jusqu'aux seins. Le pouls est notablement déprimé, sans augmentation

de fréquence. — (Cataplasme sur le cou et tout le devant de la poitrine. Limonade vineuse.)

A quatre heures, de nouvelles phlyctènes se sont développées autour de l'eschare; sous quelques-unes, le derme est ecchymosé; elles contiennent une sérosité roussâtre. Le gonflement, l'induration et la rougeur ont aussi augmenté, et se sont étendus en haut jusque sous le menton. La tuméfaction, qui a repris son volume le long de la mâchoire inférieure, force le malade à tenir la tête renversée en arrière; en bas, elle a gagné la partie supérieure du ventre. La rougeur continue de s'étendre sur le haut de la poitrine, et devient plus sombre. Pouls très-petit, fréquent; nausées après avoir pris un potage; sueur à la face; les mains sont un peu humides; elles commencent à se refroidir et à prendre une teinte violâtre. La déglutition est gênée, la respiration un peu bruyante. (Feuilles de noyer pilées sur toutes les parties tuméfiées. Limonade vineuse. Potion avec extrait de quinquina, 2 gr.)

29. — Le malade est sans pouls, ses extrémités sont froides; son intelligence est conservée; il se met encore assez facilement sur son séant. Le gonflement, qui avait augmenté hier, a de nouveau diminué au niveau de la mâchoire. Sous le menton et au cou, la peau est d'un rouge violâtre. Les phlyctènes sont devenues plus nombreuses; elles sont toujours remplies d'une sérosité roussâtre. Le tissu cellulaire sous-cutané est presque redevenu souple. Sur le devant de la poitrine, les tissus ont à peu près perdu leur élasticité; on n'y perçoit aucune crépitation. Leur couleur rouge violâtre, sombre, est parsemée çà et là de taches jaunâtres et de taches violacées plus ou moins larges, qui nous semblent indiquer une disposition de la peau à se mortifier. Au-dessous de l'eschare, là où la veille une large phlyctène avait été ouverte, le derme est gangrené. Des phlyctènes se sont développées sur la partie supérieure du sternum;

beaucoup de ces phlyctènes sont dues aux applications de la teinture d'iode. Le malade se plaint de vives douleurs dans le ventre; il n'en éprouve pas dans les parties malades. Constipation; respiration bruyante comme si l'air traversait un tube métallique.

Le malade succombe à dix heures du matin.

Autopsie. — (Vingt-quatre heures après la mort.)

Habitude extérieure. — Vergetures violâtres à la partie postérieure du corps. En avant, les parties malades ont le même aspect qu'avant la mort; seulement elles sont plus affaissées, sans crépitation.

Cou. — Des incisions pratiquées sur le cou démontrent que l'eschare produite par le sublimé a, dans une étendue de deux centimètres de diamètre, un centimètre au moins d'épaisseur au centre; cette épaisseur va en diminuant assez rapidement, et à un centimètre au delà elle n'a plus que deux à trois millimètres, qu'elle conserve jusqu'à ses limites. L'eschare est grise, dense; au-dessous, le tissu cellulaire est épaissi, condensé, humide et rougeâtre. Cette coloration s'étend fort loin, elle diminue à mesure qu'on s'éloigne de l'eschare. En même temps, le tissu cellulaire présente plus d'humidité; il se montre tout à fait infiltré de sérosité et prend un aspect gélatiniforme sur le devant du thorax; l'infiltration s'étend jusqu'à la partie inférieure des parois abdominales. Les parties diversement colorées pendant la vie n'offrent aucune trace de mortification, ce qu'on reconnaît en y pratiquant des incisions.

Poitrine. — Le médiastin antérieur est aussi le siége d'une infiltration séro-gélatineuse considérable.

Les poumons, que des adhérences anciennes unissent aux côtes, sont, dans leurs trois quarts postérieurs, gorgés d'un sang noir fluide, qui s'échappe des incisions qu'on y pratique.

Le péricarde contient très-peu de sérosité. Le ventricule

gauche est vide de sang; le droit en contient une très-petite quantité, noir, épais et non coagulé; les vaisseaux qui en partent n'ont aucune coloration anormale.

Abdomen. — L'estomac ne présente rien de particulier à l'extérieur. A l'intérieur, la muqueuse est un peu injectée à la partie supérieure de la grosse tubérosité, près du cardia. Dans ce point, elle présente une tache d'un demi-centimètre de diamètre, noirâtre, légèrement saillante, pointillée de jaune; elle est ramollie et escharifiée. Çà et là, on rencontre trois ou quatre petites taches noires, larges au plus comme une tête d'épingle. Les vaisseaux du mésentère et de l'épiploon sont gorgés de sang noir.

L'intestin grêle ne commence à présenter des lésions que vers la troisième portion du duodénum. Dans cette partie, on trouve des taches ecchymotiques ou noirâtres, d'une largeur d'un à deux centimètres. L'infiltration sanguine qui les constitue est quelquefois située sous la muqueuse et n'intéresse que très-peu cette membrane; d'autres fois elle la pénètre dans toute son épaisseur : dans ce cas, celle-ci est tuméfiée, noire, pointillée de jaune et ramollie. Autour, les vaisseaux sont congestionnés et forment des arborisations. De distance en distance, on trouve de petites taches semblables; elles occupent la partie convexe de l'intestin et se reconnaissent à l'extérieur à une couleur rouge violâtre, de près d'un centimètre de diamètre. Ces taches deviennent de plus en plus rares après la première moitié du tube digestif; mais à trente ou quarante centimètres de la valvule iléo-cœcale, l'intestin prend une teinte violacée, uniforme et générale jusqu'au gros intestin. Le mucus qui le tapisse a une couleur rouge lie-de-vin. La muqueuse, interposée entre l'œil et la lumière, se montre fortement arborisée dans toute son étendue.

La même coloration se remarque dans le cul-de-sac du

cœcum. Au-dessous, l'intestin reprend sa couleur normale. Dans la partie fortement congestionnée, on ne trouve aucune ecchymose. La rate n'a pas sensiblement augmenté de volume; mais elle est d'une friabilité extrême. Retenue par quelques adhérences, on ne peut l'extraire que par petites portions, en raison de la facilité avec laquelle elle s'écrase sous les doigts. La tête n'a pas été ouverte.

18e OBSERVATION.

Charbon symptomatique attribué à l'usage d'une viande de mauvaise qualité [1].

Une jeune femme âgée de 26 ans, d'un tempérament fort et vigoureux, demeurant au faubourg de Lattes, fut attaquée, au commencement de juin 1752, d'un charbon malin à la mamelle gauche; elle avait ressenti toute la journée un abattement inexprimable, qui l'avait déterminée à appeler son chirurgien qui, après l'avoir attentivement examinée, ne lui trouvant aucun mouvement de fièvre, ni aucun signe évident de maladie, lui conseilla prudemment de se tenir à la diète et de prendre le lendemain un léger vomitif.

Elle éprouva, le soir de cette même journée, quelques maux de cœur et une cardialgie assez forte, qui ne fut pourtant pas de durée; mais, vers minuit, elle sentit tout à coup une chaleur extraordinaire dans tout son corps, et une douleur très-vive et brûlante à la mamelle gauche; son mari, qui était couché auprès d'elle, se leva pour avoir de la lumière et reconnut, avec ce secours, un gonflement considérable de la mamelle, et une noirceur de l'étendue d'un très-petit denier, vers la partie latérale gauche; on vint me chercher; le chirurgien, qui m'avait

1. Fournier, cité par M. Raimbert, *op. cit.*, p. 285 et suiv.

précédé de quelques moments, s'était déjà aperçu d'une augmentation sensible dans l'état de cette femme, pendant le court intervalle qu'il avait passé auprès d'elle.

La fièvre s'était déjà développée avec une extrême violence; la mamelle était tendue dans toute sa circonférence, et enflammée dans sa plus grande partie; la douleur était des plus vives, et la chaleur si brûlante, qu'ayant entendu parler au chirurgien de pierres à cautère, immédiatement après la saignée qu'on lui faisait, elle se récria avoir plutôt besoin de glace ou d'eau bien fraîche, pour mettre sur son sein, que de tout autre topique ou remède; je la persuadai pourtant de tenter l'application des pierres à cautère, et je pris, dans ce moment, toutes les informations possibles pour reconnaître les causes antécédentes du mal : elle m'assura qu'elle n'avait rien touché de venimeux, ni été piquée ou mordue par aucun animal suspect; qu'elle avait seulement mangé depuis huit à dix jours, à trois différents repas, d'une viande très-bonne en apparence, mais qui s'était détachée par lambeaux en la faisant cuire, et qui n'avait d'ailleurs aucun goût; m'ajoutant que son mari et son domestique en avaient mangé comme elle, et qu'ils se portaient pourtant bien.

Je formai dès lors des soupçons *bien fondés* sur la mauvaise qualité de cette viande, et, par conséquent, sur le véritable principe du mal : l'état où je trouvai la malade, à ma seconde visite de huit heures du matin, leur donna un nouveau degré de certitude, car elle se plaignait d'une douleur très-aiguë dans les entrailles et d'une espèce de globe de feu qui y roulait sans cesse; le bas-ventre était tendu et fort douloureux : ces derniers symptômes m'ayant fait juger qu'il y avait, selon toute apparence, quelque charbon interne dans le canal intestinal, je fis émulsionner l'eau de poulet que je lui avais ordonnée pour toute boisson et pour toute nourriture, et je la fis saigner une seconde fois.

Elle n'avait pas voulu supporter l'application des pierres à cautère... Vers les deux heures de l'après-midi, les accidents avaient beaucoup augmenté, et il en était survenu de nouveaux, tels que le délire, la gêne de la respiration et, de temps à autre, des mouvements convulsifs, auxquels elle succomba vers les trois heures du matin. Ainsi, à partir du premier moment de l'invasion sensible du charbon malin, cette femme fut enlevée dans l'espace de vingt-six heures.

19e OBSERVATION.

Furoncle profond ayant les caractères apparents de la pustule maligne. — Diagnostic redressé par l'incision [1].

L'un de nous étant allé visiter dans la Beauce un malade avec M. le docteur Harreaux, de Béville, fut emmené par ce médecin pour voir un enfant affecté de pustule maligne de la face. Cet enfant était venu dans la matinée voir M. Harreaux à son domicile; puis, sur le conseil de ce médecin, il avait été renvoyé chez lui pour être soumis plus avantageusement à la cautérisation par le sublimé. Ce fut à cette seconde visite, destinée à appliquer le remède, que nous vîmes le malade.

Une des joues était extrêmement tuméfiée; au centre de cette tuméfaction existait un bouton noirâtre, à forme ombiliquée et de la largeur d'une petite lentille. Son aspect était parfaitement identique à celui d'une pustule maligne, et le malaise général que l'enfant éprouvait semblait devoir confirmer encore ce diagnostic.

Lorsque M. Harreaux se mit en devoir d'inciser cette pustule pour appliquer la poudre de sublimé, une gouttelette de pus bien formé apparut sous la pointe de sa lancette, et nous con-

1. Salmon et Maunoury, *op. cit.*, p. 848.

vainquit que nous nous étions trompés et que nous n'avions affaire qu'à un furoncle profond.

Dès lors la cautérisation était inutile, et une simple application de cataplasmes émollients suffit pour la guérison rapide.

20e OBSERVATION.

Anthrax d'un caractère douteux, pris d'abord pour un furoncle, puis pour une pustule maligne. — L'excision démontre sa véritable nature [1].

Une dame fait appeler le soir l'un de nous pour un bouton qu'elle porte à la face interne de la cuisse gauche, à quatre travers de doigt environ du pli de l'aine ; ce bouton est apparu dans la matinée, les démangeaisons sont vives et continues. La partie supérieure de la cuisse est rouge, un peu plus volumineuse que de coutume. On s'alarme. Nous ne trouvons, à l'examen, qu'un petit bouton surmonté d'une petite vésicule limpide déjà déchirée par le grattement dans une partie de son étendue ; dans ce point, le derme mis à nu est sec, un peu parcheminé ; gonflement considérable à la base du bouton ; coloration rouge vif de la peau ; un peu d'œdème et de flaccidité à 6 centimètres environ au delà. Nous croyons à un furoncle simple, et nous rassurons la malade.

Le lendemain dès le matin, on vient nous chercher de nouveau, en nous priant d'examiner encore avec le plus grand soin. La malade a peu dormi, les démangeaisons sont cuisantes, le gonflement a augmenté : il est dur, d'une coloration rouge livide ; l'œdème qui limite ce gonflement rougeâtre est plus étendu que la veille. La partie de la vésicule déchirée hier s'est reformée en aréole encore incomplète autour du derme parcheminé. Comme le liquide que contient cette vésicule est limpide, sans

1. Salmon et Maunoury, *op. cit.*, p. 818.

coloration citrine, comme le bouton repose sur un noyau d'induration profond et malgré le gonflement élastique, nous persistons à rassurer les parents et la malade, et notre diagnostic est toujours : furoncle.

Le soir, à notre arrivée de visite à la campagne, nouvelles instances des parents. La malade est agitée; il y a eu envie de vomir : on réclame notre visite avant la tombée du jour. Le gonflement élastique n'est pas plus considérable que le matin; pas de douleur accusée ni de gonflement visible aux ganglions inguinaux; une aréole complète vésiculeuse, contenant une sérosité limpide, circonscrit une tache brune, parcheminée, irrégulière : c'est l'apparence d'une véritable pustule ombiliquée. Ne nous serions-nous pas trompés? Nous hésitons à attendre encore, et nous portons le diagnostic : pustule maligne. Mais, pour confirmer notre opinion, et à cause de l'induration profonde de la peau sur laquelle repose la pustule, nous croyons devoir pratiquer une inoculation à un lapin. En conséquence, excision de la pustule pour l'inoculer, et immédiatement après, cautérisation avec le sublimé corrosif.

La nuit suivante a été bonne; la malade n'a pas souffert de sa cautérisation; le gonflement a notablement diminué; il n'y a pas eu d'anxiété : il n'y a pas eu d'envies nouvelles de vomir. Le mieux est certain et les parents se rassurent. Mais quel est notre étonnement en levant les pièces d'appareil! Le tissu cellulaire est à nu; on reconnaît les vésicules adipeuses jaunâtres; la section de la peau est nette, rosée, sans trace aucune de cautérisation. Le noyau induré est seulement encore un peu douloureux; en pesant un peu sur lui avec les doigts, on fait jaillir de sa profondeur trois ou quatre gouttes de pus.

Nous avions eu affaire à un anthrax; il était guéri par l'excision. Quant au sublimé employé pour la cautérisation, c'était du calomel sublimé.

21e OBSERVATION.

Pustule maligne du cou. — Application de feuilles de noyer sans amélioration. — Cautérisation avec le sublimé corrosif. — Mort. — Inoculation à un lapin (1).

Albi, 36 ans, portefaix; teint coloré et embonpoint assez considérable, par suite de l'abus des liqueurs fortes, a déchargé d'une voiture des peaux de mouton, le 8 octobre.

Le samedi matin 10, il est survenu un petit bouton au-dessous de l'angle droit de la mâchoire inférieure, avec gonflement du tissu cellulaire environnant. Cet état n'empêcha pas Albi de travailler dans la journée, et c'est le soir, vers six heures, qu'il vint nous consulter.

La pustule était noirâtre, offrant une dépression centrale comme une très-petite pustule de vaccin, sans phlyctènes environnantes: elle reposait sur un gonflement qui avait la largeur d'une pièce de cinq francs environ. Ce gonflement présentait une consistance assez molle; il n'était pas œdémateux, c'est-à-dire que le doigt ne laissait pas son empreinte par la pression : l'état général était bon, sauf une légère anorexie.

Nous nous bornons à appliquer des feuilles fraîches de noyer sur la tumeur et sur le cou, et nous envoyons le malade à l'hôpital.

Au lieu de se rendre à l'hôpital immédiatement, Albi, qui était légèrement ivre, retourne à son auberge, et ce n'est que le lendemain 11 octobre, vers quatre heures après midi, qu'il se décide à entrer dans notre service. Il avait gardé appliquées les feuilles de noyer pendant la nuit; il se promena une partie de la journée du 11 octobre, et ce qui le décida à entrer à l'hôpital, ce fut un léger embarras dans la gorge, le gonflement plus étendu de la tumeur et la perte d'appétit.

1. Salmon et Maunoury, *op. cit.*, p. 819.

A notre visite du soir, nous trouvâmes que la pustule avait conservé ses mêmes dimensions; mais la couleur noirâtre qu'elle présentait la veille s'était changée en couleur d'un blanc gris jaunâtre, et bien qu'il nous fût très-difficile de recueillir sur une lancette une minime quantité de sérosité de cette pustule, nous pensâmes qu'un travail de transformation s'était opéré dans la sécrétion de la sérosité, puisqu'elle était passée de la couleur ardoisée ou blanc grisâtre. Immédiatement au-dessous de la pustule, le tissu paraissait plus dur, et le gonflement de la région sous-maxillaire, assez flasque, était plus étendu en largeur.

Nous résolûmes de temporiser (et en cela nous avions tort) pour savoir si nous avions réellement affaire à une pustule véritablement charbonneuse. D'ailleurs, l'apparence lactescente de la sérosité de la pustule nous faisait bien augurer de l'avenir et nous engageait à attendre sans pratiquer ni incision, ni cautérisation; puis, il faut bien l'avouer, nous désirions savoir si c'était une de ces pustules qui guérissent spontanément, avec tous les traitements possibles, ou plutôt sans traitement: nous nous bornâmes à appliquer sur la tumeur un emplâtre d'onguent de la mère.

Le soir et pendant la nuit, le gonflement fait des progrès dans une étendue considérable: en haut, jusqu'à l'oreille et aux paupières; en bas, jusqu'à la partie supérieure de la poitrine; la voix était empâtée par suite de l'infiltration du tissu cellulaire de la gorge. Nous sommes appelés auprès du malade pendant la nuit. La temporisation ou l'usage de moyens peu énergiques était dangereuse pour le malade; la cautérisation était urgente: nous circonscrivons la pustule par une incision circulaire, et après l'avoir excisée en totalité pour l'inoculer à un lapin, nous remplissons le godet, résultant de l'excision de la pustule, de poudre de sublimé corrosif, qui est maintenue au moyen d'un emplâtre d'onguent de la mère.

L'excision du tissu sous-jacent à la pustule donna lieu à un écoulement en nappe de sang séreux; cet écoulement provient de vaisseaux capillaires très-nombreux dans ces sortes de pustules charbonneuses.

Le 12, à 9 heures du matin, le gonflement est considérable, la voix est grasse, le pouls assez plein, l'appétit nul. (Tisane tonique, application de feuilles fraîches de noyer sur le cou et sur la poitrine.)

Le soir, à 5 heures, la tuméfaction était énorme; elle s'étendait depuis la tempe droite jusqu'à la région épigastrique; elle comprenait la face, le cou et la partie antérieure de la poitrine; cette tuméfaction présentait une bouffissure molle et élastique, bouffissure caractéristique du gonflement charbonneux de mauvaise nature.

Autour de l'eschare dure produite par le sublimé, il existait une phlyctène circulaire remplie de sérosité claire; si on piquait la peau tuméfiée, soit à la poitrine, soit à la tempe et à l'oreille, il ne s'écoulait pas de sang, mais un peu de sérosité; si, au contraire, on piquait la peau dans un rayon de 6 centimètres autour de l'eschare, les piqûres donnaient issue à un écoulement abondant de sang; la gorge était fortement gonflée; l'oppression considérable et la voix très-enrouée; l'état général était mauvais, pouls petit, anorexie complète, vomissement de matières bilieuses vers 5 heures. Nous retirons toutes les feuilles de noyer, et nous appliquons de nouveau du sublimé; nous pratiquons des mouchetures autour de l'eschare, et dans l'étendue de 6 centimètres autour de l'eschare, nous badigeonnons la peau avec un crayon de nitrate d'argent. (Pansement avec de l'onguent de la mère.)

Le 13, la nuit a été passable; le gonflement est aussi considérable que la veille, mais il ne s'est pas étendu; il est toujours d'une consistance élastique; nous ne pouvons apprécier aucun changement favorable dans la maladie, d'après l'inspection de la sérosité, qui est, pour ainsi dire, nulle sous la pression et moins considérable; le pouls est très-faible, irrégulier; il y a eu quelques nausées dans la matinée, mais pas de vomissements; l'appétit est toujours nul. (Vin de quinquina, potion avec 4 grammes d'acétate d'ammoniaque; pansement simple avec l'onguent de la mère.)

Vers une heure après midi, l'oppression devient très-intense, l'anxiété très-vive; le cou est fortement tuméfié, ainsi que la poitrine; le pouls est filiforme, la peau froide, la connaissance intacte; vomissements fréquents. (Nouvelles mouchetures sur la face et le cou, et cautérisation de ces mouchetures avec le nitrate d'argent; application nouvelle de feuilles de noyer pendant la soirée et la nuit.)

Le 14, même état alarmant; le gonflement est le même : nous pratiquons de nouvelles mouchetures qui laissent suinter du sang; nous touchons ces mouchetures avec la pierre infernale; on n'aperçoit aucune trace de pus autour des eschares; le pouls est toujours insensible, la gorge infiltrée, la voix empâtée; la connaissance se conserve jusqu'à la mort, qui arrive à deux heures après midi.

L'autopsie n'a pu être faite.

INOCULATION DE LA PUSTULE MALIGNE A UN LAPIN.

Le 12 octobre, la pustule qui avait été excisée chez Albi fut introduite dans le tissu cellulaire sous-cutané de l'aine droite d'un lapin, et la sérosité de cette pustule fut inoculée, au moyen d'une lancette, à la cuisse gauche de ce même lapin. Le 13 et le 14, le lapin n'offrit rien de particulier; il mangea bien; cependant, le 14 au soir, le ventre était ballonné.

Le 15 au matin il mourut, 70 heures après l'inoculation.

A l'autopsie, nous trouvâmes une infiltration considérable du tissu cellulaire des deux aines et du ventre; la cavité péritonéale contenait trois cuillerées environ de sérosité sanguinolente. La rate était doublée de volume et gorgée de sang noir diffluent. Les cavités du cœur étaient remplies de sang noirâtre, de consistance de gelée molle.

Toutes ces lésions cadavériques sont le résultat d'une infection sanguine, comme celles que nous observons chez les moutons morts du sang de rate.

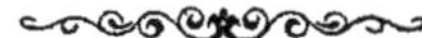

SECOND APPENDICE

PIÈCES JUSTIFICATIVES

PIÈCE JUSTIFICATIVE N° 1.

LISTE DES DIFFÉRENTS DOCUMENTS FOURNIS PAR L'ENQUÊTE.

Département de l'Aisne.

85 tableaux questionnaires remplis par les maires; plusieurs rapports de médecins, dont un avec observations par M. L. Mahue, d'Anizy-le-Château.

Département des Ardennes.

Rapport d'ensemble résumant les rapports d'arrondissement, par M. le docteur Toussaint, membre du Conseil central d'hygiène.

Département de la Marne.

Rapport d'ensemble, par M. Gayot-Dufresnay, médecin vétérinaire, membre du Conseil central d'hygiène.
Rapport particulier, par M. le docteur Nidart, de Sainte-Menehould.

Département du Nord.

Rapport négatif, par M. Pommeret, médecin vétérinaire, membre du Conseil central d'hygiène.

Département de l'Oise.

4 rapports.

Le premier avec observations par M. le docteur Colson, de Beauvais, membre du Conseil central d'hygiène.

Le deuxième par M. le docteur Boursier, de Senlis.

Le troisième par M. le docteur Missa, de Nanteuil-la-Fosse.

Le quatrième par M. le docteur Joly, de Clermont-sur-Oise.

Plus, divers renseignements écrits et officieux de M. le docteur Colson, de Noyon.

Département du Pas-de-Calais.

Rapport avec observations par M. le docteur Ledieu, directeur de l'École de médecine d'Arras.

Département de Seine-et-Marne.

36 rapports pour les cinq arrondissements; plusieurs très-développés, dus à MM. les docteurs Raphaël de Provins, Vicherat de Nemours, Rossignol de Montereau.

Département de la Somme.

Extrait d'un procès-verbal du Conseil central d'hygiène, par MM. les docteurs Tavernier et Févez.

En tout : 130 documents officiels et un certain nombre de rapports particuliers.

PIÈCE JUSTIFICATIVE N° 2.

RELEVÉ DES DATES DE L'INVASION DE L'ENDÉMO-ÉPIZOOTIE DANS LES 50 COMMUNES DU DÉPARTEMENT DE L'AISNE QUI ONT RÉPONDU A CETTE QUESTION.

1 à 5 ans : Nouvion-et-Câtillon, Montigny-sur-Crécy, Dercy, Vendeuil, Ribeauville, Marle, Gizy, Gaudelancourt, Saint-Erme, Bertaucourt, Berlancourt, Laffaux, Arcy-Sainte-Restitue, Maast-et-Violaine, Neuville-la-Poterie, Villers-sur-Marne, Bussiares, = 17.

6 à 10 ans : Voyenne, Froidmont-et-Cohartille, Autremencourt, Barenton-Cel, Vivaise, Crupilly, = 6.

11 à 15 ans : Ribemont, Coingt, Couvron, = 3.

16 à 20 ans : Crécy-sur-Serre, Monceau-le-Wast, Monceau-les-Leups, Verneuil, = 4.

21 à 25 ans : Le Nouvion, Chambry, Besny, Aulnois, = 4.

36 à 40 ans : Chalandry, Thenailles, = 2.

61 à 65 ans : Neuve-Maison, = 1.

Temps immémorial : Ribemont (1), Mesbrecourt-Richecour, la Chapelle-sur-Mézy, Moudrepuis, Barzy, Bancigny, la Flamengrie, Boué, Étaves-et-Bocquiaux, = 9.

1. Voir p. 4 pour l'explication du classement différent de cette commune, qui figure à la fois parmi celles où l'invasion charbonneuse remonte à un temps immémorial et parmi celles où la même invasion est fixée de 11 à 15 ans.

PIÈCE JUSTIFICATIVE N° 3.

TABLEAU *récapitulatif général de l'endémo-épizootie charbonneuse de 1862-63, dressé d'après l'enquête faite en 1864.*

ARRONDISSEM.	CANTONS.	COMMUNES.	1862 Personnes.	1862 Race bovine.	1862 Race ovine.	1862 Race chevaline.	1862 Autres.	Sans désignation d'année.	1863 Personnes.	1863 Race bovine.	1863 Race ovine.	1863 Race chevaline.	1863 Autres.	OBSERVATIONS.
LAON.	LAON	Aulnois	.	.	.	.	40	.	2	.	.	.	50	
		Besny-et-Loisy	1	3	49	.	.	.	5	4	120	.	.	* Sang de rate.
		Chambry	1	.	*25	.	.	.	.	.	*30	.	.	
		Laon	1	.	.	.	192	.	.	.	.	.	185	
		Vivaise	8	.	.	.	187	.	4	.	.	.	76	
		Crépy	1	.	.	.	.	.	.	.	.	.	.	
		TOTAUX	12	3	74	.	419	.	11	4	150	.	311	
	ANIZY-LE-CHAT.	Anizy-le-Château	.	.	.	.	.	.	1	.	.	.	.	
	CHAUNY	Beaumont-en-Benne	.	.	.	.	.	.	1	.	.	.	.	
	COUCY-LE-CHAT.	Selens	.	.	2	.	.	.	1	.	3	.	.	
	CRAONNE	Lierval	.	.	.	1	.	.	.	.	.	.	.	
	CRÉCY-SUR-SERRE.	Barenton-Cel	.	.	.	.	.	4	.	.	.	.	.	
		Bois-lez-Pargny	.	.	.	.	.	.	2	.	.	.	22	
		Chalandry	.	.	20	.	.	.	.	.	15	.	.	
		Convron	.	8	50	.	.	.	.	5	50	.	.	
		Mesbrecourt	2	.	.	.	30	.	2	.	.	.	20	
		Montigny-sur-Crécy	.	.	.	2	.	.	.	.	.	1	.	
		Nouvion-et-Câtillon	.	.	.	.	.	.	1	.	.	.	.	
		Pouilly	.	10	30	.	.	.	.	15	40	.	.	
		Dercy	.	.	.	.	.	.	1	.	.	.	.	
		Nourion-le-Comte	.	3	.	.	.	.	.	3	.	.	.	
		Crécy-sur-Serre	1	1	125	1	.	.	3	1	150	1	.	
		Barenton-Bugny	.	.	.	.	54	.	2	.	.	.	56	
		Verneuil-sur-Serre	.	10	200	.	.	.	1	9	150	.	.	
		Chéry-lez-Pouilly	3	2	83	5	.	.	2	4	104	7	.	
		TOTAUX	6	34	508	8	84	4	14	37	509	9	98	
	LA FÈRE	Bertaucourt-Epourdon	.	.	.	.	.	.	1	3	12	.	.	
		Monceau-les-Leups	.	2	18	.	.	.	2	2	22	.	.	
		TOTAUX	.	2	18	.	.	.	3	5	34	.	.	
	MARLE	Froidmont-Cohartille	.	.	50	.	.	.	.	.	30	.	.	
		Marle	.	.	.	.	.	.	.	2	150	.	.	Sang de rate.
		Monceau-le-Waast	.	.	.	.	130	.	1	.	.	.	150	
		Lanouville-Bosmont	1	.	.	.	.	.	.	.	.	.	.	
		Pierrepont	.	.	.	.	.	.	.	.	.	1	.	
		Voyenne	1	10	40	.	.	.	.	7	105	.	.	
		Toulis	1	.	.	.	.	.	.	.	.	.	.	
		Autremencourt	.	.	20	.	.	.	.	.	20	.	.	
		TOTAUX	3	10	110	.	130	.	1	9	305	1	150	

N° 3. — *Suite.*

ARRONDISSEM.	CANTONS.	COMMUNES.	1862 Personnes.	1862 Race bovine.	1862 Race ovine.	1862 Race chevaline.	1862 Autres.	Sans désignation d'année.	1863 Personnes.	1863 Race bovine.	1863 Race ovine.	1863 Race chevaline.	1863 Autres.	OBSERVATIONS.
LAON. — *Suite.*	ROZOY-SUR-S. .	Clermont	.	.	qqs-uns	.	.	.	.	.	qqs-uns	.	.	
	SISSONNE. . . .	Sissonne	2	.	.	.	.	.	.	.	.	.	.	
		Saint-Erme. . .	.	.	12	.	.	.	.	.	15	.	.	
		Gizy.	.	.	20	.	.	.	.	.	15	.	.	
		Goudelancourt .	.	.	4	.	.	.	.	.	10	.	.	
		TOTAUX. . .	2	.	36	.	.	.	.	.	40	.	.	
SAINT-QUENTIN.	ST.-QUENTIN. .	Fonsomme . . .	.	.	.	.	8	.	.	.	.	.	.	
	BOHAIN	Fresnoy-le-Grand . .	.	.	4	.	.	.	.	.	.	.	2	
		Etaves-et-Bocq .	2	.	7	.	.	.	1	.	8	.	.	
		Seboncourt . . .	.	1	.	.	.	.	.	.	.	.	.	
		TOTAUX. . .	2	1	11	.	.	.	1	.	8	.	2	
	MOY.	Vendeuil	.	.	.	.	.	.	.	1	.	.	.	
		Mézières	2	.	160	2	.	.	.	.	.	.	.	
		TOTAUX. . .	2	.	160	2	.	.	.	1	.	.	.	
	RIBEMONT . . .	Ribemont	.	.	.	.	.	.	2	.	.	.	.	
		Sissy	2	.	.	.	.	.	.	.	.	.	.	
		Cherresis-Monceau. .	1	.	.	.	.	.	.	.	.	.	.	
		TOTAUX. . .	3	.	.	.	.	.	2	.	.	.	.	
VERVINS.	VERVINS. . . .	Bancigny	.	.	10	.	.	.	.	.	8	.	.	
		Thenailles. . . .	.	4	10	.	.	.	.	2	15	.	.	
		TOTAUX. . .	.	4	20	.	.	.	.	2	23	.	.	
	AUBENTON. . .	Coingt.	.	.	.	.	.	.	.	.	.	.	5	Porcs.
	LA CAPELLE. .	Crupilly.	.	3	10	.	.	.	.	.	6	.	.	
		La Flamengrie .	.	.	.	.	6	.	.	.	.	.	10	
		TOTAUX. . .	.	3	10	.	6	.	.	.	6	.	10	
	HIRSON.	Mondrepuis. . .	.	.	.	.	2	.	.	.	.	.	4	
		Saint-Michel . .	.	3	.	.	.	.	.	2	.	.	.	
		Neuve-Maison. .	.	3	.	.	.	.	.	2	.	.	.	
		Estry	.	.	.	.	.	.	.	1	.	.	.	
		Wimy.	.	.	.	.	.	.	.	1	.	.	.	
		TOTAUX. . .	.	6	.	.	2	.	.	6	.	.	4	
	LE NOUVION. .	Barzy.	.	10	.	.	.	.	.	12	.	.	.	
		Esquehéries. . .	.	8	2	.	.	.	.	11	3	.	.	
		Le Nouvion . . .	.	.	.	.	2	.	.	.	.	.	1	
		Boué	1	.	.	.	10	.	.	.	.	.	16	
		Bergues.	.	4	.	.	.	.	.	5	.	.	.	
		TOTAUX. . .	1	22	2	.	12	.	.	28	3	.	17	

N° 3. — *Suite.*

ARRONDISSEM.	CANTONS.	COMMUNES.	1862 Personnes.	1862 Race bovine.	1862 Race ovine.	1862 Race chevaline.	1862 Autres.	Sans désignation d'année.	1863 Personnes.	1863 Race bovine.	1863 Race ovine.	1863 Race chevaline.	1863 Autres.	OBSERVATIONS.
VERVINS. — *Suite.*	SAINS	Berlancourt	.	.	.	.	.	.	1	.	.	.	.	
		Saint-Pierre	.	.	4	.	.	.	.	.	6	.	.	
	WASSIGNY	Ribcauville	.	5	.	.	.	.	.	2	.	.	.	
		Verly	.	.	6	.	.	.	.	.	.	.	.	
		Etreux	.	1	.	.	.	.	.	.	.	.	.	
		TOTAUX	.	6	6	.	.	.	.	2	.	.	.	
SOISSONS.	SOISSONS	Soissons	1	.	.	.	.	.	.	.	.	.	.	
		Ploizy	.	.	.	.	.	.	1	.	.	.	.	
	BRAISNE	Jouaignes	1	.	.	.	.	.	.	.	.	.	.	
		Chéry-Chartreuve	.	.	.	.	.	.	1	.	.	.	.	
	OULCHY	Arcy-Sainte-Restitue	.	.	.	.	.	.	2	.	.	.	60	Moutons et chevaux.
		Hartennes	.	.	.	.	.	.	3	.	.	.	*20	
		Maast-et-Violaine	1	5	183	.	.	.	3	3	145	.	.	
		Droizy	.	.	.	.	.	.	1	.	.	.	.	
		TOTAUX	1	5	183	.	.	.	9	3	145	.	80	
	VAILLY	Vailly	2	.	.	.	.	.	.	.	.	.	.	2 bergers, un mort à l'hosp. de Soissons
		Bucy-le-Long	1	.	.	.	.	.	1	.	.	.	.	
		Laffaux	.	.	.	.	.	.	.	.	43	.	.	
		TOTAUX	3	.	.	.	.	.	1	.	43	.	.	
	VIC-SUR-AISNE	Ambleny	1	.	.	.	.	.	.	.	.	.	.	
CHATEAU-THIERRY.	CHARLY	Charly-s.-Marne	1	.	.	.	.	.	.	.	.	.	.	
		La Chapelle-s.-Chézy	1	.	.	.	.	.	3	2	4	.	.	
		Montfaucon	.	.	.	.	.	.	.	1	.	.	.	
		Villers-s.-Marne	.	.	.	.	.	.	* 1	.	.	.	.	Femme âgée de 75 ans.
		Viels-Maisons	.	2	.	1	.	.	.	3	.	2	.	
		TOTAUX	2	2	.	1	.	.	4	6	4	2	.	
	CONDÉ EN BRIE	La Chapelle-Monthodon	.	.	.	.	.	.	1	.	.	.	.	
		Chartèves	.	.	.	.	.	.	.	2	.	1	.	
		Fontenelle	.	.	.	.	8	.	.	.	.	.	11	
		Reuilly-Sauvigny	.	.	.	.	.	.	1	.	.	.	.	
		Montlevon	.	.	.	.	.	.	1	.	.	.	.	
		TOTAUX	.	.	.	.	8	.	3	2	.	1	11	
	FÈRE-EN-Tnois	Coincy	1	.	.	.	.	.	.	.	.	.	.	
		Ronchères	.	1	.	.	.	.	.	.	.	.	.	
	NEUILLY-ST.-F.	Bussiares	.	.	.	.	.	.	2	.	.	.	500	Poules.
		Gandelu	* 1	.	.	.	.	.	.	.	.	.	.	Enfant.
		Montron	.	3	6	.	.	.	.	.	5	.	.	Sang de rate dit charbonneux.
		Rozet-St.-Albin	.	.	*18	.	.	.	.	.	*15	.	.	Sur un troupeau de 1 000 bêtes.
		Troësnes	.	.	.	.	.	.	1	.	.	.	.	
		Veuilly-la-Poter	.	.	91	.	.	.	.	.	7	.	.	Sang de rate.
		Neuilly-Saint-Front	.	2	.	.	.	.	.	2	.	1	.	
		TOTAUX	1	5	115	.	.	.	3	2	27	1	500	

N° 3. — *Suite.*

RÉCAPITULATION.		1862 Personnes.	1862 Race bovine.	1862 Race ovine.	1862 Race chevaline.	1862 Autres.	Sans indication d'année.	1863 Personnes.	1863 Race bovine.	1863 Race ovine.	1863 Race chevaline.	1863 Autres.	OBSERVATIONS.
LAON.	Laon	12	3	74	.	419	.	11	4	150	.	311	
	Anizy-le-Château	.	.	.	.	.	.	1	.	.	.	.	
	Chauny	.	.	.	.	.	.	1	.	.	.	.	
	Coucy	.	.	2	.	.	.	1	.	3	.	.	
	Craonne	.	.	.	1	.	.	.	.	.	.	.	
	Crécy	6	34	508	8	84	4	14	37	509	9	98	
	La Fère	.	2	18	.	.	.	3	5	34	.	.	
	Marle	3	10	110	.	130	.	1	9	305	1	150	
	Rozoy	.	.	qqs-u.	.	.	.	.	.	qqs-u.	.	.	
	Sissonne	2	.	36	.	.	.	.	.	40	.	.	
	TOTAL de l'arrondiss.	23	49	748	9	633	4	32	55	1041	10	559	
St-QUENTIN.	Saint-Quentin	.	.	.	.	8	.	.	.	.	.	5	
	Bohain	2	1	11	.	.	.	1	.	8	.	2	
	Moy	2	.	160	2	.	.	.	1	.	.	.	
	Ribemont	3	.	.	.	.	.	2	.	.	.	.	
	TOTAL de l'arrondiss.	7	1	171	2	8	.	3	1	8	.	7	
VERVINS.	Vervins	.	4	20	.	.	.	.	2	23	.	.	
	Aubenton	.	.	.	.	.	.	.	.	.	.	5	
	La Capelle	.	3	10	.	6	.	.	.	6	.	10	
	Hirson	.	6	.	.	2	.	.	6	.	.	4	
	Le Nouvion	1	22	2	.	12	.	.	28	3	.	17	
	Sains	.	.	4	.	.	.	1	.	6	.	.	
	Wassigny	.	6	6	.	.	.	.	2	.	.	.	
	TOTAL de l'arrondiss.	1	41	42	.	20	.	1	38	38	.	36	
SOISSONS.	Soissons	1	.	.	.	.	.	1	.	.	.	.	
	Braisne	1	5	183	.	.	.	1	.	.	.	.	
	Oulchy	1	.	.	.	.	.	9	3	145	.	80	
	Vailly	3	.	.	.	.	.	1	.	43	.	.	
	Vic-sur-Aisne	1	.	.	.	.	.	.	.	.	.	.	
	TOTAL de l'arrondiss.	7	5	183	.	.	.	12	3	188	.	80	
CHAT.-THIERRY.	Charly	2	2	.	1	.	.	4	6	4	2	.	
	Condé	.	.	.	.	8	.	3	2	.	1	11	
	Fère-en-Tardenois	1	1	.	.	.	.	.	.	.	.	.	
	Neuilly-Saint-Front	1	5	115	.	.	.	3	2	27	1	500	
	TOTAL de l'arrondiss.	4	8	115	1	8	.	10	10	31	4	511	
	TOTAUX p[r] le départ.	42	104	1259	12	669	4	58	107	1306	14	1193	

PIÈCE JUSTIFICATIVE N° 4.

ÉTAT SYNTHÉTIQUE *des cas de pustule maligne observés en 1863 dans le département de l'Aisne.*

N°s D'ORDRE.	NOMS et PRÉNOMS.	AGE.	SEXE.	PROFESSION.	RÉSIDENCE.	DATE de L'INVASION.	DATE du TRAITEMENT.	DURÉE de la MALADIE.	MODE de TERMINAISON.	NOMBRE et SIÉGE des pustules.	CAUSES.	GENRE de TRAITEMENT.	OBSERVATIONS.
	Arrondissement de Saint-Quentin.												
1	Alliet (Marie-Jos.).	70	F.	ménagère.	Étaves-et-Bocq.	30 oct.	»	15 jours.	guérison.	1 au pouce droit.	»	excision, cautér. nitr. ac. de merc.	»
2	Dupont (Félicie). .	25	F.	festonneuse.	Ribemont.	16 août.	8e jour.	75 jours.	id.	1 au pouce gauche.	»	incision cruciale; cautér. avec beur. d'antimoine.	mari empl. dans une ferme.
3	Ève (Élisabeth) . .	53	F.	lessiveuse.	id.	28 oct.	»	»	id.	1 au dos de la main gauche.	»	*ut suprà.*	mari garde-ch.
	Arrondissement de Vervins.												
4	Remy (Arsène) . .	52	M.	propriétaire.	Jain.	»	»	28 jours.	id.	1 à l'avant-bras dr.	»	cautéris. profonde au fer rouge avec raies de feu.	»
	Arrondissement de Laon.												
5	Pouillard (Flor.) .	67	M.	berger.	»	19 oct.	25 oct.	47 jours.	id.	1 au dos de la main.	»	cautérisat. au fer rouge; frict. mercur.; purgations.	Hôtel-Dieu de Laon.
6	Lécart (Rose) . . .	39	F.	manouvrière.	»	7 sept.	12 sept.	89 jours.	id.	1 au coude.	»	*ut suprà.*	id.
7	Lavoine (Marie) . .	69	F.	id.	»	30 sept.	6 oct.	8 jours.	mort.	1 au poignet.	»	*ut suprà.*	id.
8	Hacquard (Eugène).	6	M.	»	Besny.	25 août.	1er sept.	72 jours.	guérison.	1 au côté droit de la face.	»	acide, puis fer r.	id.
9	Gilbert (Alfred) . .	17	M.	berger.	Vivaise.	5 août.	»	90 jours.	id.	1 à l'avant-bras g.	»	*ut suprà.*	»
10	Floquet (Éléonore).	45	F.	ménagère.	id.	26 déc.	»	30 jours.	id.	1 à la main gauche.	»	*ut suprà.*	»
11	Binaimé (Louis). .	39	M.	berger.	id.	20 mai.	»	15 jours.	id.	1 à la main droite.	»	fer rouge.	s'est cautérisé lui-même.
12	Vaillant	»	M.	id.	Besny.	20 juillet.	»	10 jours.	id.	1 au visage.	»	acide et fer rouge.	»
13	Turquin (Germain).	53	M.	cultivateur.	id.	17 août.	»	7 jours.	mort.	1 à la lèvre supér.	»	acides, excision, fer rouge.	»
14	Turquin (Edmond).	19	M.	id.	id.	20 août.	»	10 jours.	guérison.	1 au cou.	»	acide nitrique.	»
15	Démotier (Ferdin.).	39	M.	manouvrier.	id.	13 nov.	»	5 jours.	mort.	1 au visage.	»	acide et fer rouge.	»
16	Vaillant (Alfred). .	19	M.	berger.	Aulnois.	10 août.	»	60 jours.	guérison.	1 à l'avant-bras g.	»	acide nitrique.	pas de charbon dans son troupeau.
17	Decelle (Joseph) . .	35	M.	charron.	id.	20 août.	»	30 jours.	id.	1 à la joue droite.	»	fer rouge et nitr. argent.	»
18	Camus (Aurélie). .	21	F.	mde de chiffons.	Crécy-sur-Serre.	août.	»	10 jours.	id.	1 à la tempe.	piqûre de mouche?	cautérisation?	»
19	Pinard (Joseph) . .	25	M.	berger.	id.	sept.	»	8 jours.	id.	1 à la main.	en dépouillant un mouton charbonneux.	id.	»

No 4. — *Suite.*

Nos D'ORDRE.	NOMS et PRÉNOMS.	AGE.	SEXE.	PROFESSION.	RÉSIDENCE.	DATE de L'INVASION.	DATE du TRAITEMENT.	DURÉE de la MALADIE.	MODE de TERMINAISON.	NOMBRE et SIÉGE des pustules.	CAUSES.	GENRE de TRAITEMENT.	OBSERVATIONS.
	Arrondissement de Laon. — *Suite.*												
20	Pagnon (Antoine) .	22	M.	peintre.	Crécy-sur-Serre.	sept.	»	10 jours.	guérison.	1 au pied.	piqûre de mouche?	cautérisation?	»
21	Lamarre (Timoth.).	49	M.	manouvrier.	Barenton-Bugny.	15 sept.	»	60 jours.	id.	1 à l'angle de l'œil.	»	cautér. av. nitr. ar.	»
22	Lavoine (Honorée).	69	F.	ménagère.	id.	25 sept.	»	15 jours.	mort.	1 au bras.	»	cautér. au fer r.	Hôtel-Dieu, le 9 octobre.
23	Pintard (Remy) . .	48	M.	maçon.	Verneuil.	2 avril.	»	4 jours.	id.	1 à la joue gauche.	»	*ut suprà.*	»
24	Dubois (Charlem.).	35	M.	cultivateur.	Mesbrecourt.	26 sept.	»	25 jours.	guérison.	1 au petit doigt dr.	après avoir découpé un mouton charbonneux.	3 cautéris. après incision et excis.	»
25	Pinson (Adolphe) .	26	M.	id.	Dercy.	18 févr.	»	21 jours.	id.	1 au-dess. de l'œil.	en pansant une brebis.	cautérisation?	»
26	Veuve Déhand . . .	61	F.	fileuse.	Chéry-lez-P.	17 juin.	»	8 jours.	id.	1 à l'avant-bras g.	le sang de rate (*sic*).	cautér. avec caustiques.	»
27	Lamant (Eugène) .	27	M.	domestique.	Barenton-Cel.	27 août.	»	15 jours.	id.	1 au visage.	piqûre de mouche?	cautér. au fer r.	»
28	Quatrevaux (Félix).	55	M.	ouvrier de ferme.	id.	18 août.	»	18 jours.	id.	3 au bras.	id.	id.	»
29	Jumaucourt (Isid.).	45	M.	cultivateur.	id.	24 août.	»	24 jours.	id.	1 au petit doigt.	id.	id.	»
30	Lecart (Virginie). .	41	F.	domestique de f.	id.	29 août.	»	60 jours.	id.	5 au bras.	id.	id.	»
31	Bonnaire (Adélaïde).	60	F.	ouvrière.	Monceau-le-W.	5 juillet.	»	12 jours.	id.	1 au nez.	»	cautér. au fer r. et ammoniaque liq.	»
32	X.	»	F.	»	Bois-lez-Pargny.	août.	»	»	guérison.	1 pust. à la bouche.	»	cautérisation?	»
33	X.	43	M.	berger.	id.	id.	»	»	id.	1 pust. au pouce.	»	id.	»
34	X.	50	M.	id.	id.	id.	»	»	id.	1 à l'avant-bras.	10 jours après avoir dépecé un taureau charbonn.	id.	»
35	Lambert Vitu . . .	»	M.	berger.	Goudelencourt.	id.	»	»	id.	1 au poignet.	»	cautéris. au fer r.	»
36	Couvert (Napoléon).	45	M.	id.	Bertaucourt.	juin.	»	4 mois.	guérison.	1 à l'œil.	piqûre de mouche.	cautér. au nitr. arg.	»
37	Genaille (Blanche) .	5	F.	»	Monceau-les-L.	22 juillet.	»	5 jours.	mort.	1 à la paupière supérieure gauche.	inoculation?	décoct. feuilles de noyer; quinquina *intùs et extrà.*	»
38	Veuve Lorriette . .	55	F.	manouvrière.	id.	2 août.	»	35 jours.	guérison.	1 à l'avant-bras dr.	id.	cautéris. au fer r.	»
39	Béranger (Charles).	35	M.	manouvrier.	Beaumont-en-B.	3 août.	10 août.	9 jours.	mort.	3 au bras.	id.	Incis. et cautér. Le 8e jour, le bras était enflé jusqu'à l'épaule.	»
40	Boucher (Charles) .	44	M.	cultivateur.	Selens.	26 sept.	»	5 jours.	id.	1 à la figure.	inoculation avec un rasoir qui avait servi à des animaux.	sangsues et traitem. interne seulem.	»
41	Dupuis (Louis). . .	45	M.	cordier.	Anizy-le-Chât.	juin.	»	10 jours.	guérison.	1 à la nuque.	»	excis., cautéris. au nitr. argent.	le médecin a compté la fin du traitem. du jour où le danger a cessé.
42	Rousseau (Julien) .	49	M.	garde.	id.	20 août.	»	6 jours.	id.	1 au pouce.	»	*ut suprà.*	
43	Lécrinier.	»	M.	juge de paix.	id.	8 déc.	»	12 jours.	mort.	1 à l'index.	morsure de chien de chasse.	excis. et cautéris.	
44	Judas (Auguste) . .	28	M.	élagueur.	Pinon.	8 juillet.	»	12 jours.	guérison.	1 à la joue.	»	excis. et cautér. au nitr. argent.	
45	Tinot (Étienne). . .	4	M.	»	id.	25 oct.	»	8 jours.	id.	1 à la racine du nez.	»	*ut suprà.*	»
46	Noret (Jean-Bapt.).	49	M.	terrassier.	Wissignicourt.	2 juin.	»	12 jours.	id.	1 à la nuque.	»	*ut suprà.*	»
47	Blavier (J.-Bapt.) .	59	M.	cultivateur.	id.	6 juillet.	»	8 jours.	id.	1 à la fesse.	»	*ut suprà.*	abcès consécut. à l'anus.

N° 4. — *Suite.*

Nos D'ORDRE.	NOMS et PRÉNOMS.	AGE.	SEXE.	PROFESSION.	RÉSIDENCE.	DATE de l'INVASION.	DATE du TRAITEMENT.	DURÉE de la MALADIE.	MODE de TERMINAISON.	NOMBRE et SIÉGE des pustules.	CAUSES.	GENRE de TRAITEMENT.	OBSERVATIONS.
	Arrondissement de Laon. — *Suite.*												
48	Calet (Honoré). . .	18	M.	cerclier.	Faucoucourt.	20 juin.	»	10 jours.	guérison.	1 à la jambe.	»	*ut suprà.*	»
49	Charpentier (Const.).	16	F.	manouvrière.	Suzy.	8 août.	»	8 jours.	id.	1 à l'avant-bras.	»	*ut suprà.*	adénite axill.
	Arrondissement de Soissons.												
50	Miel.	»	M.	berger.	Bucy-le-Long.	»	»	»	mort.	»	piqûre de mouche.	»	mort à l'Hôtel-D. de Soissons.
51	Peligat.	»	M.	id.	id.	»	»	»	guérison.	»	coupure à la lèvre en mangeant avec un couteau qui avait servi à dépouiller un mouton charbonneux.	»	»
52	Chamberlain. . . .	55	M.	cureur de fossés.	Chavignon.	23 juillet.	»	8 jours.	id.	1 à la joue.	»	excis., caut. au fer rouge.	»
53	Lerol (Alfred). . . .	14	M.	valet de ferme.	Allemant.	12 juillet.	»	10 jours.	id.	1 au dos du pied.	»	excision, cautér. au nitr. argent.	adénite inguin.
54	Déprez (Joséphine).	28	F.	manouvrière.	id.	19 juillet.	»	10 jours.	id.	1 à la main.	»	*ut suprà.*	»
55	Sallier (Marie) . . .	17	F.	domestique.	Ploizy.	»	29 août.	8 jours.	id.	1 à l'avant-bras g.	piquée en allant à la vigne.	cautér. avec pâte de Vienne et fer r.	Hôtel-Dieu de Soissons.
56	Barbier (Sylvain) .	41	M.	berger.	Chéry-Chartr.	30 août.	»	35 jours.	id.	1 au visage.	»	incis. et nitr. arg.	»
57	Remy (Maxime) . .	37	M.	manouvrier.	Arcy-Ste-Restit.	2 juillet.	»	60 jours.	id.	1 à la part. moyenne de la cuisse g.	»	cautér. nitr. ac. de mercure.	»
58	Tranchant (Ant.) .	29	M.	berger.	id.	7 juin.	»	42 jours.	id.	1 à un doigt.	atteint en soignant des anim. malad.	cautér. avec potasse caustique.	»
59	Gaillard (Antoine) .	54	M.	doct. en médec.	Hartennes.	juin.	»	15 jours.	id.	1 à la joue droite.	»	»	»
60	Brocheton	33	M.	domestique de f.	id.	juin.	»	30 jours.	id.	1 au-dessus de l'œil gauche.	»	»	»
61	Labbé (Célestin). .	»	M.	berger.	id.	mai.	»	21 jours.	id.	1 à la main et 1 à la joue gauche.	»	cautér. au nitr. arg.	»
62	Hannequin (Isid.). .	22	M.	id.	Maast-et-Violaine	22 juillet.	»	18 jours.	id.	1 à la joue droite.	»	cautérisation.	»
63	Hutin (Joséphine) .	49	F.	bergère.	id.	1er août.	»	35 jours.	id.	1 à la main droite.	»	id.	»
64	Miel (Alphonse) . .	19	M.	berger.	id.	10 août.	»	20 jours.	id.	1 à la main gauche.	»	id.	»
65	Deflenne (Auguste).	32	M.	domestique.	Droizy.	18 sept.	»	120 jours.	id.	1 à l'œil.	piqûre de mouche en soignant un cheval malade.	»	»
	Arrondissement de Château-Thierry.												
66	Gillet (Henri) . . .	51	M.	instituteur.	Reuilly-Sauvign.	12 sept.	»	5 jours.	guérison.	1 à la main.	»	cataplasm. et bains émollients.	cas douteux.
67	Moreau (Pierre) . .	60	M.	manouvrier.	La Chapelle-M.	2 mars.	6 mars.	8 jours.	mort.	10 au bras et à la main.	pas de charbon dans la commune.	cautéris. au fer r. et au nitr. arg.	»

Nos D'ORDRE.	NOMS et PRÉNOMS.	AGE.	SEXE.	PROFESSION.	RÉSIDENCE.	DATE de L'INVASION.	DATE du TRAITEMENT.
						Arrondissement	
68	Simon (Joseph) . .	41	M.	manouvrier.	La Chapelle-s.-C.	août.	»
69	Picard (Ernest) . .	24	M.	id.	id.	juin.	»
70	Masson	42	F.	manouvrière.	id.	juin.	»
71	Busigny (Joseph) .	66	M.	rentier.	Troënes.	9 oct.	»
72	Nazaret (Marie) . .	74	F.	vigneronne.	Villers-s.-Marne.	13 juillet.	»
73	Guilant	48	F.	manouvrière.	Bussiares.	4 août.	»
74	Moussart (Remy) .	48	M.	épicier.	id.	6 août.	»
75*	Bruneaux (Louis) .	41	M.	berger.	Montlevon.	8 avril.	»

* La différence de 17 cas de pustule charbonneuse chez l'homme entre ce tableau et celui dressé par les pièces que j'ai entre les mains et que j'ai pu joindre à mon dépouillement général, et en second lieu, par les

PIÈCE JUSTIFICATIVE N° 5.

La police sanitaire, en matière de maladies épizootiques, repose sur un certain nombre d'ordonnances, arrêts, décrets et lois, la plupart remontant au siècle dernier et non abrogés, que nous ne pouvons reproduire textuellement à cause de leur longueur, mais dont il nous suffira de donner les titres, les dates, les dispositions essentielles. Bien que ces documents s'adressent surtout aux grandes épizooties, telles que le typhus des bêtes à cornes, et que les maladies de nature charbonneuse ne s'y trouvent pas comprises toujours nominativement, il n'est pas douteux que les mesures prescrites par les différentes autorités qui les ont formulées peuvent s'appliquer à toute maladie épizootique contagieuse, au sang de rate aussi bien qu'à la morve, etc. On va en juger.

Suite.

DURÉE de la MALADIE.	MODE de TERMINAISON.	NOMBBE et SIÉGE des pustules.	CAUSES.	GENRE de TRAITEMENT.	OBSERVATIONS.
de Château-Thierry. — *Suite,*					
30 jours.	guérison.	1 au genou.	excès de fatigue après la moisson; bestiaux charb. en automne.	»	»
21 jours.	id.	1 à la jambe.		»	»
21 jours.	id.	1 au bras.		»	»
5 jours.	mort.	1 à l'avant-bras.	piqûre d'insecte?	3 cautérisations?	ces piqûres sont données comme probables; pas de charb.
7 jours.	id.	1 à l'avant-bras g.	piqûre de mouche?	cautéris. au fer r.	
8 jours.	guérison.	1 à la main droite.	piqûre d'insecte?	cautér. av. l'alcali.	
8 jours.	id.	1 à la lèvre et 1 à l'œil.	piqûre dans sa cave.	id.	8 jours d'interv. entre les deux pustules.
15 jours.	mort.	1 à la jambe.	piqûre de mouche charbonneuse?	»	mort à l'Hôtel-D. de Ch.-Thier.

soins de l'administration (voir précédemment) s'explique par l'arrivée tardive au chef-lieu de plusieurs résultats de mon enquête privée.

N° 5. — *Suite.*

L'arrêt le plus ancien émane du conseil d'État du roi Louis XIV, en date du 16 avril 1714. Il a pour but d'empêcher l'*abandon* dans la campagne et sur les chemins des bestiaux morts de maladies et l'*enlèvement des peaux* de ces mêmes animaux; il ordonne que tous les propriétaires de *bœufs, vaches, moutons, brebis* et *agneaux, chèvres, boucs* et *autres bestiaux* qui viendront à mourir soit dans leur maison ou à la campagne, seront tenus de les faire mettre sur-le-champ dans la terre jusqu'à *trois pieds de profondeur, sans pouvoir en prendre ni enlever, sous quelque prétexte que ce soit*, le tout à peine de cent livres d'amende pour chaque contravention... et de peine afflictive en cas de récidive, sans préjudice de l'amende qui sera de deux cents livres.

PIÈCE JUSTIFICATIVE N° 6.

Vient ensuite une ordonnance du roi Louis XV, en date du 6 janvier 1739, concernant les précautions à prendre sur les frontières, à l'occasion des maladies contagieuses qui se sont répandues dans une partie de la Hongrie et provinces voisines. Cette ordonnance défend non-seulement le commerce des bestiaux de provenance suspecte, mais le commerce de toutes marchandises de semblable origine et de pays voisins à moins de certificats de santé; enfin elle prescrit la quarantaine même aux simples voyageurs venant d'Allemagne ou d'autres contrées envahies par le fléau.

PIÈCE JUSTIFICATIVE N° 7.

Un arrêt de la cour du Parlement, en date du 24 mars 1745, confirmatif des précédents, règle complétement la matière, de manière à laisser peu à y ajouter aux législateurs futurs; il exige la *déclaration exacte* du nombre des bestiaux dans les pays où la maladie a commencé de se faire sentir, de les *faire visiter par des personnes à ce intelligentes,* deux fois par semaine, le *tout sans frais;* la *déclaration,* de la part des propriétaires des bêtes malades, sous peine de cent livres d'amende; la *séparation* complète tant dans les écuries qu'aux champs des bestiaux malades de ceux qui sont sains; leur garde par un *berger spécial,* choisi par la commune, dans des cantons et lieux indiqués par l'autorité, à peine de punition corporelle et des dommages-intérêts dont la *commune sera responsable.*

Ce même arrêt interdit le droit de parcours ou d'usage sur les territoires voisins, dès qu'il existe sur ces territoires des bestiaux malades, à peine, *pour les habitants des communes contrevenantes*, de répondre solidairement de tous dommages et intérêts; la *vente dans d'autres lieux* de bestiaux provenant des foyers épizootiques, et par suite la représentation dans les foires et marchés de *certificats* attestant qu'il n'y a pas de maladies au lieu d'origine ni à trois lieues à la ronde; la visite, dans les foires et marchés, de ces mêmes bestiaux; la défense de les abattre et de les livrer à la boucherie sans la visite préalable, le tout sous peine de trois cents livres d'amende et de confiscation. Les animaux sains provenant de pays infectés seront tenus séparés pendant huit jours; on exigera l'*enfouissement immédiat des bêtes mortes de maladie,* avec leur peau et après qu'elles auront été coupées par quartiers, dans des fosses de huit à dix pieds de profondeur, en les recouvrant de chaux vive et en comblant la fosse jusqu'au niveau du terrain. On devra transporter lesdites bêtes et non les *traîner* jusqu'aux fosses, sous peine de cinquante livres d'amende pour ceux qui refuseraient leurs charrettes, civières ou traîneaux, ou leurs services pour assurer la prompte exécution de cette mesure. Toute personne qui laissera dans les bois, jettera dans les rivières, à la voirie, enterrera dans les écuries, cours, jardins ou ailleurs que hors l'enceinte des communes, lesdites bêtes, sera condamné à trois cents livres d'amende et à tous dommages et intérêts. Même peine, accrue au besoin de punition corporelle, contre ceux qui retireraient ces bêtes des fosses en totalité ou en partie, contre les tanneurs ou autres qui en achèteraient ou vendraient les peaux.

PIÈCE JUSTIFICATIVE N° 8.

Le 19 juillet 1746 est promulgué un arrêt du conseil du roi indiquant les précautions à prendre contre la maladie épidémique (*sic*) sur les bestiaux. On y relève les dispositions nouvelles suivantes : les animaux malades ou soupçonnés seront *marqués au fer chaud de la lettre M;* obligation, sous peine de cinquante livres d'amende, pour les syndics des paroisses où régnera la maladie, *d'en avertir dans le jour* le subdélégué de département, en indiquant le nombre des bestiaux et le nom des propriétaires. Les dispositions du précédent arrêté sont maintenues avec aggravation de la peine qui est portée à cinq cents livres contre les vendeurs, acheteurs, bouchers; à cent livres contre les syndics des paroisses, et de *destitution* pour les officiers de police qui ne se seraient pas assurés, par la représentation des certificats, de la provenance des bestiaux ; à *mille livres d'amende* contre les mêmes fonctionnaires qui délivreraient des certificats contraires à la vérité, non compris les peines afflictives ou infamantes s'il y a lieu. Cette sévérité plus grande a son explication dans les considérants de l'arrêt lui-même, où il est dit : « qu'il y a lieu de penser qu'elle (la maladie) s'est communiquée (de nouveau), soit parce que les propriétaires de bestiaux, dans la crainte de voir périr chez eux ceux de leurs bestiaux dont l'état était suspect, se sont déterminés à les donner à des prix médiocres et les ont fait conduire, à cet effet, à des foires et marchés, dans des lieux où la maladie n'avait point encore pénétré ; soit parce que ceux qui font le commerce des bestiaux, voulant, par une avidité condamnable, profiter de l'inquiétude desdits propriétaires, ont acheté leurs bestiaux à des prix extrêmement bas et les ont revendus par préférence à ceux qui venaient des cantons non suspects, en les donnant à des prix inférieurs, *ce qui, dans l'un ou l'autre cas, a porté la maladie dans les lieux où lesdits bestiaux ont été conduits, en sorte qu'elle pourrait s'étendre successivement dans les endroits qui jusqu'à présent en ont été préservés, s'il n'y était pourvu par des dispositions capables de remédier à un abus si préjudiciable au bien public et à l'intérêt de chaque province en particulier.* »

PIÈCE JUSTIFICATIVE N° 9.

Autre arrêt du conseil du roi Louis XVI, du 18 décembre 1774, qui, en face des progrès nouveaux du fléau, prescrit la visite de toutes les villes, bourgs et villages voisins des foyers de la maladie, par des vétérinaires ; la rédaction de procès-verbaux constatant l'absence de la maladie ; l'abatage immédiat et l'enfouissement des bêtes malades, jusqu'à concurrence des dix premières seulement avec *indemnité du tiers de la valeur* pour les propriétaires.

PIÈCE JUSTIFICATIVE N° 10.

Nouvel arrêt du même conseil, du 16 juillet 1784, pour prévenir les dangers des maladies des animaux, et particulièrement de la morve, motivé sur l'absence de *remède curatif*, sur la grande communicabilité du virus, sur la *négligence et l'intérêt mal entendu* des propriétaires, marchands, équarrisseurs et autres; il ordonne que toutes personnes, de quelque qualité ou condition qu'elles soient, qui auront des bestiaux atteints ou soupçonnés de la *morve*, du *charbon*, de la *gale*, de la *clavelée*, du *farcin*, de la *rage*, seront tenues de le déclarer, sous peine de cinq cents francs d'amende, afin que la visite en soit faite sans délai par des vétérinaires en présence des maires, syndics, etc.; que les experts vétérinaires seront tenus de prêter leur ministère quand ils en seront requis et que personne ne pourra se refuser à leur visite, à la condition qu'ils soient accompagnés d'un officier municipal; que nul ne pourra traiter aucun animal atteint de maladie contagieuse sans en faire la déclaration aux officiers municipaux ou syndics, qui préviendront l'autorité supérieure, laquelle prescrira l'application sans délai, sur le front des bêtes malades, d'un cachet en cire verte avec ces mots : *animal suspect*, après quoi toutes celles qui auront été marquées ainsi seront enfermées dans des lieux *séparés et isolés*; qu'en cas de maladie reconnue incurable, l'animal sera abattu et autopsié en présence d'un officier municipal, qui dressera procès-verbal du genre et du caractère de la maladie et des précautions jugées propres à éviter la contagion; que les animaux seront enterrés dans des fosses de trois mètres vingt centimètres (10 pieds) de profondeur, à cent quatre-vingt-quatorze mètres dix-huit centimètres au moins (100 toises) de toute habitation, après que les peaux auront été tailladées; que les écuries, étables et bergeries où ils auront séjourné seront *aérées* et *purifiées;* que leurs équipages, harnais, seront *brûlés ou échaudés*, le tout sous peine de cinq cents francs d'amende.

PIÈCE JUSTIFICATIVE N° 11.

Le 27 messidor an 5 de la république (15 juillet 1795), le Directoire exécutif prend à son tour un arrêt qui ordonne l'exécution des mesures destinées à prévenir la contagion des maladies épizootiques.

« Les moyens de police, écrit le ministre de l'intérieur, étant les *seuls capables* d'empêcher la communication, j'ai cru qu'il était de mon pouvoir de rappeler l'esprit des lois et règlements rendus en pareilles circonstances et qui n'ont pas été *abrogés;* je n'ai eu qu'à concilier les dispositions de ces lois avec l'ordre constitutionnel. » On note dans ce document les particularités suivantes : avertissement par *l'affichage* aux propriétaires d'une commune où une épizootie a été dûment constatée; isolement des bestiaux malades, *marque* au fer rouge avec la lettre M, *contre-marque* après la cessation de la maladie pour leur rendre la liberté; *abatage* des bestiaux marqués qui seraient *rencontrés dans les chemins, foires ou marchés; destruction des chiens qui servent à la garde des bestiaux malades et qu'on trouverait divaguants,* car l'expérience a appris qu'ils peuvent devenir des agents de transmission.

La plupart des mesures prescrites par les arrêts précédents sont maintenues dans celui-ci, sauf celle relative à la prime accordée aux dénonciateurs, ce qui est plus conforme aux mœurs et aux progrès de notre temps.

PIÈCE JUSTIFICATIVE N° 12.

L'ordonnance de Louis XVIII, du 27 janvier 1815, relative au même objet, prescrit l'exécution stricte des arrêts de 1714, 1745, 1746, 1774, du 27 messidor an 5; elle n'y ajoute que la formation de cordons sanitaires, et la présentation d'un projet de loi d'indemnité aux propriétaires auxquels on aura fait abattre des bestiaux malades, d'après les bases des arrêts précédents, avec le dessein d'indemniser même les propriétaires qui auront souffert de l'effet direct des épizooties.

PIÈCE JUSTIFICATIVE N° 13.

Enfin le décret impérial du 5 septembre 1865, qui n'a en vue que le typhus contagieux, interdit l'importation en France des animaux domestiques dont l'entrée présenterait des dangers. En vertu de ce décret, le ministre de l'agriculture, du commerce et des travaux publics, règle l'entrée, la prohibition et le transit des bestiaux et des cuirs frais, prescrit une quarantaine de dix jours des animaux déclarés suspects après visite, et prescrit une série de mesures des plus sévères et des plus sages, inspirées par l'expérience des épizooties de ce siècle et du précédent, qui nous ont valu, sans aucun doute, la préservation à peu près complète jusqu'ici du territoire du fléau qui nous menaçait. Le ministre invoque, du reste, les divers règlements précédemment analysés et les articles du Code pénal dont la teneur va suivre (1), lequel, loin d'atténuer la sévérité des règlements antérieurs, l'augmente considérablement.

PIÈCE JUSTIFICATIVE N° 14.

CODE PÉNAL.

Art. 459. Tout détenteur ou gardien d'animaux ou de bestiaux soupçonnés d'être infectés de maladies contagieuses qui n'aura pas averti le maire de la commune où ils se trouvent, et qui, même avant que le maire ait répondu à l'avertissement, ne les aura pas tenus renfermés, sera puni d'un emprisonnement de six jours à deux mois, et d'une amende de 16 francs à 200 francs.

Art. 460. Seront également punis d'un emprisonnement de

1. Voir pour ces différents règlements : *Dictionnaire ou Traité de la police générale des villes, bourgs, etc.*, par Edme de la Poix, de Freminville, p. 61 et suiv. (Paris, 1775); et *Documents concernant le typhus contagieux des bêtes à cornes*, publiés par S. Exc. M. le Ministre de l'agriculture, du commerce et des travaux publics (Paris, 1865).

deux mois à six mois, et d'une amende de 100 francs à 500 fr., ceux qui, au mépris des défenses de l'administration, auront laissé leurs animaux ou bestiaux infectés communiquer avec d'autres.

Art. 461. Si, de la communication mentionnée au précédent article, il est résulté une contagion parmi les autres animaux, ceux qui auront contrevenu aux défenses de l'autorité administrative seront punis d'un emprisonnement de deux ans à cinq ans, et d'une amende de 100 francs à 1 000 francs : le tout sans préjudice de l'exécution des lois et règlements relatifs aux maladies épizootiques, et de l'application des peines y portées.

PIÈCE JUSTIFICATIVE N° 15.

Bien que nous croyons avoir, dans le cours de l'ouvrage, indiqué avec soin les sources où nous avons puisé chacune de nos informations, nous tenons à donner la liste des différents auteurs dont nous avons cité, invoqué ou combattu les opinions, ce qui nous permettra de réparer les omissions commises et sera une preuve du respect que nous professons pour les idées, même les plus modestes, c'est-à-dire pour la propriété intellectuelle de chacun.

LISTE DES AUTEURS

CITÉS DANS LE COURS DE L'OUVRAGE.

Ambroise Paré.
Anglada.
A. Bérard et Denonvilliers.
Babault (d'Angerville).
Baglivi.
Barthélemy et Dupuy.
Bayle.
Bidault de Villers.
Bonnet (de Poitiers).
Boudin.
Bouillaud.
Bouley.
Bourgeois (d'Étampes).
Boursier (de Senlis).
Boyer.
Brauel (de Dorpat en Livonie).
Brochard (de Bordeaux).
Canquoin.
Celse.
Chabert.
Cheauveau (de Lyon).
Chenu (de Dammartin).
Clément.
Colson (de Beauvais).
Colson (de Noyon).
Coze et Feltz (de Strasbourg).
Davaine.
Debron.
Delafond.
De Meschinet (de Niort).
Depaul.
Diday.
Dubos.
Ducreux.
Dufrénoy et Élie de Beaumont.
Dufour (de Coulommiers).
Dujardin.
Énaux et Chaussier.
Févez (d'Amiens).
Fodéré.
Fournier.
Fuchs (Allemagne).
Galien.
Gallard.
Gaspard.
Gayot-Dufresnay (de Châlons-sur-Marne).
Gendrin.
Gibert.
Girouard.
Gosselin.
Goupil (de Fontainebleau).
Guy de Chauliac.
Harreaux.
Hippocrate.
Joly (de Clermont).
J. Guérin.
Lebert (de Breslau).
Ledieu (d'Arras).
Leuret.

Lisfranc.
Littré.
Louis.
Loyer (de Fontainebleau).
Maunoury (de Chartres).
Meyerhoffer (de Berlin).
Missa (de Nanteuil).
Mougeot.
Müller.
Nélaton.
Nidart (de Sainte-Menehould).
Nysten.
Paul d'Égine.
Pasteur.
Philipeaux.
Pinel.
Pomayrol.
Pommeret (de Lille).
Pouchet.
Poulain.
Raimbert (de Châteaudun).
Raphaël (de Provins).
Rayer.
Raynal.
Regnier.
Renault.
Ripamonti.
Robin.
Rossignol (de Montereau).
Sacken (de Nancy).
Salmon (de Chartres).
Sauvage.
Schwann.
Signol.
Sprengel.
Tavernier (d'Amiens).
Thomassin.
Tigri (de Sienne).
Toussaint (de Mézières).
Vaucoret.
Velpeau.
Vicherat (de Nemours).
Yvart.

FIN.

TABLE DES MATIÈRES.

PREMIER APPENDICE. — OBSERVATIONS.

SECOND APPENDICE. — PIÈCES JUSTIFICATIVES.

FIN DE LA TABLE.

LIBRAIRIE J.-B. BAILLIÈRE ET FILS

BERNARD (Cl.). INTRODUCTION A L'ÉTUDE DE LA MÉDECINE EXPÉRIMENTALE, par CLAUDE BERNARD, membre de l'Institut de France (Académie des sciences) et de l'Académie impériale de médecine, professeur de médecine au Collège de France, professeur à la Faculté des sciences, etc. Paris, 1865, in-8, 400 pages. 7 fr.

BOUDIN. TRAITÉ DE GÉOGRAPHIE ET DE STATISTIQUE MÉDICALES, ET DES MALADIES ENDÉMIQUES, comprenant la météorologie et la géologie médicales, les lois statistiques de la population et de la mortalité, la distribution géographique des maladies, et la pathologie comparée des races humaines, par le docteur J.-CH.-M. BOUDIN, médecin en chef de l'hôpital militaire Saint-Martin. Paris, 1857, 2 vol. gr. in-8, avec 9 cartes et tableaux. 20 fr.

DAVAINE. TRAITÉ DES ENTOZOAIRES ET DES MALADIES VERMINEUSES DE L'HOMME ET DES ANIMAUX DOMESTIQUES, par le docteur C. DAVAINE, membre de la Société de Biologie, lauréat de l'Institut. *Ouvrage couronné par l'Institut de France.* Paris, 1860, 1 fort vol. in-8 de 950 pages, avec 88 figures. 12 fr.

DELPECH (A.). DE LA LADRERIE DU PORC au point de vue de l'hygiène privée et publique. Mémoire lu à l'Académie impériale de médecine, par le docteur A. DELPECH, professeur agrégé à la Faculté de médecine de Paris, médecin de l'hôpital Necker, membre de l'Académie impériale de médecine. Paris, 1864, in-8 de 107 pages. 2 fr. 50 c.

DELPECH (A.). LES TRICHINES ET LA TRICHINOSE chez l'homme et chez les animaux. Paris, 1866, in-8 de 104 pages. 2 fr. 50 c.

GALISSET et MIGNON. NOUVEAU TRAITÉ DES VICES RÉDHIBITOIRES, OU JURISPRUDENCE VÉTÉRINAIRE, contenant la législation et la garantie dans les ventes et échanges d'animaux domestiques, d'après les principes du Code Napoléon et la loi modificatrice du 20 mai 1838, la procédure à suivre, la description des vices rédhibitoires, le formulaire des expertises, procès-verbaux et rapports judiciaires, et un précis des législations étrangères; par CH.-M. GALISSET, ancien avocat au Conseil d'État et à la Cour de cassation, et J. MIGNON, ex-chef du service à l'Ecole impériale vétérinaire d'Alfort, chirurgien de l'Hôtel-Dieu d'Orléans. Troisième édition, mise au courant de la jurisprudence et augmentée d'un appendice sur les épizooties et l'exercice de la médecine vétérinaire. Paris, 1864, in-18 jésus de 542 pages. 6 fr.

LEBLANC et TROUSSEAU. ANATOMIE CHIRURGICALE DES PRINCIPAUX ANIMAUX DOMESTIQUES, ou Recueil de 30 planches représentant : 1° l'anatomie des régions du cheval, du bœuf, du mouton, etc., sur lesquelles on pratique les opérations les plus graves; 2° les divers états des dents du cheval, du bœuf, du mouton, du chien, indiquant l'âge de ces animaux; 3° les instruments de chirurgie vétérinaire; 4° un texte explicatif; par U. LEBLANC, médecin vétérinaire, ancien répétiteur à l'Ecole vétérinaire d'Alfort, et A. TROUSSEAU, professeur à la Faculté de médecine de Paris. Paris, 1828, grand in-fol. composé de 30 planches gravées et coloriées avec soin. 42 fr.

RAYER. DE LA MORVE ET DU FARCIN CHEZ L'HOMME, par P. RAYER, membre de l'Académie des sciences. Paris, 1837, in-4, figures coloriées. 6 fr.

TARDIEU (A.). DICTIONNAIRE D'HYGIÈNE PUBLIQUE ET DE SALUBRITÉ, ou Répertoire de toutes les Questions relatives à la santé publique, considérées dans leurs rapports avec les Subsistances, les Epidémies, les Professions, les Etablissements et institutions d'hygiène et de salubrité, complété par le texte des Lois, Décrets, Arrêtés, Ordonnances et Instructions qui s'y rattachent; par le docteur Ambroise TARDIEU, professeur de médecine légale à la Faculté de médecine de Paris, médecin des hôpitaux, membre du Comité consultatif d'hygiène publique. Deuxième édition, considérablement augmentée. *Ouvrage couronné par l'Institut de France.* Paris, 1862, 4 forts vol. gr. in-8. 32 fr.

TARDIEU (A.). DE LA MORVE ET DU FARCIN chronique chez l'homme. Paris, 1843, in-4°. 5 fr.

VERNOIS. TRAITÉ PRATIQUE D'HYGIÈNE INDUSTRIELLE ET ADMINISTRATIVE, comprenant l'étude des établissements insalubres, dangereux et incommodes, par le docteur Maxime VERNOIS, membre de l'Académie impériale de médecine, du Conseil d'hygiène publique et de salubrité de la Seine, médecin de l'Hôtel-Dieu. Paris, 1860, 2 forts vol. in-8 de chacun 700 pages. 16 fr.

Paris. — Typographie de J. Best, rue Saint-Maur-Saint-Germain, 15.

www.ingramcontent.com/pod-product-compliance
Ingram Content Group UK Ltd.
Pitfield, Milton Keynes, MK11 3LW, UK
UKHW021101220726
13924UKWH00005B/2188